医学检验技术
与临床应用

李新阳 等 主编

江西科学技术出版社

江西·南昌

图书在版编目（CIP）数据

医学检验技术与临床应用 / 李新阳等主编 . -- 南昌：
江西科学技术出版社，2020.6（2024.1 重印）
ISBN 978-7-5390-7184-8

Ⅰ . ①医… Ⅱ . ①李… Ⅲ . ①临床医学 – 医学检验
Ⅳ . ① R446.1

中国版本图书馆 CIP 数据核字 (2020) 第 015299 号

选题序号：ZK2019274

责任编辑：王凯勋　万圣丹

医学检验技术与临床应用
YIXUE JIANYAN JISHU YU LINCHUANG YINGYONG

李新阳　等　主编

封面设计　卓弘文化

出　　版　江西科学技术出版社
社　　址　南昌市蓼洲街 2 号附 1 号
　　　　　邮编：330009　　电话：（0791）86623491　　86639342（传真）
发　　行　全国新华书店
印　　刷　三河市华东印刷有限公司
开　　本　880mm×1230mm　　1/16
字　　数　300 千字
印　　张　9.25
版　　次　2020 年 6 月第 1 版　　2024年1月第1版第2次印刷
书　　号　ISBN 978-7-5390-7184-8
定　　价　88.00 元

赣版权登字：-03-2020-39

编 委 会

主　编　李新阳　陈卓诚　邱远梅

　　　　　孙长江　江　丹　赵　玲

副主编　暴　蓉　伊惠霞　郭战萍　葛　亮

　　　　　时　瑛　任姣龙　宋玉莲　宋巍伟

编　委　（按姓氏笔画排序）

　　　　任姣龙　山西医科大学第一医院

　　　　伊惠霞　新疆医科大学第一附属医院

　　　　江　丹　安徽省第二人民医院

　　　　孙长江　南通大学附属医院

　　　　李新阳　南阳市中心医院

　　　　时　瑛　新疆医科大学第一附属医院

　　　　邱远梅　嘉峪关市第一人民医院

　　　　宋玉莲　辽宁中医药大学附属医院

　　　　宋巍伟　河南中医药大学第三附属医院

　　　　陈卓诚　深圳市罗湖区中医院

　　　　赵　玲　郑州大学第三附属医院

　　　　郭战萍　新乡市中心医院

　　　　葛　亮　新疆医科大学第七附属医院

　　　　暴　蓉　山西医科大学第一医院

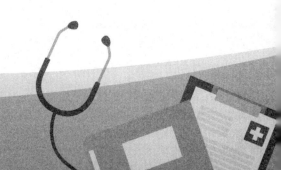

前　言

　　现代医学检验即通过现代物理化学方法、手段，利用实验室技术、医疗仪器设备为临床疾病诊断、治疗提供依据。

　　现代医学科技发展迅速，一大批新技术、新设备、新方法逐渐被引入到临床实验室，作为检验科的医务人员，需不断学习，吸取最先进的技术与理念，并合理地运用于临床。为了更好地了解医学检验技术的发展，并且更好地将其应用于临床，提高临床诊断正确率，我们组织了在临床检验医学方面具有丰富经验的医务人员认真编写了此书。

　　本书共三篇内容，第一篇血液检验与输血，包括：临床血液一般检查、输血检验及临床输血、贫血疾病检验。第二篇生物化学检验，包括：蛋白质测定、糖代谢测定、激素测定、电解质和渗透压检验。第三篇免疫学检验，包括：放射免疫技术、超敏反应性疾病及免疫检验等。

　　为了进一步提高临床检验人员的水平，本编委会人员在多年临床检验的经验基础上，参考诸多书籍资料，望谨以此书为广大临床检验人员提供帮助。由于本编委会人员文笔不尽一致，书中难免有错误及不足之处，恳请广大读者见谅，并给予批评指正，以更好地总结经验，起到共同进步、提高临床医学检验与诊断水平的目的。

编　者
2020 年 6 月

目　录

第一章
临床血液一般检查

第一节　血液标本采集与处理

一、静脉采血法

（一）普通采血法

1. 试剂与器材　如下所述。

（1）30g/L 碘酊。

（2）75% 乙醇。

（3）其他：一次性注射器、压脉带、垫枕、试管、消毒棉签。

2. 操作　如下所述。

（1）取试管 1 支（需抗凝者应加相应抗凝剂）。

（2）打开一次性注射器包装，取下针头无菌帽，将针头与针筒连接，针头斜面对准针筒刻度，抽拉针栓检查有无阻塞和漏气，排尽注射器内的空气，套上针头无菌帽，备用。

（3）受检者取坐位，前臂水平伸直置于桌面枕垫上，选择容易固定、明显可见的肘前静脉或手背静脉，幼儿可用颈外静脉采血。

（4）用 30g/L 碘酊自所选静脉穿刺处从内向外、顺时针方向消毒皮肤，待碘酊挥发后，再用 75% 乙醇以同样方式脱碘，待干。

（5）在穿刺点上方约 6cm 处系紧压脉带，嘱受检者紧握拳头，使静脉充盈显露。

（6）取下针头无菌帽，以左手拇指固定静脉穿刺部位下端，右手拇指和中指持注射器针筒，示指固定针头下座，针头斜面和针筒刻度向上，沿静脉走向使针头与皮肤成 30° 角，快速刺入皮肤，然后成 5° 角向前刺破静脉壁进入静脉腔。见回血后，将针头顺势深入少许。穿刺成功后右手固定注射器，左手松压脉带后，再缓缓抽动注射器针栓至所需血量。受检者松拳，消毒干棉球压住穿刺孔，拔出针头。嘱受检者继续按压针孔数分钟。

（7）取下注射器针头，将血液沿试管壁缓缓注入试管中。抗凝血需立即轻轻混匀，盖紧试管塞，及时送检。

3. 附注　如下所述。

（1）采血部位通常选择肘前静脉，如此处静脉不明显，可采用手背、手腕、腘窝和外踝部静脉。幼儿可采用颈外静脉。

（2）采血一般取坐位或卧位：体位影响水分在血管内外的分布，从而影响被测血液成分浓度。

（3）压脉带捆扎时间不应超过 1min，否则会使血液成分浓度发生改变。

（4）血液注入试管前应先取下注射器针头，然后将血液沿试管壁缓缓注入试管中，防止溶血和泡沫产生。需要抗凝时应与抗凝剂轻轻颠倒混匀，切忌用力振荡试管。

（5）如遇受检者发生晕针，应立即拔出针头，让其平卧。必要时可用拇指压掐或针刺人中、合谷等穴位，或嗅吸芳香酊等药物。

（二）真空采血管采血法

1. 原理　将有头盖胶塞的采血试管预先抽成不同的真空度，利用其负压自动定量采集静脉血样。

2. 试剂与器材　目前真空采血器有软接式双向采血针系统（头皮静脉双向采血式）和硬接式双向采血针系统（套筒双向采血式）两种，都是一端为穿刺针，另一端为刺塞针。另附不同用途的一次性真空采血管，有的加有不同抗凝剂，或其他添加剂，均用不同颜色头盖标记便于识别。真空采血法符合生物安全措施。

3. 操作　如下所述。

（1）消毒：为受检者选静脉与消毒。

（2）采血：①软接式双向采血针系统采血：拔除采血穿刺针的护套，以左手固定受检者前臂，右手拇指和示指持穿刺针，沿静脉走向使针头与皮肤成30°角，快速刺入皮肤，然后成5°角向前刺破静脉壁进入静脉腔，见回血后将刺塞针端（用橡胶管套上的）直接刺穿真空采血管盖中央的胶塞中，血液自动流入试管内，如需多管血样，将刺塞端拔出，刺入另一真空采血管即可。达到采血量后，松压脉带，嘱受检者松拳，拔下刺塞端的采血试管。将消毒干棉球压住穿刺孔，立即拔除穿刺针，嘱受检者继续按压针孔数分钟。②硬连接式双向采血针系统采血：静脉穿刺如上，采血时将真空采血试管拧入硬连接式双向采血针的刺塞针端中，静脉血就会自动流入采血试管中，拔下采血试管后，再拔出穿刺针头。

（3）抗凝血：需立即轻轻颠倒混匀。

4. 附注　如下所述。

（1）使用真空采血器前应仔细阅读厂家说明书，严格按说明书要求操作。

（2）尽量选粗大的静脉进行穿刺。

（3）刺塞针端的乳胶套能防止拔除采血试管后继续流血污染周围，达到封闭采血防止污染环境的作用，因此不可取下乳胶套。

（4）带乳胶套的刺塞端须从真空采血试管的胶塞中心垂直穿刺。

（5）采血完毕后，先拔下刺塞端的采血试管，后拔穿刺针端。

（6）使用前勿松动一次性真空采血试管盖塞，以防采血量不准。

（7）如果一次采血要求采取几个标本时，应按以下顺序采血：血培养管，无抗凝剂及添加剂管，凝血象管，有抗凝剂（添加剂）管。

二、毛细血管采血法

1. 试剂与器材　如下所述。

（1）一次性采血针。

（2）消毒干棉球。

（3）75% 乙醇棉球。

（4）经过校正的 $20\mu l$ 吸管。

2. 操作　如下所述。

（1）采血部位：成人以左手无名指为宜，1岁以下婴幼儿通常用大拇指或足跟部两侧采血。

（2）轻轻按摩采血部位，使其自然充血，用75% 乙醇棉球消毒局部皮肤，待干。

（3）操作者用左手拇指和示指紧捏刺血部位两侧，右手持无菌采血针，自指尖内侧迅速穿刺。

（4）用消毒干棉球擦去第一滴血，按需要依次采血。

（5）采血完毕，用消毒干棉球压住伤口，止血。

3. 附注　如下所述。

（1）除特殊情况外，不要在耳垂采血。应避免在冻疮、炎症、水肿等部位采血。

（2）皮肤消毒后一定要待乙醇挥发，干燥后采血，否则血液会四处扩散而不成滴。

（3）穿刺深度一般以 2.0～2.5mm 为宜，稍加挤压血液能流出。

（4）进行多项检验时，采集标本次序为：血小板计数、红细胞计数、血红蛋白测定、白细胞计数及涂血片等。

三、抗凝剂的选用

临床血液学检验中常用的抗凝剂有以下3种。

1. 枸橼酸钠（柠檬酸钠） 枸橼酸能与血液中的钙离子结合形成螯合物，从而阻止血液凝固。市售枸橼酸钠多含2分子结晶水，相对分子质量为294.12，常用浓度为109mmol/L（32g/L）。枸橼酸钠与血液的比例多采用1:9（V:V），常用于凝血象和红细胞沉降率测定（魏氏法血沉测定时抗凝剂为1:4，即抗凝剂0.4ml加血1.6ml）。

2. 乙二胺四乙酸二钾（EDTA·K_2·$2H_2O$，MW404.47） 抗凝机制与枸橼酸钠相同。全血细胞分析用EDTA·K21.5~2.2mg可阻止1ml血液凝固。适用于全血细胞分析，尤其适用于血小板计数。但由于其影响血小板聚集及凝血因子检测，故不适合做凝血象和血小板功能检查。

3. 肝素 是一种含有硫酸基团的黏多糖，相对分子质量为15 000，与抗凝血酶Ⅲ（AT-Ⅲ）结合，促进其对凝血因子Ⅻ、Ⅺ、Ⅸ、Ⅹ和凝血酶活性的抑制，抑制血小板聚集从而达到抗凝。通常用肝素钠盐或锂盐粉剂（125U=1mg）配成1g/L肝素水溶液，即每毫升含肝素1mg。取0.5ml置小瓶中，37~50℃烘干后，能抗凝5ml血液。适用于红细胞比容测定，不适合凝血象和血液学一般检查，因其可使白细胞聚集，并使血涂片染色后产生蓝色背景。

四、血涂片制备

1. 器材 清洁、干燥、无尘、无油脂的载玻片（25×75mm，厚度为0.8~12mm）。

2. 操作 血涂片制备方法很多，目前临床实验室普遍采用的是手工推片法，在玻片近一端1/3处，加一滴（约0.05 ml）充分混匀的血液，握住另一张边缘光滑的推片，以30°~45°角使血滴沿推片迅速散开，快速、平稳地推动推片至载玻片的另一端。

3. 附注 如下所述。

（1）血涂片通常呈舌状或楔形，分头、体、尾3部分。

（2）推好的血涂片应在空气中晃动，使其尽快干燥。天气寒冷或潮湿时，应于37℃恒温箱中保温促干，以免细胞变形缩小。

（3）涂片的厚薄、长度与血滴的大小、推片与载玻片之间的角度、推片时的速度及红细胞比容有关。一般认为血滴大、角度大、速度快则血膜厚；反之则血膜薄。红细胞比容高于正常时，血液黏度较高，保持较小的角度，可得满意结果；相反，红细胞比容低于正常时，血液较稀，则应用较大角度、推片速度应较快。

（4）血涂片应在1h内染色或在1h内用无水甲醇（含水量<3%）固定后染色。

（5）新购置的载玻片常带有游离碱质，必须用浓度约1mol/L HCl浸泡24h后，再用清水彻底冲洗，擦干后备用。用过的载玻片可放入含适量肥皂或其他洗涤剂的清水中煮沸20min，洗净，再用清水反复冲洗，蒸馏水最后浸洗，擦干备用。使用时，切勿用手触及玻片表面。

（6）血液涂片既可直接用非抗凝的静脉血或毛细血管血，也可用EDTA抗凝血制备。由于EDTA能阻止血小板聚集，故在显微镜下观察血小板形态时非常合适。

（7）使用EDTA·K_2抗凝血液样本时，应充分混匀后再涂片。抗凝血样本应在采集后4h内制备血涂片，时间过长可引起中性粒细胞和单核细胞的形态改变。注意制片前，样本不宜冷藏。

五、血涂片染色

（一）瑞氏（Wright）染色法

1. 原理 瑞氏染色法使细胞着色既有化学亲和反应，又有物理吸附作用。各种细胞由于其所含化学成分不同，对染料的亲和力也不一样，因此，染色后各种细胞呈现出各自的染色特点。

2. 试剂 如下所述。

（1）瑞氏染液瑞氏染料 0.1g

甲醇（AR） 60.0ml 瑞氏染料由酸性染料伊红和碱性染料亚甲蓝的氧化物（天青）组成。将瑞氏染料放入清洁干燥研钵里，先加少量甲醇，充分研磨使染料溶解，将已溶解的染料倒入棕色试剂瓶中，未溶解的再加少量甲醇研磨，直至染料完全溶解，甲醇全部用完为止。配好后放于室温下，一周后即可使用。新配染液效果较差，放置时间越长，染色效果越好。久置应密封，以免甲醇挥发或氧化成甲酸。染液中也可加中性甘油 2～3ml，除可防止甲醇过早挥发外，也可使细胞着色清晰。

（2）pH6.8 磷酸盐缓冲液

磷酸二氢钾（KH_2PO_4）0.3g

磷酸氢二钠（Na_2HPO_4）0.2g 加少量蒸馏水溶解，再加至 1 000ml。

3. 操作 如下所述。

（1）采血后推制厚薄适宜的血涂片（见"血涂片制备"）。

（2）用蜡笔在血膜两头画线，然后将血涂片平放在染色架上。

（3）加瑞氏染液数滴，以覆盖整个血膜为宜，固定血膜约 1min。

（4）滴加约等量的缓冲液与染液混合，室温下染色 5～10min。

（5）用流水冲去染液，待干燥后镜检。

4. 附注 如下所述。

（1）pH 对细胞染色有影响：由于细胞中各种蛋白质均为两性电解质，所带电荷随溶液 pH 而定。对某一蛋白质而言，如环境 pH< pI（蛋白质的等电点），则该蛋白质带正电荷，即在酸性环境中正电荷增多，易与酸性伊红结合，染色偏红；相反，则易与美蓝天青结合，染色偏蓝。为此，应使用清洁中性的载玻片，稀释染液必用 pH6.8 缓冲液。冲洗玻片必须用流水。

（2）未干透的血膜不能染色，否则染色时血膜易脱落。

（3）染色时间与染液浓度、染色时温度成反比；而与细胞数量成正比。

（4）冲洗时不能先倒掉染液，应用流水冲去，以防染料沉淀在血膜上。

（5）如血膜上有染料颗粒沉积，可加少许甲醇溶解，但需立即用水冲掉甲醇，以免脱色。

（6）染色过淡，可以复染。复染时应先加缓冲液，创造良好的染色环境，而后加染液，或加染液与缓冲液的混合液，不可先加染液。

（7）染色过深可用水冲洗或浸泡水中一定时间，也可用甲醇脱色。

（8）染色偏酸或偏碱时，均应更换缓冲液再重染。

（9）瑞氏染液的质量好坏除用血涂片实际染色效果评价外，还可采用吸光度比值（ratio of absorption，RA）评价。瑞氏染液的成熟指数以 RA（A650nm/A525nm）=1.3±0.1 为宜。

（10）目前已有商品化瑞氏染液及缓冲液供应。

（二）瑞氏－姬姆萨（Wright-Giemsa）复合染色法

姬姆萨染色原理与瑞氏染色相同，但提高了噻嗪染料的质量，加强了天青的作用，对细胞核着色效果较好，但对中性颗粒着色较瑞氏染色差。因此，瑞氏－姬姆萨复合染色法可取长补短，使血细胞的颗粒及胞核均能获得满意的染色效果。

1. 试剂 瑞氏－姬姆萨复合染色液。

Ⅰ液：取瑞氏染料 1g、姬姆萨染料 0.3g，置洁净研钵中，加少量甲醇（分析纯），研磨片刻，吸出上层染液。再加少量甲醇继续研磨，再吸出上层染液。如此连续几次，共用甲醇 500ml。收集于棕色玻璃瓶中，每天早、晚各振摇 3min，共 5 天，以后存放一周即能使用。

Ⅱ液：pH6.4～6.8 磷酸盐缓冲液

磷酸二氢钾（无水） 6.64g

磷酸氢二钠（无水） 2.56g

加少量蒸馏水溶解，用磷酸盐调整 pH，加水至 1 000ml。

2. 操作　瑞氏－姬姆萨染色法与瑞氏染色法相同。

第二节　血红蛋白测定

一、氰化高铁血红蛋白（HiCN）测定法

（一）原理

血红蛋白（除硫化血红蛋白外）中的亚铁离子（Fe^{2+}）被高铁氰化钾氧化成高铁离子（Fe^{3+}），血红蛋白转化成高铁血红蛋白。高铁血红蛋白与氰离子（CN^-）结合，生成稳定的氰化高铁血红蛋白（hemoglobin cyanide，HiCN）。氰化高铁血红蛋白在波长540nm处有一个较宽的吸收峰，它在540nm处的吸光度同它在溶液中的浓度成正比。常规测定可从 HiCN 参考液制作的标准曲线上读取结果。

（二）试剂

HiCN 试剂：

氰化钾（KCN）　　0.050g

高铁氰化钾 [$K_3Fe（CN）_6$]　　0.200g

无水磷酸二氢钾（KH_2PO_4）　　0.140g

非离子表面活性剂 [Triton X–100，Saponic218 等]　　0.5 ~ 1.0ml

上述成分分别溶于蒸馏水中，混合，再加蒸馏水至 1 000ml，混匀。试剂为淡黄色透明溶液，pH 值在 7.0 ~ 7.4。血红蛋白应在 5min 内完全转化为高铁血红蛋白。

（三）操作

1. 标准曲线制备　将市售氰化高铁血红蛋白（HiCN）参考液稀释为四种浓度（200g/L，100g/L，50g/L，25g/L），然后以 HiCN 试剂调零，分别测定各自在 540nm 处的吸光度。以血红蛋白浓度（g/L）为横坐标，其对应的吸光度为纵坐标，在坐标纸上描点，绘制标准曲线。

2. 常规检测血红蛋白　先将 20μl 血用 5.0ml HiCN 试剂稀释，混匀，静置 5min 后，测定待检标本在 540nm 下的吸光度，查标准曲线求得血红蛋白含量。

（四）附注

1. 血红蛋白测定方法很多，但无论采用何种方法，都必须溯源至 HiCN 的结果。

2. 试剂应贮存在棕色硼硅有塞玻璃瓶中，不能贮存于塑料瓶中，否则会使 CN^- 丢失，造成测定结果偏低。

3. 试剂应置于 4 ~ 10℃保存，不能放 0℃以下保存，因为结冰可引起试剂失效。

4. 试剂应保持新鲜，至少一个月配制一次。

5. 氰化钾是剧毒品，配试剂时要严格按剧毒品管理程序操作。

6. 脂血症或标本中存在大量脂质可产生混浊，可引起血红蛋白假性升高。白细胞数 $>20 \times 10^9/L$、血小板计数 $>700 \times 10^9/L$ 及异常球蛋白增高也可出现混浊，均可使血红蛋白假性升高。煤气中毒或大量吸烟引起血液内碳氧血红蛋白增多，也可使测定值增高。若因白细胞数过多引起的混浊，可离心后取上清液比色；若因球蛋白异常增高（如肝硬化患者）引起的混浊，可向比色液中加入少许固体氯化钠（约 0.25g）或碳酸钾（约 0.1g），混匀后可使溶液澄清。

7. 测定后的 HiCN 比色液不能与酸性溶液混合（目前大都用流动比色，共用 1 个废液瓶，尤须注意），因为氰化钾遇酸可产生剧毒的氢氰酸气体。

8. 为防止氰化钾污染环境，比色测定后的废液集中于广口瓶中处理：①首先以水稀释废液（1：1），再按每升上述稀释废液加次氯酸钠（安替福民）35ml，充分混匀后敞开容器口放置 15h 以上，使 CN^- 氧化成 CO_2 和 N_2 挥发，或水解成 CO_3^{2-} 和 NH_4^+，再排入下水道。②如果没有安替福民，可用 "84" 消毒液 40ml 代替，除毒效果基本相同。③碱性硫酸亚铁除毒：硫酸亚铁和 KCN 在碱性溶液中反应，生成无毒的亚铁氰化钾，取硫酸亚铁（$FeSO_4.7H_2O$）50g，氢氧化钠 50g，加水至 1 000ml，搅匀制成悬液。

每升 HiCN 废液，加上述碱性硫酸亚铁悬液 40ml，不时搅匀，置 3h 后排入下水道。但除毒效果不如前两种方法好。

9. HiCN 参考液的纯度检查：①波长 450 ~ 750nm 的吸收光谱曲线形态应符合文献所述，即峰值在 540nm，谷值在 504nm。② A540nm/A504nm 的吸光度比值应为 1.59 ~ 1.63。③用 HiCN 试剂作空白，波长 710 ~ 800nm 处，比色杯光径 1.000cm 时，吸光度应小于 0.002。

二、十二烷基硫酸钠血红蛋白（SLS-Hb）测定法

由于 HiCN 试剂含剧毒的氰化钾会污染环境，对环境保护不利。为此，各国均相继研发不含 KCN 的测定血红蛋白方法，如 SLS-Hb 现已应用于血细胞分析仪上，但其标准应溯源到 HiCN 量值。

（一）原理

除 SHb 外，血液中各种血红蛋白均可与十二烷基硫酸钠（sodium lauryl sulfate，SLS）作用，生成 SLS-Hb 棕色化合物，SLS-Hb 波峰在 538nm，波谷在 500nm。本法可用 HiCN 法标定的新鲜血，再制备本法的标准曲线。

（二）试剂

1. 60g/L 十二烷基硫酸钠的磷酸盐缓冲液　称取 60g 十二烷基硫酸钠溶解于 33.3mmol/L 磷酸盐缓冲液（pH7.2）中，加 TritonX-100 70ml 于溶液中混匀，再加磷酸盐缓冲液至 1 000ml，混匀。

2. SLS 应用液　将上述 60g/L SLS 原液用蒸馏水稀释 100 倍，SLS 最终浓度为 2.08mmol/L。

（三）操作

1. 准确吸取 SLS 应用液　5.0ml 置于试管中，加入待测血 20μl，充分混匀。5min 后置 540nm 下以蒸馏水调零，读取待测管吸光度，查标准曲线即得 SLS-Hb 结果。

2. 标准曲线绘制　取不同浓度血红蛋白的全血标本，分别用 HiCN 法定值。再以这批已定值的全血标本，用 SLS-Hb 测定，获得相应的吸光度，绘制出标准曲线。

（四）参考区间

男　131 ~ 172g/L*

女 113 ~ 15lg/L*

新生儿　180 ~ 190g/L**

婴儿 110 ~ 120g/L**

儿童 120 ~ 140g/L**

（五）附注

1. 注意选用 CP 级以上的优质十二烷基硫酸钠 [$CH_3(CH_2)_3SO_4Na$，MW288.38]。本法配方溶血力很强，因此不能用同一管测定液同时测定血红蛋白和白细胞计数。

2. 如无 TritonX-100 可用国产乳化剂 OP 或其他非离子表面活性剂替代。

3. 其他环保的血红蛋白测定方法还很多，如间羟血红蛋白等。

（六）临床意义

生理性增加：新生儿、高原地区居住者。减少：主要见于婴幼儿、老年人及妊娠中晚期等。

病理性增加：真性红细胞增多症、代偿性红细胞增多症，如先天性青紫性心脏病、慢性肺部疾病、脱水。

减少：各种贫血、白血病、产后、手术后、大量失血。

在各种贫血时，由于红细胞内血红蛋白含量不同，红细胞和血红蛋白减少程度可不一致。血红蛋白测定可以用于了解贫血的程度。如需要了解贫血的类型，还需做红细胞计数和红细胞形态学检查及红细胞其他相关的指标测定。

第三节　红细胞检验

一、红细胞计数

（一）原理

用等渗稀释液将血液按一定倍数稀释，充入计数池后显微镜下计数一定体积内红细胞数，换算求出每升血液中红细胞的数量。

（二）试剂与器材

1. 红细胞稀释液　如下所述。

枸橼酸钠 1.0g

36% 甲醛液 1.0ml

氯化钠 0.6g

加蒸馏水至 100ml，混匀、过滤两次后备用。

2. 其他　显微镜、改良 Neubauer 血细胞计数板等。

（三）操作

1. 取中号试管 1 支，加红细胞稀释液 2.0ml。

2. 用清洁干燥微量吸管取末梢血或抗凝血 10μl，擦去管外余血后加至红细胞稀释液底部，再轻吸上层清液清洗吸管 2～3 次，立即混匀。

3. 混匀后，用干净微量吸管将红细胞悬液充入计数池，不得有空泡或外溢，充池后静置 2～3min 后计数。

4. 高倍镜下依次计数中央大方格内四角和正中共 5 个中方格内的红细胞。对压线细胞按"数上不数下、数左不数右"的原则进行计数。

（四）计算

红细胞数 /L =5 个中方格内红细胞数 $\times 5 \times 10 \times 200 \times 10^6$

=5 个中方格内红细胞数 $\times 10^{10}$

=5 个中方格内的红细胞数 $\times 10^{12}/100$ 式中：

$\times 5$　5 个中方格换算成 1 个大方格。

$\times 10$　1 个大方格容积为 0.1μl，换算成 1.0μl。

$\times 200$ 血液的实际稀释倍数应为 201 倍，按 200 是便于计算。

$\times 10^6$ 由 1μl 换算成 1L。

（五）参考区间

男　（4.09～5.74）$\times 10^{12}/L$*

女　（3.68～5.13）$\times 10^{12}/L$*

新生儿　（5.2～6.4）$\times 10^{12}/L$**

婴儿　（4.0～4.3）$\times 10^{12}/L$**

儿童　（4.0～4.5）$\times 10^{12}/L$**

（六）附注

1. 采血时不能挤压过甚，因此针刺深度必须适当。

2. 稀释液要过滤，试管、计数板均须清洁，以免杂质、微粒等被误认为红细胞。

3. 参考范围数值内，两次红细胞计数相差不得超过 5%。

4. 不允许以血红蛋白浓度来折算红细胞数。

（七）临床意义

红细胞增加或减少的临床意义与血红蛋白测定相似。一般情况下，红细胞数与血红蛋白浓度之间有一定的比例关系。但在病理情况下，此比例关系会打破，因此，同时测定二者，对贫血诊断和鉴别诊断有帮助。

二、红细胞形态学检查

各种贫血患者红细胞形态和着色有不同程度的改变，观察外周血红细胞形态有助于贫血的诊断和鉴别诊断。外周血红细胞变化有以下几种类型。

（一）大小异常

正常红细胞大小较为一致，直径为 $6 \sim 9 \mu m$。在各种贫血时，红细胞可出现大小不一。凡直径 $>10 \mu m$ 者称大红细胞，$>15 \mu m$ 者称巨红细胞，常见于巨幼细胞性贫血、肝脏疾病等；直径 $<6 \mu m$ 者称为小红细胞，多见于缺铁性贫血等疾病。

（二）形态异常

1. 球形红细胞（spherocyte） 红细胞直径通常 $<6 \mu m$，厚度增加通常 $>2.6 \mu m$，因而红细胞呈小圆球形，细胞中心区血红蛋白含量较正常红细胞多，常见于下列疾病。

（1）遗传性球形细胞增多症。

（2）自身免疫性溶血性贫血。

（3）异常血红蛋白病（HbS 及 HbC 病等）。

2. 椭圆形红细胞（elliptocyte） 红细胞呈椭圆形，横径缩短，长径增大，有时可呈畸形。正常人血液中也可见到，但最多不超过 15%。这种红细胞增多见于以下疾病。

（1）遗传性椭圆形细胞增多症，一般要高于 25% ~ 50% 才有诊断价值。

（2）其他各类贫血都有不同程度的增多。

3. 靶形红细胞（target cell） 比正常红细胞扁薄，中心有少许血红蛋白，部分可与周围的血红蛋白连接，边缘部染色较中央深，故呈靶状。主要见于以下疾病。

（1）珠蛋白生成障碍性贫血。

（2）严重缺铁性贫血。

（3）一些血红蛋白病（血红蛋白 C、D、E、S 病）。

（4）肝病、脾切除后及阻塞性黄疸等。

4. 镰形红细胞（sickle cell） 细胞狭长似镰刀，也可呈麦粒状或冬青叶样，主要见于遗传性镰形红细胞增多症。

5. 口形红细胞（stomatocyte） 红细胞淡染区呈裂口状狭孔，正常 $<4\%$。增高见于以下疾病。

（1）口形细胞增多症。

（2）急性乙醇中毒。

6. 棘形红细胞（acanthocyte） 棘形红细胞是一种带刺状的红细胞，刺呈针刺状或尖刺状，见于以下疾病。

（1）棘细胞增多症（遗传性血浆 β 脂蛋白缺乏症）时，棘形红细胞可高达 70% ~ 80%。

（2）严重肝病或制片不当。

7. 锯齿细胞（crenated cell） 锯齿细胞也称短棘形细胞（echinocyte），细胞突起较棘细胞短，但分布较均匀。主要见于尿毒症、微血管病性溶血性贫血、丙酮酸激酶缺乏症、阵发性睡眠性血红蛋白尿症等。

8. 裂红细胞（schistocyte） 裂红细胞指红细胞碎片，包括盔形红细胞等，多见于 DIC 和心源性溶血性贫血等。其他也见于化学中毒、肾功能不全、血栓性血小板减少性紫癜等。

（三）染色异常

1. 着色过浅 红细胞中心淡染区扩大，多见于缺铁性贫血、地中海贫血及其他血红蛋白病。

2. 着色过深 中心淡染区不见，着色较深，多见于溶血性贫血及大细胞性贫血。

3. 嗜多色性红细胞 红细胞经瑞氏染色染成灰蓝色、灰红色、淡灰色，胞体较正常红细胞稍大，这是一种尚未完全成熟的网织红细胞，多染性物质是核糖体，随着细胞的成熟而逐渐消失，主要见于各种增生性贫血。

（四）结构异常

1. 嗜碱性点彩红细胞　用亚甲基蓝染色（或瑞氏染色），成熟红细胞内有散在的深蓝色嗜碱性颗粒，外周血中点彩红细胞增多，表示贫血时骨髓再生旺盛或有紊乱现象，某些重金属中毒时可大量出现。

2. 卡波环（Cabot ring）　成熟红细胞内有染成紫红色的细线状环，呈圆形或 8 字形，可能是残留核膜所致，见于恶性贫血、溶血性贫血、铅中毒等。

3. 染色质小体（Howell-Jolly body）　成熟红细胞中含有紫红色圆形小体，大小不等，数量不一，可能是残留的核染色质微粒。见于增生性贫血、脾切除后、巨幼细胞性贫血、恶性贫血等。

4. 有核红细胞　正常成人血片中不会出现，新生儿出生一周内可能有少量有核红细胞出现。溶血性贫血、急、慢性白血病、红白血病、髓外造血及严重缺氧等在外周血片中常见到有核红细胞。

第四节　白细胞计数

一、白细胞计数

（一）原理

血液经白细胞稀释液稀释，成熟红细胞全部被溶解，充入计数池后，在显微镜下计数一定体积内白细胞数，换算出每升血液中白细胞数量。

（二）试剂

白细胞稀释液：

冰乙酸 2ml

蒸馏水 98ml

10g/L 亚甲蓝溶液 3 滴

混匀过滤后备用。

（三）操作

1. 取小试管 1 支，加白细胞稀释液 0.38ml。

2. 用微量吸管准确吸取末梢血 20μl，擦去管外余血，将吸管插入小试管中稀释液的底部，轻轻将血放出，并吸取上清液清洗吸管 2 次，混匀。

3. 待红细胞完全破坏，液体变为棕褐色后，再次混匀后充池，静置 2 ~ 3min，待白细胞下沉。

4. 用低倍镜计数四角 4 个大方格内的白细胞数，对压线细胞按"数上不数下、数左不数右"的原则进行计数。

（四）计算

白细胞数 /L= N/4 × 10 × 20 × 10^6= N/20 × 10^9 式中：

N　4 个大方格内白细胞总数。

÷4　为每个大方格（即 0.1μl）内白细胞平均数。

×10　1 个大方格容积为 0.1μl，换算成 1.0μl。

×20　血液稀释倍数。

×10^6　由 1μl 换算成 1L。

（五）参考区间

成人男　（3.97 ~ 9.15）×10^9/L*

女　（3.69 ~ 9.16）×10^9/L*

儿童　（8 ~ 10）×10^9/L**

婴儿　（11 ~ 12）×10^9/L**

新生儿　20×10^9/L**

微信扫码
◆ 临床科研
◆ 医学前沿
◆ 临床资讯
◆ 临床笔记

（六）附注

（1）采血时不能挤压过甚，因此针刺深度必须适当。

（2）小试管、计数板均须清洁，以免杂质、微粒等被误认为细胞。

（3）白细胞总数在参考范围内，大方格间的细胞数不得相差8个以上，两次重复计数误差不得超过10%。

（4）白细胞数量过高时，可加大稀释倍数；白细胞数量过低时，可计数8个大方格的白细胞数或加大取血量。

（5）一些贫血患者血液中有核红细胞增多，会当作白细胞计数，应予校正除去。

校正公式：

白细胞校正数 /L=X×100/（100 + Y）

式中：

X: 未校正前白细胞数。

Y: 在白细胞分类计数时，计数100个白细胞的同时计数到的有核红细胞数。

（七）临床意义

1. 增加　如下所述。

（1）生理性增加：新生儿、妊娠晚期、分娩期、月经期、饭后、剧烈运动后、冷水浴后及极度恐惧与疼痛等。

（2）病理性增加：大部分化脓性细菌所引起的炎症、尿毒症、严重烧伤、传染性单核细胞增多症、急性出血、组织损伤、手术创伤后、白血病等。

2. 病理性减少　病毒感染、伤寒、副伤寒、黑热病、疟疾、再生障碍性贫血、极度严重感染、X线照射、肿瘤化疗后和非白血性白血病等。

二、白细胞分类计数

（一）原理

把血液制成细胞分布均匀的薄膜涂片，用瑞氏或瑞氏 – 姬姆萨复合染料染色，根据各类白细胞形态特征予以分类计数，得出各类白细胞相对比值（百分数），同时应观察白细胞的形态变化。

（二）试剂

见第一节血涂片染色。

（三）操作

1. 见本章第一节血涂片染色，操作步骤（1）~（5）。

2. 先在低倍镜下浏览全片，了解染色好坏和细胞分布情况，观察有无异常细胞。

3. 选择涂片体尾交界处染色良好的区域，在油镜下计数100个白细胞，按其形态特征进行分类计数。求出各类细胞所占百分数和绝对值。

（四）参考区间

见（表 1-1）及（表 1-2）。

表 1-1　成人白细胞分类计数参考范围

细胞类别	百分数（%）	绝对数（10⁹/L）
中性粒细胞		
杆状核	1~36	0.04~0.6
分叶核	50~70	2~7
嗜酸性粒细胞	0.5~5	0.02~0.5
嗜碱性粒细胞	0~1	0~1
淋巴细胞	20~40	0.8~4
单核细胞	3~10	0.12~1

表1-2　儿童白细胞分类计数参考范围

细胞类别	百分数 (%)
中性粒细胞	50~70(新生儿至婴儿 31~40
嗜酸性粒细胞	5~50
嗜碱性粒细胞	0~7
淋巴细胞	20~40(新生儿至婴儿 40~60）
大单核细胞	1~8(出生后 2~7 天 12）
未成熟细胞	0~8(出生后 2~7 天 12）

（五）附注

1. 分类时应从血膜体尾交界处边缘向中央依次上下呈城垛状迂回移动，计数时不能重复和遗漏。

2. 白细胞数明显减少的血片，应检查多张血片。

3. 分类见有核红细胞，不计入 100 个白细胞内，以分类 100 个白细胞过程中见到多少有核红细胞报告，并注明所属阶段。

4. 除某些病理情况（如慢性淋巴细胞白血病）外，破碎细胞或不能识别细胞的数量不超过白细胞总数的 2%。若破碎细胞仍能明确鉴别，如破碎的嗜酸性粒细胞，应包括在分类计数中。在结果报告中应对破碎细胞或不能识别细胞作适当描述。

5. 分类中应注意观察成熟红细胞、血小板的形态、染色及分布情况，注意有无寄生虫和其他异常所见。

6. 白细胞形态变化较大，遇有疑问应请示上级主管或主任进行核实，以减少错误。

（六）临床意义

1. 病理性增多　如下所述。

（1）中性粒细胞：急性化脓感染、粒细胞白血病、急性出血、溶血、尿毒症、急性汞中毒、急性铅中毒等。

（2）嗜酸性粒细胞：过敏性疾病如支气管哮喘、寄生虫病，某些传染病如猩红热，某些皮肤病如湿疹，某些血液病如嗜酸性粒细胞性白血病及慢性粒细胞白血病等。

（3）嗜碱性粒细胞：慢性粒细胞白血病、转移癌及骨髓纤维化等。

（4）淋巴细胞：百日咳、传染性单核细胞增多症、慢性淋巴细胞白血病、麻疹、腮腺炎、结核、传染性肝炎等。

（5）单核细胞：结核、伤寒、亚急性感染性心内膜炎、疟疾、黑热病、单核细胞白血病、急性传染病的恢复期等。

2. 病理性减少　如下所述。

（1）中性粒细胞：伤寒、副伤寒、疟疾、流感、化学药物中毒、X 线和镭照射、抗癌药物化疗、极度严重感染、再生障碍性贫血、粒细胞缺乏等。

（2）嗜酸性粒细胞：伤寒、副伤寒以及应用肾上腺皮质激素后。

（3）淋巴细胞：多见于传染病急性期、放射病、细胞免疫缺陷等。

第五节　血小板计数

一、原理

将血液用适当的稀释液作一定量稀释，混匀后充入计数池内，在显微镜下计数一定体积内的血小板数量，经过换算出每升血液中血小板数。

二、试剂

1% 草酸铵稀释液，分别用少量蒸馏水溶解草酸铵 1.0g 及 EDTA·Na$_2$0.012g，合并后加蒸馏水至 100ml，混匀，过滤后备用。

三、操作

1. 取清洁小试管 1 支加入血小板稀释液 0.38ml。
2. 准确吸取毛细血管血 20μl，擦去管外余血，置于血小板稀释液内，吸取上清液洗三次，立即充分混匀。待完全溶血后再次混匀 1min。
3. 取上述均匀的血小板悬液 1 滴，充入计数池内，静置 10～15min，使血小板下沉。
4. 用高倍镜计数中央大方格内四角和中央共五个中方格内血小板数。

四、计算

血小板数 /L =5 个中方格内血小板数 ×10^9/L。

五、参考区间

成人男 （85～303）×10^9/L △
女 （101～320）×10^9/L △
新生儿 （100～300）×10^9/L**
儿童 （100～300）×10^9/L**

六、附注

1. 血小板稀释液应防止微粒和细菌污染，配成后应过滤。试管及吸管也应清洁、干净。
2. 针刺应稍深，使血流通畅。拭去第一滴血后，首先采血作血小板计数。操作应迅速，防止血小板聚集。采取标本后应在 1h 内计数完毕，以免影响结果。
3. 血液加入稀释液内要充分混匀，充入计数池后一定要静置 10～15min。室温高时注意保持计数池周围的湿度，以免水分蒸发而影响计数结果。
4. 计数时光线要适中，不可太强，应注意有折光性的血小板和杂质、灰尘相区别。附在血细胞旁边的血小板也要注意，不要漏数。
5. 用位相显微镜计数，效果更佳，计数更准确。

七、临床意义

1. 血小板减少(<100×10^9/L) 见于：①血小板生成障碍：再生障碍性贫血、急性白血病、急性放射病等；②血小板破坏增多：原发性血小板减少性紫癜（ITP）、脾功能亢进；③血小板消耗过多：如 DIC 等。
2. 血小板增多（>400×10^9/L） 见于：①骨髓增生综合征、慢性粒细胞性白血病、真性红细胞增多症等；②急性感染、急性失血、急性溶血等；③其他：脾切除术后。

第六节　红细胞沉降率测定

一、魏氏（Westergren）测定法

（一）原理
将枸橼酸钠抗凝血液置于特制刻度血沉管内，垂直立于室温 1h 后，读取上层血浆高度的毫米数值，即为红细胞沉降率（erythrocyte sedimentation rate，ESR）。

（二）试剂与器材

1. 10^9mmol/L 枸橼酸钠溶液　枸橼酸钠（$Na_3C_6H_5O_7 \cdot 2H_2O$，MW294.12）3.2g；用蒸馏水溶解后，再用蒸馏水稀释至 100ml，混匀。此液在室温保存不得超过 2 周。

2. 血沉管　ICSH 规定，血沉管为全长（300 ± 1.5）mm，两端相通，一端有规范的 200mm 刻度魏氏管（玻璃或塑料制品），管内径 2.55mm，管内均匀误差小于 5%，横轴与竖轴差 <0.1mm，外径（5.5 ± 0.5）mm，管壁刻度 200mm，误差 ±0.35mm，最小分度值 1mm，误差为 <0.2mm。

3. 血沉架　应放置平稳，不摇动，不振动，避免直射阳光，血沉管直立（$90° \pm 1°$），不漏血。

（三）操作

1. 取静脉血 1.6ml，加入含 109mmol/L 枸橼酸钠溶液 0.4ml 试管中，混匀。

2. 用血沉管吸取混匀抗凝血液至 "0" 刻度处，拭去管外附着的血液，将血沉管直立在血沉架上。

3. 室温静置 1h 后，观察红细胞下沉后血浆高度，读取结果。

（四）参考区间

成人：男性 < 15mm/h；女性 <20mm/h。

（五）附注

1. 目前全血细胞分析均采用 EDTA·K_2 抗凝血。Gambino 提出用 EDTA 抗凝血也可做 ESR，只要检测 ESR 前，用生理盐水或 109mmol/L 枸橼酸钠溶液将 EDTA 抗凝血作 1∶4 稀释，立即混匀，置于 Westergren 血沉管内，垂直立于室温 1h 后，读取上层血浆高度的毫米数值。它与魏氏法有良好的相关性。

2. 红细胞在单位时间内下沉速度与血浆蛋白的量和质、血浆中脂类的量和质、红细胞大小与数量，是否成串钱状聚集以及血沉管的内径、清洁度、放置是否垂直、室温高低等因素有关。

3. 抗凝剂与血液比例要准确。抗凝剂与血液之比为 1∶4。

4. 血沉标本应在采血后 3h 内测定。测定前要充分混匀。

5. 血沉管要干燥、洁净，符合 ICSH 规定，血沉架必须稳固，放置要垂直。血沉管直立后不允许漏血，污染周围。

6. 室温过低、过高和贫血时，对结果都有影响。为此，血沉测定室温要求为 18 ~ 25℃，在测定期内温度不可上下波动，稳定在 ±1℃之内。室温过高时血沉加快，可以按温度系数校正。室温过低时血沉减慢，无法校正。

二、自动血沉仪测定法

（一）原理

血沉过程可分为三期，第一期为形成串钱期，沉降较慢，一般约为 5 ~ 20min，快者 5 ~ 10min；第二期为快速期，沉降较快；第三期为堆积期，红细胞堆积管底。全自动血沉仪采用红外线定时扫描检测，可记录血沉全过程，并显示和打印出报告，以便作动态分析。仪器还能对多个标本同时扫描检测。

（二）试剂与器材

1. 自动血沉仪　均用红外线扫描检测。根据型号不同，可有 5 ~ 100 管同时检测的。有的还有恒温装置。

2. 试管　应使用与仪器匹配的试管或一次性专用管。

3. 抗凝剂　109mmol/L 枸橼酸钠溶液。

（三）操作

详细阅读说明书，严格按照厂家操作规程进行。有的观察 20min，或 30min，或更短时间，其结果相当于魏氏法（mm/h）。

（四）附注

1. 与魏氏法的要求一致。

2. 检测标本全过程应封闭，避免操作者及实验室污染。

（五）临床意义

1. 生理性增快　见于月经期、妊娠3个月至产后1个月的妇女以及60岁以上的老年人。

2. 病理性增快　见于急性炎症、结缔组织病、风湿热活动期、组织严重破坏、贫血、恶性肿瘤、高球蛋白和异常球蛋白血症等。

微信扫码
- 临床科研
- 医学前沿
- 临床资讯
- 临床笔记

第二章
输血检验及临床输血

第一节　血型鉴定

一、ABO 血型鉴定

1900 年，Karl Landsteiner 在研究 22 个人的血清与红细胞时，发现有些人的血清会与某些人的红细胞发生凝集。1927 年 Karl Landsteiner 按照凝集素原将其分别命名为 A 型、B 型、O 型、AB 型。为常规血型鉴定方法的发展奠定了基础。ABO 血型系统是第一个被发现的血型系统，对临床输血有很重要的意义。

（一）标本

静脉抗凝或不抗凝血 1.5 ~ 2.0mL。

（二）原理

ABO 血型鉴定，是根据 IgM 类特异性血型抗体与红细胞膜上特异性抗原结合能出现凝集反应的原理，用已知 IgM 类特异性标准抗 A 和抗 B 血清来测定红细胞上有无相应的 A 抗原或（和）B 抗原，同时用已知标准 A 型红细胞和 B 型红细胞来测定血清中有无相应的天然 IgM 类抗 A 或（和）抗 B。

（三）器材

载玻片、滴管、小试管、台式离心机、微柱凝胶离心机、玻璃棒、蜡笔或记号笔、显微镜等。

（四）试剂

1. 单克隆或多克隆抗 A、抗 B 血清试剂。

2. 0.8%、5% 和 10%A 型、B 型及 O 型试剂红细胞盐水悬液。

3. 受检者血清。

4. 受检者 0.8%、5% 和 10% 红细胞盐水悬液。

5. 10mm × 60mm 透明的玻璃试管或塑料试管。

6. 微柱凝胶检测卡。

（五）操作步骤

1. 试管法　如下所述。

（1）查抗原：取洁净小试管 2 支，分别标明抗 A、抗 B，用滴管加入抗 A 和抗 B 分型试剂各 2 滴于试管底部，再以滴管分别加入受检者 5% 红细胞盐水悬液 1 滴，混匀。

（2）查抗体：取洁净小试管 3 支，分别标明 A 型、B 型和 O 型细胞。用滴管分别加入受检者血清 2 滴于试管底部，再分别以滴管加入 A 型、B 型、O 型 5% 试剂红细胞悬液 1 滴，混匀。

（3）立即以 1 000r/min 离心（离心时间为离心机校准时间）。

（4）轻轻摇动试管，使沉于管底的红细胞浮起，先以肉眼观察有无凝集（或溶血）现象，如肉眼观察不见凝集，应将反应物倒于玻片上，再以低倍镜下观察有无凝集。

（5）凝集强度判断标准。

4+= 红细胞凝集成一大片或几片，仅有少数单个游离红细胞，血清清晰透明。

3+= 红细胞凝集成数个大颗粒凝块，有少数单个游离红细胞，血清透明。

2+= 红细胞凝成数个小颗粒凝块，游离红细胞 <1/2。

1+= 红细胞凝成数个小颗粒凝块，游离红细胞 >1/2。

± = 红细胞凝成数个微小颗粒凝块，周围有很多游离红细胞。

MF= 混合凝集外观（mixed field，MF），镜下可见少数红细胞凝集，而绝大多数红细胞呈分散分布。

–= 阴性，镜下未见红细胞凝集，红细胞均匀分布。

HP= 部分溶血（part hemolysis，HP），有些残留红细胞。

H= 完全溶血（hemolysis，H），无残留红细胞。

（6）报告受检者红细胞 ABO 血型见（表 2-1）。

表 2-1 多检查红细胞 ABO 血型

分型血清＋受检者红细胞		受检者血型	受检者血清＋试剂红细胞		
抗 –A	抗 –B		A 细胞	B 细胞	O 细胞
+	–	A	–	+	–
–	+	B	+	–	–
–	–	O	+	+	–
+	+	AB	–	–	–

注：＋为凝集；–为不凝集。

2. 玻片法如下所述。

（1）查抗原：取清洁玻片 1 张，用记号笔分别标明抗 A、抗 B，用滴管加入抗 A 和抗 B 分型试剂各 1 滴于玻片标记相对应处，再以滴管分别加入受检者 10% 红细胞盐水悬液 1 滴，混匀。

（2）查抗体：取清洁玻片 1 张，用记号笔分别标明 A 型、B 型和 O 型细胞。用滴管分别加入受检者血清 1 滴于玻片标记相对应处，再分别以滴管加入 A 型、B 型、O 型 10% 试剂红细胞悬液 1 滴，混匀。

（3）将玻片不断轻轻转动，使血清与细胞充分混匀，连续约 15s，以肉眼观察有无凝集反应。如肉眼观察不见凝集，应再以低倍镜下观察有无凝集或溶血。

（4）报告受检者红细胞 ABO 血型见（表 2-1）。

3. 微柱凝胶法 如下所述。

（1）标本：同试管法。

（2）原理：①人红细胞抗原与相应抗体发生特异性免疫反应（其本质为血凝反应）。②检测系统是在微柱中（载体）将反应介质凝胶（sephdexG-100 或 50 葡聚糖胶）或小玻璃珠装入微柱中。③凝胶或小玻璃珠的间隙具有分子筛作用。凝集的红细胞（结合的）被留在微柱上面成带状或凝集颗粒散布凝胶中间。未凝集的红细胞(即未结合、游离的)通过离心后沉入微柱的底部。④微柱凝胶中所含的特异性单克隆抗–A、抗–B 试剂检测红细胞上相应的血型抗原，或在含凝胶的微柱上用标准 A 型、B 型红细胞检测血清中相应的血型抗体，从而鉴定红细胞的血型。

（3）查抗原：在微柱凝胶检测卡的 A 和 B 孔中加入受检者 0.8% 的红细胞生理盐水悬液 1 滴（或 50μl）；即刻使用微柱凝胶离心机，以 1 000r/min 离心 10min，取出观察结果。亦可用全自动血型检测系统直接检测。

（4）查抗体：在微柱凝胶检测卡的 RGA1、RGB 和质控 Ctrl 孔中加入相应的标准。0.8%A 型、B 型和 O 型试剂红细胞盐水悬液和被检血清各 1 滴（或 50μl），即刻使用微柱凝胶离心机，以 1 000r/min 离心 10min，取出观察结果。

（5）结果判断：阳性反应，红细胞抗原与抗体结合使红细胞发生凝集，在离心后浮在凝胶表面或胶中；阴性反应，被检红细胞无相应抗原结合，在离心后红细胞沉于微柱的底部。检测结果：①质控管应为阴性反应。②A 孔阳性 B 孔阴性、RGA1 孔阴性 RGB 孔阳性为 A 型。③A 孔阴性 B 孔阳性、RGA1 孔阳性

RGB 孔为阴性为 B 型。④ A 孔 B 孔阴性、RGA1 孔 RGB 阳性为 O 型。⑤ A 孔 B 孔阳性、RGA1 孔 RGB 孔阴性为 AB 型。

（六）注意事项

1. 严格按操作规程操作，认真核对标本并做好标记。

2. 所用试管、滴管和玻片必须清洁干净，防止溶血。

3. 一般应先加血清，然后再加红细胞悬液，以便容易核实是否漏加血清。

4. 抗血清每次使用完后，应放回冰箱保存，以免细菌污染。

5. 为了防止冷凝集现象的干扰，一般应在室温下进行试验。

6. 严格控制离心速度和时间，防止假阳性或假阴性结果。

7. 观察时应注意红细胞呈特异性凝集、继发性凝固以及缗钱状排列的区别。

8. 未用的微柱凝胶免疫检测卡应入室温保存，用完后放 4℃冰箱保存 1 周。

9. 观察结果时，若出现溶血现象，表明存在抗原抗体反应并有补体激活，应视为凝集。

10. 判断结果后应仔细核对，记录，避免笔误。

11. 分型试剂＋受检者红细胞与受检者血清＋试剂红细胞结果不符时，要看受检者基本情况，如果是婴幼儿、肿瘤患者，理论上应该检测到的抗体没有查到，可以忽略不计，以查到的抗原定型。

12. 分型血清＋受检者红细胞与受检者血清＋试剂红细胞结果不符时，受检者基本情况，又不是婴幼儿、肿瘤患者。理论上应该检测到的抗体没有查到，多见老年人，可以用以下方法加以检测抗体：

①用试管法重做，在做完 1、2 步后，把试管放 4℃环境 15min，后取出离心，观察结果。

②用试管法重做，在做完 1、2 步后，把试管放 37℃环境 15min，后取出离心，观察结果。

③用试管法重做，用聚凝胺方法查抗体：a. 取洁净小试管 3 支，分别标明 A 型、B 型和 O 型细胞。用滴管分别加入受检者血清 2 滴于试管底部，再分别以滴管加入 A 型、B 型、O 型 5% 试剂红细胞悬液 1 滴，混匀。b. 于三个试管中分别加入低离子强度液（low ionstrength solution，LISS 液）0.7mL、聚凝胺液（polybrene solution）2 滴，混匀。c. 以 1 000r/min 离心（离心时间应按离心机校准时间）。d. 倒掉上清液，管底残液体留约 0.1mL。e. 轻轻摇动试管，目测红细胞有无凝集，如无凝集，则必须重做。f. 加入解聚液（resupension solution）2 滴，轻轻转动试管混合并同时观察结果。如果在 30s 至 1min 内凝集散开，代表是由聚凝胺引起的非特异性聚集；如凝集不散开，则为红细胞抗原抗体结合的特异性反应。如反应可疑，可进一步倒在玻片上用显微镜观察。

13. 受检者血清＋试剂红细胞试验中，O 型细胞凝聚要查自身抗体和不规则抗体。

（七）方法评价

1. 玻片法定型简单，不需要离心设备，适用于大规模血型普查。亚型红细胞抗原与抗体的凝集反应慢、凝集强度弱，有时容易被忽略而导致定型有误。该法仅靠抗体的力量凝集红细胞而无离心力加速反应，故反应时间较长，且不适用于交叉配血。

2. 试管法定型反应快、时间短，特别是紧急输血时可在抗原抗体反应 1min 后离心观察结果；通过离心增强凝集，可发现亚型和较弱的抗原抗体反应，结果准确可靠。

3. 微柱凝胶法定型使用安全，操作简单，结果稳定可靠，灵敏度高，重复性好，但费用昂贵，需要特殊的仪器设备。

（八）临床意义

1. 血型鉴定是实施输血治疗的首要步骤。进行交叉配血前必须准确检测受血者和供血者的血瓕。

2. 进行组织器官移植时，供、受器官者的 ABO 系统血型必须相同。

3. 母、子 ABO 系统血型不合可以造成 ABO 系统新生儿溶血病。

4. 查抗体的目的在于复检血型抗原结果的准确性，纠正漏检、误报。

5. 查抗原时，对一些具有弱抗原的亚型，如 A_2B 型，因其 A 型抗原较弱而被忽略，误定为 B 型。通过查抗体可发现此类患者血清中既无抗 A，也无抗 B 凝集素，提示检查的抗原可能有误，应进一步核实鉴定结果。

6. 查抗体可以纠正某些肿瘤患者因红细胞抗原性减弱造成的抗原检测错误，同时还可以克服和排除获得性类 B 抗原和全凝集现象对红细胞定型的干扰。

7. 查抗体还可以发现血清中存在的一些不规则抗体，如抗 M、抗 N、抗 P1、抗 Lewis 等。

二、ABO 亚型鉴定

人类红细胞 A 抗原主要有两种亚血型，即 A_1 和 A_2（构成全部 A 型血液的 99.99%）亚型。二者的红细胞与抗 A 试剂血清反应结果很强。其血清学区别由 B 型人血清或双花扁豆（dolichos biflous）种子提取液制备的抗 A_1 与红细胞的反应确定。A 型红细胞除 A_1 和 A_2 外，时而可见一些与抗 A 呈弱反应、甚至不反应的"弱 A"变异体，一般也称为 A 亚型，国内报道的有 A_3、Ax、Am 亚型，受控于一些罕见的等位基因，其频率在几千分之一到几万分之一之间。A_3、Ax 和 Am 亚型的鉴定，主要根据各自的特点相互比较，尚无特定的抗血清加以区别。本试验主要鉴定 A_1 和 A_2 亚型。

（一）标本

静脉抗凝或不抗凝血 1.5 ~ 2.0mL。配成 5% 红细胞盐水悬液备用。

（二）原理

根据 ABO 血型血清学特点，A 型和 AB 型可分为 A_1、A_2、A_1B 和 A_2B 四种亚型。抗 A 血清中含有抗 A 和抗 A_1 两种抗体，抗 A 抗体可以凝集所有 A 型和 AB 型红细胞，而抗 A 抗体只能与一部分 A 型和 AB 型红细胞反应。据此凡与抗 A_1 血清反应者被指定为 A_1 或 A_1B 亚型；不与抗 A_1 血清反应者指定为 A_2 或 A_2B 亚型。

（三）器材

吸管、小试管、记号笔、台式离心机、显微镜等。

（四）试剂

1. 单克隆或多克隆抗 A_1 试剂。

2. 生理盐水。

3. A_1 和 A_2 亚型 5% 红细胞盐水悬液。

（五）操作步骤

1. 取两支小试管，一支测定受检者红细胞用，另一支供对照用并标明 A_1 和 A_2。

2. 将单克隆或多克隆抗 A 试剂分别在受检者小试管中和对照小试管的 A_1 和 A_2 中各加 1 滴。

3. 将受检者 5% 红细胞悬液加 1 滴于受检者小试管中。

4. 将对照用 5%A_1 和 A_2 红细胞悬液相应各加 1 滴于小试管的 A_1 和 A_2 中。

5. 摇匀，立即以 1 000r/min 离心 1min。

6. 轻轻摇动，在低倍镜下观察结果。

（六）结果判断

如 A 对照红细胞凝集，而 A_2 对照红细胞不凝集，说明该试验结果可靠。此时如果受检者红细胞凝集者为 A 型，不凝集者为 A_2 型。

（七）注意事项

1. 对其他亚型的鉴定还须做吸收与放散试验来确定，如出现鉴定困难，可采用分子生物学的方法鉴定。

2. 用 A_2 红细胞吸收过的 B 型人血清和双花扁豆种子提取液测定结果，可推测 A_1 和 A_2 细胞是抗原量的变化，而从 A_2 或 A_2B 的人所产生的抗 A_1 观察，A_1 和 A_2 红细胞 A 抗原是质的不同。因此，检查时必须掌握好反应时间。

3. 如 A_1 和 A_2 对照红细胞都凝集或都不凝集，表示抗 A_1 血清不纯或有其他质量问题。

4. 新生儿红细胞 ABO 血型抗原较弱，不宜作 A_1 和 A_2 亚型鉴定。

（八）临床意义

1. 若 A_1 和 A_2 基因共同遗传时，人体的表型为 A_1 亚型，此时 A_2 基因被 A_1 基因所隐蔽。当 A_2 基因与 B 和 O 基因配对时，则人体的表型将为 A_2B 或 A_2 亚型。

2. 在常规输血试验中，除非 A_2 或 A_2B 亚型人的血清含有抗 A 抗体，患者与供者间的 A_1 或 A_2 亚型不需加以区别。

3. 只有在 37℃有反应的抗 A_1 亚型，才考虑具有临床意义，因其能造成红细胞与血清试验间的 ABO 定型不符，且亦可引起交叉配血试验不相合。

三、Rh 血型鉴定

Rh 血型系统通过输血或妊娠可产生免疫性抗体，当遇到相应抗原，可致溶血反应或新生儿溶血病。若误诊误治，可导致患者残废或死亡。临床输血时，一般需作 Rh 血型鉴定（Rh blood typing）。

（一）检测原理

Rh 抗原主要有 5 种：C、c、D、E、e。Rh 血型形成的天然抗体极少，主要是免疫抗体。抗 –D 抗体是 Rh 血型系统中最常见的抗体。Rh 抗体有完全抗体和不完全抗体两种，完全抗体在机体受抗原刺激初期出现，一般属 IgM 型。机体再次受抗原刺激，则产生不完全抗体，属 IgG 型。Rh 抗体主要是不完全抗体，如用 5 种不完全抗体的血清（抗 –D、抗 –E、抗 –C、抗 –c、抗 –e）作鉴定，可将 Rh 血型系统分为 18 个型别。在临床上，因 D 抗原的抗原性最强，抗体出现频率高，临床意义又较大，故一般只作 D 抗原的血型鉴定。如仅用抗 D 血清进行鉴定，则凡带有 D 抗原者称为 Rh 阳性，不带 D 抗原者称为 Rh 阴性。

（二）试剂

1. Rh 抗血清：5 种不完全 Rh 抗血清（IgG）；单克隆 Rh 抗血清（IgM/IgG）。

2. 5% 受检者红细胞盐水悬液。

3. 0.067mol/L 磷酸盐缓冲液（pH 5.5）由 0.067mol/L Na_2HPO_4 5ml 加 0.067mol/L KH_2PO_4 95mL 混合而成。

4. 1% 菠萝蛋白酶（或木瓜酶）溶液，称取菠萝蛋白酶 1.0g，溶解于 0.067mol/L 磷酸盐缓冲液（pH 5.5）100mL 内。

5. 5%Rh 阳性红细胞和 5% Rh 阴性红细胞悬液各 1 份。

（三）操作

1. 酶法　取小试管（10mm×60mm）5 支，用蜡笔标记，分别加上述 5 种抗血清各 1 滴，再加 5% 受检者红细胞盐水悬液及 1% 菠萝蛋白酶试剂各 1 滴，混匀，置 37℃水浴中 30min，以肉眼观察凝集反应。

2. 盐水法　取小试管（10mm×60mm）5 支，蜡笔标记，分别加 5 种单克隆 Rh 抗血清（IgM）各 1 滴，再加入 5% 受检者红细胞各 1 滴，混匀，1 000g，离心 15s 观察结果。

3. 对照管　用蜡笔标记阳性和阴性分别加入抗 D 血清（IgG）1 滴，阳性对照管加 Rh 阳性红细胞 1 滴，阴性对照管加 Rh 阴性红细胞 1 滴，再各加 1% 菠萝蛋白酶溶液 1 滴，置 37℃水浴中 30min，肉眼观察反应结果。

4. 结果判定　如阳性对照管凝集，阴性对照管不凝集，受检管凝集，即表示受检者红细胞上有相应抗原；受检管不凝集，即表示受检红细胞上没有相应抗原。用 5 种抗 Rh 血清的检查结果可能有 18 种表型（表 2-2）。

表 2-2　5 种抗 Rh 血清检查结果判定

与各抗血清的反应					受检者 Rh 的变型	Rh 阳性或阴性	
抗 C	抗 c	抗 D	抗 E	抗 e		临床上通称	血清学区分
+	+	+	+	+	CcDEe	Rh 阳性	Rh 阳性
+	−	+	−	+	CCDee	Rh 阳性	Rh 阳性
+	+	+	−	+	CcDee	Rh 阳性	Rh 阳性
+	−	+	+	−	CCDEE	Rh 阳性	Rh 阳性
−	+	+	+	−	ccDEE	Rh 阳性	Rh 阳性

与各抗血清的反应					受检者 Rh 的变型	Rh 阳性或阴性	
抗 C	抗 c	抗 D	抗 E	抗 e		临床上通称	血清学区分
−	+	+	−	+	ccDee	Rh 阳性	Rh 阳性
−	+	+	+	+	ccDEe	Rh 阳性	Rh 阳性
+	−	+	+	+	CCDEe	Rh 阳性	Rh 阳性
+	+	+	+	−	CcDEE	Rh 阳性	Rh 阳性
+	−	−	−	+	CCdee	Rh 阴性	Rh 阳性
−	+	−	+	−	ccdEE	Rh 阴性	Rh 阳性
+	+	−	+	+	CcdEe	Rh 阴性	Rh 阳性
+	+	−	−	+	Ccdee	Rh 阴性	Rh 阳性
−	+	−	+	+	ccdEe	Rh 阴性	Rh 阳性
+	−	−	+	−	CCdEE	Rh 阴性	Rh 阳性
+	−	−	+	+	CCdEe	Rh 阴性	Rh 阳性
+	+	−	+	−	CcdEE	Rh 阴性	Rh 阳性
−	+	−	−	+	ccdee	Rh 阴性	Rh 阴性

（四）注意事项

1. 单克隆 IgM：Rh 抗血清有商品试剂供应，可用盐水介质做凝集试验。抗血清（IgM）1 滴，加 5% 受检者红细胞悬液 1 滴，混合，1 000g 离心 15s，观察凝集反应。

2. 如临床上只要求检查是否为 Rh（D）阳性还是阴性，只需用抗 −D 血清进行鉴别。如结果为阴性，则应进一步检查排除弱 D。

3. 在我国汉族人群中，Rh 阳性占 99.66%，Rh 阴性占 0.34%。

4. 阳性对照可取 3 人 O 型红细胞混合配成。阴性对照不易得到。

5. 一般设计方法为正带 AB 型血清 1 滴，加 5%D 阳性红细胞悬液 1 滴和菠萝蛋白酶试剂 1 滴混匀，与受检管一同置 37℃水浴 30min。

6. Rh 血型鉴定应严格控制温度与时间，因 Rh 抗原、抗体凝集反应时，凝块比较脆弱，观察反应结果时，应轻轻摇动试管，不可用力振摇。

7. 如鉴定结果只与抗 −D 血清起反应，而与抗 −C，抗 −c，抗 −E 和抗 e 都不凝集，则受检者为 Rh 缺失型，以 −D 表示。

（五）假阳性反应原因分析

1. 试剂中存在具有其他特异性的抗体（指不完全抗 −D 抗体），因此，对疑难抗原定型时，建议用不同来源的抗血清同时做两份试验。因为使用两份特异性相同的抗血清得到不一致的结果时，就会使检测人员意识到有进一步试验的必要。

2. 多凝集红细胞与任何成人血清都会发生凝集。

3. 当用未经洗涤的细胞做试验时，试样中的自身凝集和异常蛋白质可能引起假阳性结果。

4. 试剂瓶可能被细菌、外来物质或其他抗血清所污染。

（六）假阴性反应原因分析

1. 搞错抗血清每次试验时应细心核对抗血清瓶子上的标签。

2. 试管中漏加抗血清在加入细胞悬液之前，必须检查试管中有无抗血清。

3. 某种特定的抗血清不能和其相应抗原的变异型起反应。例如，抗 D 血清与弱 D 抗原，红细胞不起凝集；抗 −E 血清可能与 E″ 红细胞反应微弱，甚至完全无反应。

4. 如某种抗血清含有主要对抗 Rh 复合抗原的抗体，则可能与独立的基因产物的个别抗原不发生反应。这在抗 C 血清最为常见，因为很多抗 –C 血清含有反应性更强的抗 –Ce 成分。如受检者为 CDE/cde，其反应可能明显减弱，或完全不反应。

5. 未遵照抗血清使用说明书做试验，如抗血清和细胞间的比例以及温育的温度和时间不正确。

6. 抗血清保存不妥，试剂中的免疫球蛋白变质。

第二节　交叉配血试验

交叉配血主要是检查受血者血清中有无破坏供血者红细胞的抗体，故受血者血清加供血者红细胞相配的一管称为"主侧"；供血者血清加受血者红细胞相配的一管称为"次侧"，两者合称交叉配血。交叉配血试验又称不配合性试验，是确保患者安全输血必不可少的试验，完整的操作规程应包括：①查阅受血者以前的血型检查记录，如与这次检查结果有所不同，应及时分析原因。②对收到的受血者血样应作 ABO 正反定型，必要时作 Rh 血型和其他血型检查以及血型抗体检测和鉴定。③选择预先进行血型检查的合格供血者作交叉配血试验。

一、交叉配血方法

（一）盐水介质交叉配血试验

盐水介质（Saline medium）交叉配血试验是用生理盐水作为红细胞抗原和血清抗体之间的反应介质，通过离心来观察抗原抗体反应情况。盐水介质配血试验是最古老的一种配血试验，临床上多与其他能检出不规则抗体的配血试验（如抗球蛋白试验等）联合使用。

本法是目前最常用的配血方法，可以发现临床上最重要的 ABO 不配合性。当受血者和供血者细胞经混合并离心后，如有 ABO 不配合问题，就会很快显示出来，所以常称为"立即离心"（immediate spin）配血试验。本方法简单、快速，不需要特殊条件。ABO 血型交叉配血最常用方法，适用于无输血史或妊娠史患者。但仅用于检查 IgM 血型抗体是否相配，不能检出不相配的 IgG 血型抗体。

1. 标本　受血者不抗凝静脉血 2.0mL，供血者交叉管血 2.0mL。

2. 原理　人类 ABO 血型抗体是以天然 IgM 类血型抗体为主（包括 MN、P 等血型抗体），这种血型抗体在室温盐水介质中与对应的红细胞抗原相遇，出现红细胞凝集反应，或激活补体，导致红细胞膜损伤，出现溶血。进行交叉配血试验时，观察受血者血清与供血者红细胞以及受血者红细胞与供血者血清之间有无凝集和溶血现象，判断供、受者之间有无 ABO 血型不相合的情况。

3. 器材　试管架、小试管、塑料吸管、离心机、显微镜、载玻片、记号笔等。

4. 试剂　如下所述。

（1）0.9% 生理盐水。

（2）5% 红细胞生理盐水悬液取洗涤后压积红细胞 1 滴，加入生理盐水 8 滴，此时是约为 10% 的红细胞悬液。取此悬液 1 滴，加入生理盐水 5 滴，即为 5% 红细胞生理盐水悬液。

5. 操作步骤　如下所述。

（1）取受血者和供血者的血液标本，以 3 000r/min 离心 3min，分离上层受、供者血清，并将压积红细胞制成 5% 受、供者红细胞生理盐水悬液。

（2）受血者血清标记为 Ps（patient serum），供血者血清标记为 Ds（donor serum）。

（3）受血者 5% 红细胞生理盐水悬液标记为 Pc（patient cell），供血者 5% 红细胞生理盐水悬液标记为 Dc（donor cell）。

（4）取 2 支小试管，分别标明主、次，即主侧配血管和次侧配血管。主侧配血——受者血清 + 供者红细胞（ps 2 滴 +Dc 1 滴），次侧配血——受者红细胞 + 供者血清（Pc 1 滴 +Ds 2 滴）

（5）混匀，以 1 000r/min 离心 1min。

（6）小心取出试管后，肉眼观察上清液有无溶血现象，再轻轻摇动试管，直至红细胞成为均匀的混悬液。

（7）取载玻片一张，用两根吸管分别从主侧管和次侧管内吸取红细胞悬液1滴于载玻片两侧，用显微镜观察结果。

6. **结果判断** ABO同型配血，主侧和次侧均无溶血及凝集反应表示配血相合，可以输用。任何一侧凝集、溶血或两侧均凝集、溶血为配血不合，禁忌输血。

7. **注意事项** 如下所述。

（1）配血前严格查对患者姓名、性别、年龄、科别、床号及血型，确保标本准确无误，同时，要复检受血者和供血者的ABO血型是否相符。

（2）配血试管中发生溶血现象是配血不合，表明有抗原抗体反应，同时还有补体参与，必须高度重视。

（3）试验中，每次滴加不同人血清或红细胞时，都应当更换吸管，或将吸管放置在生理盐水中反复洗涤3次，防止血清中抗体拖带，影响试验结果。

（4）红细胞加入血清以后，立即离心并观察结果，不宜在室温下放置，以免影响试验结果。

（5）观察结果时，如果存在纤维蛋白时，可以去除纤维蛋白块，主要观察混合液中有无凝集。

（6）室温控制在（22±2）℃，防止冷抗体引起凝集反应，影响配血结果的判断。

（7）患者一次接受大量输血（10个以上献血者），则献血者之间亦应进行交叉配血试验。

（8）盐水介质配血试验操作简单，是最常用的配血方法，可以发现最重要的ABO血型不合。但只能检出不相合的IgM类完全抗体，而不能检出IgG类免疫性的不完全抗体。对有输血史（特别是有过输血反应的患者）、妊娠、免疫性疾病史和器官移植史等患者，必须增加另外一种可以检测IgG类抗体的方法，保证输血安全。

（二）酶介质交叉配血试验

酶介质（enzymes medium）交叉配血试验既能检出不相合的完全抗体，又能检出不相合的不完全抗体。从而使ABO系统抗体以外其他血型系统的绝大多数IgG类抗体得以检出，提高了输血的安全性。本法敏感性高，对Rh血型抗体的检出尤为显著，操作简便，试剂也容易购到，故一般实验室均应建立。

1. **标本** 受血者不抗凝静脉血2.0mL，供血者交叉管血2.0mL。

2. **原理** 蛋白水解酶（木瓜酶或菠萝蛋白酶等）可以破坏红细胞表面带负电荷的唾液酸，使红细胞失去产生相互排斥的负电荷，导致红细胞表面的Zeta电势减小、排斥力减弱、距离缩短。同时酶还可以改变红细胞表面的部分结构，使某些隐蔽的抗原暴露出来。这样，IgG类抗体可与经过酶处理的红细胞在盐水介质中发生凝集。

3. **器材** 试管架、小试管、吸管、离心机、显微镜、载玻片、37℃水浴箱、记号笔等。

4. **试剂** 如下所述。

（1）生理盐水。

（2）1%木瓜酶或0.5%菠萝蛋白酶。

（3）5%不完全抗D致敏的Rh阳性红细胞悬液。

（4）5% O型红细胞生理盐水悬液。

（5）抗球蛋白血清试剂。

5. **操作步骤** 如下所述。

（1）取受血者和供血者的血液标本，以3 000r/min离心3min，分离上层受、供者血清，并将压积红细胞制成5%受、供者红细胞生理盐水悬液。

（2）取6支小试管，分别标明主侧管、次侧管、阳性对照管、阴性对照管、盐水对照1管和2管。

（3）主侧管加受血者血清和供血者5%红细胞盐水悬液各1滴；次侧管加供血者血清和受血者5%红细胞盐水悬液各1滴，主、次侧管各加1%木瓜酶或0.5%菠萝蛋白酶1滴。

（4）阳性对照管加5%不完全抗D致敏的Rh阳性红细胞悬液1滴和抗球蛋白血清1滴；阴性对照管加5% O型红细胞盐水悬液1滴和抗球蛋白血清1滴；盐水对照1管加供血者5%红细胞盐水悬液1滴和等渗盐水1滴；盐水对照2管加受血者5%红细胞盐水悬液1滴和等渗盐水1滴。

（5）混匀，置37℃水浴中孵育15min。

（6）以 1 000r/min 离心 1min，先用肉眼观察，再用显微镜确证，并记录结果。

6. 结果判断 轻轻转动试管观察结果，如阳性对照管凝集，阴性对照管和盐水对照管不凝集，主、次侧管均不凝集，表明配血相合，可以输用。

7. 注意事项 如下所述。

（1）1% 木瓜酶或 0.5% 菠萝蛋白酶应用液 4℃可保存一周，用完后立即放回冰箱。

（2）红细胞经蛋白酶修饰后可以改变红细胞悬液的物理性质，在交叉配血试验中可以出现非特异性自身凝集，因此必须做阳性对照、阴性对照和自身盐水对照。

（3）样本和试剂加完后，也可置 37℃水浴中孵育 30min，不必离心，直接观察结果。

（4）酶介质交叉配血试验敏感性高，对 Rh 血型抗体的检出尤为显著。但由于木瓜酶或菠萝蛋白酶不能检出 MNS 和 Duffy 血型系统中的某些抗体，存在输血安全隐患，而且酶会产生非特异性凝集，可得到假阳性或假阴性结果，因此目前临床上很少使用此试验。

（三）抗球蛋白介质交叉配血试验

抗球蛋白介质（antiglobulin medium）交叉配血试验主要检测 IgG 类性质的不完全抗体，避免因 ABO 以外的血型抗体引起的输血反应。本法是检查不完全抗体最可靠的方法，操作步骤较烦琐，时间长。适用于特殊需要的情况。

1. 标本 受血者不抗凝静脉血 2mL，供血者交叉管血 2mL。

2. 原理 IgG 类抗体相邻两个结合抗原的 Fab 片段最大距离是 14nm，而在盐水介质中的红细胞间的距离约为 25nm，所以 IgG 抗体不能在盐水介质里与相应的红细胞发生凝集，仅使红细胞处于致敏状态。由于抗人球蛋白试剂是马或兔抗人球蛋白抗体，可与致敏在红细胞膜上的 IgG 型血型抗体结合反应，经抗球蛋白抗体的"搭桥"作用，使二者结合，出现红细胞凝集现象。因此，为了检出 IgG 类性质的不完全抗体，需要使用抗球蛋白交叉配血试验。

3. 器材 试管架、小试管、记号笔、塑料吸管、载玻片、离心机、37℃水浴箱、显微镜等。

4. 试剂 如下所述。

（1）生理盐水。

（2）多特异性抗球蛋白血清（IgG，C3d）。

（3）人源性 IgG 型抗 D 血清。

（4）AB 型血清。

（5）O 型 RhD 阳性红细胞。

5. 操作步骤 如下所述。

（1）取受血者和供血者的血液标本，以 3 000r/min 离心 3min，分离上层受、供者血清，并将压积红细胞制成 5% 受、供者红细胞生理盐水悬液。

（2）取 2 支小试管，分别标明主侧和次侧，主侧管加受血者血清 2 滴和供血者 5% 红细胞盐水悬液 1 滴，次侧管加供血者血清 2 滴和受血者 5% 红细胞盐水悬液 1 滴。

（3）阳性对照管加 5% 人源性 IgG 型抗 D 致敏的 RhD 阳性红细胞悬液 1 滴。

（4）阴性对照管加正常人 AB 型血清作为稀释剂的 5% RhD 阳性红细胞悬液 1 滴。

（5）盐水对照 1 管加供血者 5% 红细胞盐水悬液 1 滴和生理盐水 1 滴；盐水对照 2 管加受血者 5% 红细胞盐水悬液 1 滴和生理盐水 1 滴。

（6）各试管轻轻混匀，置 37℃水浴箱中致敏 1h 后，取出用生理盐水离心洗涤 3 次，倾去上清液（阳性对照管不必洗涤）。

（7）加多特异性抗球蛋白血清 1 滴，混匀，1 000r/min 离心 1min，取出后轻轻转动试管，先用肉眼观察结果，再用显微镜确证。

6. 结果判断 阳性对照管红细胞凝集，阴性对照管红细胞不凝集；受血者、供血者盐水对照管不凝集；主、次侧管红细胞均不凝集，表明配血相合，可以输用。阳性对照管红细胞凝集，阴性对照管红细胞不凝集；受血者、供血者盐水对照管不凝集；主、次侧管红细胞一管或两管凝集，表明配血不相合，禁忌输血。

7. 注意事项　如下所述。

（1）抗球蛋白介质交叉配血试验是检查不完全抗体最可靠的方法，该方法还可以克服因血浆蛋白或纤维蛋白原增高对正常配血的干扰。但操作烦琐，耗时较多，仅用于特殊需要的检查。

（2）如果阳性对照管红细胞凝集，阴性对照管红细胞不凝集，但盐水对照管凝集，表明反应系统有问题，试验结果不可信，应当分析原因，重新试验。

（3）为了除去红细胞悬液中混杂的血清蛋白，以防止假阴性结果，受、供者的红细胞一定要用生理盐水洗涤 3 次。

（4）如果试验结果阴性，要对该试验进行核实。可以在试验结束后，在主侧和次侧管中各加入 1 滴 IgG 型抗 D 致敏的 O 型红细胞，离心后应当出现红细胞凝集现象，表示试管内的抗球蛋白试剂未被消耗，阴性结果可靠；如果没有出现红细胞凝集则表示交叉配血结果无效，必须重新试验。

（5）抗球蛋白试剂应按说明书最适稀释度使用，否则，可产生前带或后带现象而误认为阴性结果。

（6）红细胞上吸附抗体太少或 Coomb's 试验阴性的自身免疫性溶血性贫血患者，直接抗球蛋白试验可呈假阴性反应。

（7）全凝集或冷凝集血液标本及脐血标本中含有 Wharton 胶且洗涤不充分、血液标本中有很多网织红细胞且抗球蛋白试剂中含有抗转铁蛋白时，均可使红细胞发生凝集。

（8）如需了解体内致敏红细胞的免疫球蛋白类型，则可分别以抗 IgG、抗 IgM 或抗 C3 单价抗球蛋白试剂进行试验。

（四）聚凝胺介质交叉配血试验

本法快速、高度灵敏，结果可靠，能检测 IgM、IgG 等引起溶血性输血反应的几乎所用的规则和不规则抗体，适合各类患者的交叉配血，也可应用于血型检查、抗体测定、抗体鉴定，应用广泛。但该法操作要求较高，漏检 Kell 系统的抗体。

1. 标本　受血者静脉血 2mL，供血者交叉管血 2mL。

2. 原理　聚凝胺是带有高价阳离子的多聚季铵盐（$C_{13}H_{3}0\,Br_{2}\,N_{2}$）x，溶解后能产生很多正电荷，可以大量中和红细胞表面的负电荷，减弱红细胞之间的排斥力，使红细胞彼此间的距离缩小，出现正常红细胞可逆性的非特异性凝集；低离子强度溶液降低了红细胞的 Zeta，电位，进一步增加抗原抗体间的引力，增强了血型抗体凝集红细胞的能力。当血清中存在 IgM 或 IgG 类血型抗体时，在上述条件下，与红细胞紧密结合，出现特异性的凝集，此时加入枸橼酸盐解聚液以消除聚凝胺的正电荷，由 IgM 或 IgG 类血型抗体与红细胞产生的凝集不会散开，如血清中不存在 IgM 或 IgG 类血型抗体，加入解聚液可使非特异凝集解散。

3. 器材　试管架、小试管、塑料吸管、载玻片、记号笔、离心机、显微镜等。

4. 试剂　如下所述。

（1）低离子强度液（low ion strength solution，LISS 液）。

（2）聚凝胺液（polybrene solution）。

（3）解聚液（resupension solution）。

5. 操作步骤　如下所述。

（1）取受血者和供血者的血液标本，以 3 000r/min 离心 3min，分离上层受、供者血清或血浆，并将压积红细胞制成 5% 受、供者红细胞生理盐水悬液。

（2）取 2 支小试管，标明主、次侧，主侧管加患者血清（血浆）2 滴，加供血者 5% 红细胞悬液（洗涤或不洗涤均可）1 滴，次侧管反之。

（3）每管各加 LISS 液 0.7mL，混合均匀，室温孵育 1min。

（4）每管各加聚凝胺液 2 滴，混合均匀后静置 15s。

（5）以 3 400r/min 离心 15s，然后把上清液倒掉，不要沥干，让管底残留约 0.1mL 液体。

（6）轻轻摇动试管，目测红细胞有无凝集，如无凝集，必须重做；如有凝集，则进行下一步。

（7）加入解聚液 2 滴，轻轻转动试管混合同时观察结果。如果在 30s 内凝集解开，表示聚凝胺引起的非特异性聚集，配血结果相合；如凝集不散开，则为红细胞抗原抗体结合的特异性反应，配血结果不合。

（8）当上述结果反应可疑时，可取载玻片一张，用吸管取红细胞悬液 1 滴于载玻片上，用显微镜观察结果。

6. 结果判断　如主侧管和次侧管内红细胞凝集散开，则为聚凝胺引起的非特异性反应，表示配血相合，可以输用。如主侧管和次侧管或单独一侧管内红细胞凝集不散开，则为抗原抗体结合的特异性反应，表示配血不相合，禁忌输血。

7. 注意事项　如下所述。

（1）若受血者用血量大，需要 10 个献血员以上时，献血员间也要进行交叉配血。

（2）溶血标本不能用于交叉配血，因为配血试管中发生溶血现象，表明有抗原抗体反应，同时还有补体参与，是配血不合的严重情况。

（3）血清中存在冷凝集素时，可影响配血结果的判断。此时可在最后滴加解聚液时，将试管立即放入 37℃ 水浴中，轻轻转动试管，并在 30s 内观察结果。

（4）聚凝胺介质交叉配血试验中，可以用 EDTA 的血浆标本代替血清使用。

（5）当解聚液加入以后，应尽快观察结果，以免反应减弱或消失。

（6）聚凝胺是一种抗肝素试剂，若患者血液标本中含有肝素，如血液透析患者，须多加几滴聚凝胺液以中和肝素。

（五）微柱凝胶介质交叉配血试验

微柱凝胶介质（micro column agglutination medium）交叉配血是基于游离的红细胞和凝集红细胞是否能通过特殊结构的凝胶介质，从而使不同状态的细胞得以分离这一原理进行的。该技术实质上是一种在微柱管中利用凝胶介质经过改良的血凝反应。

1. 标本　受血者静脉血 2mL，供血者交叉管血 2mL。

2. 原理　将适量献血者红细胞和受血者血清、受血者红细胞和献血者血清加入微柱凝胶孔内，放 37℃ 孵育器中孵育后，如果血清中存在针对红细胞抗原的血型抗体（无论是 IgM 型或 IgG 型红细胞血型抗体）时，离心后，发生红细胞凝集，形成红细胞凝集团块，凝胶柱中的凝胶具有分子筛作用，阻止凝集的红细胞下沉，留在凝胶的表面或胶中。如果血清中不存在针对红细胞抗原的血型抗体，经过孵育、离心后，红细胞仍然以单个分散形式存在，沉于微柱凝胶的底部。

3. 器材　试管架、小试管、吸管、台式离心机、加样器（0～50μl）、微柱凝胶离心机、37℃ 微柱凝胶孵育器等。

4. 试剂　如下所述。

（1）微柱凝胶检测卡（每管除含凝胶外，已加抗球蛋白抗体）。

（2）生理盐水。

5. 操作步骤　如下所述。

（1）取受血者和供血者的血液标本，以 3 000r/min 离心 3min，分离上层受、供者血清或血浆，并制成 0.8% 受、供者红细胞生理盐水悬液。

（2）取出微柱凝胶卡，除去铝箔，分别标明主孔和次孔。

（3）主孔中（主侧）加入 50μl　10.8% 供血者红细胞，25μl 受血者血浆或血清。

（4）次孔中（次侧）加入 50μl　10.8% 受血者红细胞，25μl 供血者血浆或血清。

（5）加样后的微柱凝胶卡，置 37℃ 微柱凝胶孵育器中 15min。

（6）将卡放入微柱凝胶离心机中，以 1 000r/min，离心 10min，取出卡肉眼观察结果。

6. 结果判断　配血不符：主侧和次侧孔内红细胞与相应血浆或血清发生凝集，在离心后抗原抗体复合物悬浮在凝胶表面或胶中。配血相符：主侧和次侧孔红细胞与相应血浆或血清没有凝集，在离心后红细胞沉于微柱的底部。

7. 注意事项　如下所述。

（1）微柱凝胶卡必须保存在室温下，实验前，要将微柱凝胶卡空卡放入微柱凝胶离心机中，以 1 000r/min，离心 1min，避免卡中的凝胶在运输途中产生胶质不均匀、胶面不整齐或气泡等。

（2）微柱凝胶介质交叉配血试验，可一次性检出 IgM 型和 IgG 型红细胞血型抗体，因此在临床输血实际使用时，可以省去盐水介质交叉配血试验。

（3）不要将微柱凝胶试剂卡长期保存 4℃，在此温度下，试剂卡中液体蒸发凝集于封口铝箔下，胶易干涸，应将试剂卡保存在 18 ~ 22℃。

（4）封口已损坏，管中液体干涸或有气泡的微柱凝胶试剂卡不能使用。

（5）配血标本要新鲜（3d 以内），不能被细菌污染，否则会出现假阳性反应。

（6）血清标本必须充分去纤维蛋白，否则标本中纤维蛋白在微柱凝胶中析出，阻碍阴性红细胞沉淀，呈假阳性反应。

（7）如果使用的标本是血浆，一定要用标准的含抗凝剂的标本管采集，否则血浆中纤维蛋白在微柱离心时析出，阻挡分散的红细胞下降，出现假阳性。

（8）微柱凝胶卡中出现溶血现象，强烈提示为红细胞抗原抗体阳性反应，也不排除其他因素所致溶血，故对标本一定要认真分析。

（9）微柱凝胶介质交叉配血试验操作简单、结果稳定、灵敏度高、重复性好、可标准化、可自动化、使用安全。

8. 微柱凝胶全自动配血系统操作步骤　如下所述。

（1）接通电源，打开全自动配血系统 WADiana 的开关。

（2）双击操作系统图标（即小黑人图标），进入自动系统。

（3）初始化 1min 后，单击黑色箭头，出现对话框（提示请清空废卡盒），单击确定。

（4）出现 test 菜单栏，在当前界面 test 的右边点击下拉键，选择实验名称：crossmatch（交叉配血）。

（5）对话框提示：请将前一个患者的献血员试管与下一个患者试管之间空一个试管位，单击确定。

（6）样品栏（samples）出现样品及试剂反应盘。

（7）样品盘图示的相应位置（从 1 号到 48 号）双击，出现对话框。

（8）按照提示输入患者 ID 号，选择试管直径，单击绿色箭头（即 OK 键）。再次输入，确定。

（9）按照步骤 6 ~ 8 输入所有的样本号（输入样本时前一个患者的献血员试管与下一个患者试管之间空一个试管位）。

（10）所有样本输入完毕，单击当前界面的黑色小人（自动配置实验）。

（11）单击凝胶卡（cards）栏按照提示放卡（diana gel coombs 卡），单击 reagents（试剂）栏按照提示放好试剂（D112），试剂量要达到要求（放置实验用品前单击开门图标）。

（12）试剂放好后，关门，再次检查所有用品是否放好，单击当前界面的绿色箭头（运行实验）。

（13）当凝胶卡被拿去离心时，再次出现操作图标，可以按照 3 ~ 12 步骤操作，进行新的实验。

（14）所有实验结束后，双击判读图标，单击眼睛图标，选择批次，进行结果判读。

（15）双击打印图标，选择打印模式，打印报告存档。

二、临床意义

交叉配血试验是输血前必做的红细胞系统的配合性试验，是保证输血安全的关键措施和根本性保证。

1. 验证血型　进一步验证受血者与供血者血型鉴定是否正确，以避免血型鉴定错误而导致的输血后严重溶血反应。

2. 发现 ABO 血型系统抗体　含有抗 A_1 和抗 A_2 型的血清，与 A_1 型红细胞配血时，可出现凝集。

3. 发现 ABO 血型以外的不规则抗体　虽然 ABO 血型相同，但 Rh 或其他血型不同，同样可引起严重溶血性输血反应。特别是不进行 Rh 和其他稀有血型的鉴定，可通过交叉配血发现血型不同和免疫性抗体存在。

三、质量控制

1. 配血前质量控制 如下所述。

（1）严格查对制度：仔细核对标本上的标签和申请单的有关内容，防止配血错误。

（2）试剂：试剂质量性能应符合商品合格试剂的要求，有效期内使用，严防细菌污染。试验结束后应放冰箱保存，注意保存温度。

（3）器材的要求：①各种器材要清洁、干燥，防止溶血。为防止交叉污染，试管、滴管均应一次性使用。②微柱凝胶血型卡法产品质量符合要求，注意保存温度，有效期内使用，使用微柱凝胶血型卡专用水平离心机。

（4）标本：①标本新鲜，符合要求，防止污染，不能溶血。②红细胞浓度按要求配对，血浆成分可能影响鉴定结果，要用盐水洗涤 3 次红细胞，防止血浆中血型物质中和抗体。③新近或反复多次输血或妊娠可以引起意外抗体出现，若对患者输血史或妊娠史不明，标本应在 48h 内抽取。

（5）检验人员：检验人员应认真、负责、仔细工作。

2. 配血过程质量控制 按要求建立 SOP 文件，严格按操作程序操作。

（1）标记：标记准确清楚。

（2）加标本、试剂：标本和试剂比例要适当，加量准确，注意加入顺序；血型试剂从冰箱取出应待其平衡至室温后再使用。用后应尽快放回冰箱保存。

（3）时间和温度：严格控制反应时间和温度。

（4）离心：离心时间、速度按要求，严格控制。微柱凝胶配血卡法，最好使用微柱凝胶配血卡专用水平离心机。

（5）观察结果：观察结果认真仔细，应注意红细胞呈特异性凝集、继发性凝固的区别，弱凝集要用显微镜证实。

3. 配血后质量控制 如下所述。

（1）配血试管中发生溶血现象是配血不合，必须高度重视，如主侧试管凝集，应禁止输血，必须查找原因。

（2）登记结果和填发报告要仔细正规，查对无误后，才能发报告。

（3）配血后，应将患者和献血者的全部标本置冰箱内保存，保存至血液输完后至少 7d，以备复查。

（4）盐水配血阴性，应加用酶法、抗球蛋白配血等方法进行交叉配血。

（5）为确保输血安全应输同型血，交叉配血时血型相合可以输血。在患者输血过程中要主动与医师、护士取得联系，了解有无输血反应。如发生输血反应，应立即停止输血，查找原因。

第三节 梅毒螺旋体抗体检测

梅毒是梅毒螺旋体（treponema pallidum，TP）引起的慢性传染病，属于性病的一种，主要通过性接触和血液传播，也可通过胎盘传给下一代。实验室中检测梅毒除直接于暗视野显微镜下检查梅毒螺旋体外，还采用了多种血清学方法进行筛选和确认实验。本章重点介绍 ELISA 和明胶颗粒凝集试验。

一、酶联免疫吸附试验

（一）标本

静脉取血 2mL，常规分离血清或血浆。

（二）原理

当人体感染梅毒螺旋体后，机体可产生抗密螺旋体特异性抗体。本实验采用 ELISA 双抗原夹心法检测血清或血浆中梅毒螺旋体抗体（treponema pallidum antibody，TP-Ab）。在微孔条上预包被基因表达梅毒抗原（分子量 17 000、47 000），用酶标记基因重组梅毒抗原，与血清中抗梅毒螺旋体抗体反应，然后用底物作用显色。呈色强弱与标本中的 TP-Ab 含量呈正相关。

（三）器材

加样器（50μl、100μl）、37℃水浴箱、酶标比色仪、振荡器、吸水纸、洗板机等。

（四）试剂

1. 包被梅毒抗原的 8 孔 ×12 反应板。

2. TP 酶标记抗原。

3. 底物 A 液（3，3'，5，5'- 四甲基联苯胺，TMB）；底物 B 液（0.1mol/L 枸橼酸 -0.2mol/L 磷酸氢二钠缓冲液）。

4. 洗涤液 pH 7.4 的 Tris-HCl-Tween20。或运用试剂盒中浓缩液，使用前用蒸馏水 25 倍稀释。

5. 质控品：阴性、阳性对照血清。

6. 终止液：2mol/L H_2SO_4。

（五）操作步骤

1. 将微孔条固定于支架，按序编号。

2. 分别用加样器在对照孔中加入待测样品及阴阳性对照血清各 50μl 于相应孔中。

3. 分别在每孔中加入酶标记抗体 100μl，振荡混匀。

4. 置 37℃温育 60min，室温平衡 5min。

5. 用洗涤液充分洗涤 5 次，洗涤完后在吸水纸上扣干（每次应保持 30 ~ 60s 浸泡时间），亦可用洗板机自动洗涤。

6. 每孔加底物 A、B 各 50μl，振荡混匀，置 37℃避光 20min。

7. 每孔加终止液 50μl，混匀。

8. 用酶标仪单波长 450nm 或双波长 450/630nm 测定各孔 OD 值（用单波长测定时需设空白对照孔，30min 完成测定，并记录结果）。

（六）结果判断

1. 目测　阳性孔呈橘黄色，阴性孔为无色。

2. 比色　如下所述。

（1）阴性对照：正常情况下，阴性对照孔 OD 值 ≤ 0.1，阴性对照 OD 小于 0.05 时以 0.05 计算。

（2）阳性对照：正常情况下，阳性对照孔 OD 值 ≥ 0.5。如果所有阳性对照孔 OD 值都超出正常范围，应重新测试。

（3）临界值（CO）计算：临界值 = 阴性对照孔 OD 均值 N ×2.1。

（4）结果判定：标本 OD 值为 S，如果 S/CO ≥ 1 者为 TP-Ab 阳性；S/CO <1 者为 TP-Ab 阴性。

（七）注意事项

1. 从冰箱中取所需数量微孔条固定于支架，按顺序编号，置室温平衡 10min。

2. 使用前应将试剂摇匀，同时弃去前 1 ~ 2 滴再使用。

3. 设空白对照时，不加样品及酶标记抗体，其余各步与标本检测相同。

4. 洗涤时各孔均须加满洗涤液，防止孔口有游离酶未能洗净。

5. 加酶标记抗原时，注意勿使加样器接触血清，避免血清间交叉污染。

（八）临床意义

ELISA 法检测梅毒螺旋体 IgG/IgM 抗体具有较高的敏感性和特异性，本方法适合于大样本的筛查和确诊，因其也存在假阳性结果，故阳性标本还应继续做确证试验，如梅毒螺旋体血凝试验（treponema pallidum hemagglutination assay，TPHA）、梅毒螺旋体颗粒凝集试验（treponema pallidum passive particle agglutination assay，TPPA）和荧光螺旋体抗体吸收试验（FTA-ABS）等。因为本实验同时检测 IgM 型和 IgG 型抗体，而 IgG- 型抗体在抗原消失后很长时间，仍可通过记忆细胞的作用继续产生，甚至终身携带，因此其结果不能作为疗效观察和判断复发的指标。

二、明胶颗粒凝集试验

（一）标本

静脉血 2mL，常规分离血清。

（二）原理

将梅毒螺旋体的精制菌体成分包被在人工载体明胶粒子上，这种致敏粒子和标本中的梅毒螺旋体抗体进行反应发生凝集，由此可以检测出血清和血浆中的梅毒螺旋体抗体。本实验可作为梅毒确认试验。

（三）器材

微量振荡器、微量反应板、加样器（0 ~ 100μl）等。

（四）试剂

1. 标本稀释液。
2. 致敏粒子液。
3. 未致敏粒子液。
4. 阳性对照效价 1 ∶ 320。

（五）操作步骤

1. 从冰箱中取出试剂及微量反应板，编号 2 排 4 孔，置室温平衡 10min。
2. 在 2 排微量反应板的第 1 孔加入标本稀释液 100μl，从第 2 孔至第 4 孔每孔加 25μl。
3. 用微量加样器取标本 25μl 至第一排第 1 孔中，稀释后取 25μl 至第 2 孔中，依次稀释到第 4 孔。
4. 用微量加样器取阳性对照血清 25μl 至第二排第 1 孔中，稀释后取 25μl 至第 2 孔中，依次稀释到第 4 孔。
5. 在第 3 孔中加 25μl 未致敏粒子，在第 4 孔中加 25μl 致敏粒子。
6. 用微量振荡器混合 30s，加盖后于室温（15 ~ 30℃）下水平静置。2h 后观察结果。放置至次日可能也不影响结果判定。

（六）结果判定

1. 阴性粒子成纽扣状聚集，呈现出外周边缘均匀且平滑的圆形。
2. 弱阳性粒子形成小环状，呈现出外周边缘均匀且平滑的圆形。
3. 阳性粒子环明显变大，其外周边缘不均匀且杂乱地凝集在周围。

（七）临床意义

常用的梅毒确认试验 TPHA，其试剂是用梅毒螺旋体为抗原致敏醛化的禽类红细胞制成，由于红细胞具有生物活性易产生非特异性凝集，且保存时间较短，故近年来推出 TPPA 试验。TPPA 以纯化的梅毒螺旋体抗原致敏惰性的人工明胶颗粒替代 TPHA 试验中的致敏红细胞，使结果更为稳定，敏感性和特异性更高。TPPA 检测的是梅毒螺旋体特异性抗体，其中包括 IgM 型和 IgG 型，本实验可作为梅毒的确证试验，但不适合用作治疗效果的监测。

第四节 血小板血型抗原

血小板表面的血型抗原，在自身免疫、同种免疫和药物诱导的血小板免疫反应中起重要作用。血小板血型抗原主要有两大类，即：血小板相关抗原和血小板特异性抗原。血小板表面存在的与其他细胞或组织共有的抗原，称为血小板相关抗原（plateletassociated antigen），又称血小板非特异性抗原或血小板共有抗原，包括组织相容性抗原（HLA）和红细胞血型系统相关抗原，如 ABO、Lewis、I、P 等血型抗原。通常将血小板表面由血小板特有的抗原决定簇组成，表现出血小板独特的遗传多态性，并且不存在于其他细胞和组织上的抗原称为血小板特异性抗原，即人类血小板抗原（human platelet antigen，HPA）。血小板特异性抗原是构成血小板膜结构的一部分，是位于血小板膜糖蛋白（glycopmtein，GP）上的抗原表位。

一、血小板相关抗原

（一）红细胞血型抗原

血小板上的 ABH 抗原物质，包括机体所产生的以及由血浆中黏附在血小板表面的两类抗原构成。这些抗原物质在不同的机体血小板表面的含量有极大的差异。部分非 O 型个体血小板膜上有着极高水平的 A 或 B 物质，其血清中的糖基转移酶有较高水平表达。在 ABO 血型非配合输注时，O 型受者的高滴度 IgG 抗 -A、抗 -B 可以与 A 或 B 型血小板表面的抗原物质作用，导致血小板输注无效。在 A 或 B 血型抗原高表达的血小板，比较容易导致 O 型受血者的血小板输注无效。在 ABO 次侧不相容的血小板输注（如 O 型血小板输注至 A 型受者），由于抗 -A 可能和受者血清中的可溶性 A 物质结合形成抗原 - 抗体复合物，后者可以通过 Fc 受体结合至血小板表面，加速血小板的破坏。因此，目前普遍推荐血小板应该 ABO 血型同型输注。尽管其他红细胞血型抗原物质（Lea、Leb、I、i、P、Pk）也可以在血小板表面表达，没有证据显示这些物质可以导致血小板输注后在体内的寿命缩短。

（二）HLA 系统血型抗原

血小板表面存在 HLA-A、HLA-B 和 HLA-C 位点等 HLA-I 类抗原，迄今未发现血小板表面存在 HLA-DR、HLA-DP 和 HLA-DQ 等 II 类抗原。血小板上的大部分 HLA 抗原是内源生成的完整膜蛋白，较少量可从血浆中吸附。多种因素可以影响多次血液输注后 HLA 抗体产生的可能性，这些因素对于多次接受血小板输注的患者来说有重要的临床意义。人们发现，在广泛使用去白细胞措施以前，第一次接触血小板制品后 10d 或第二次（先前接受过输血或妊娠）接触后的 4d，就可以产生 HLA 同种免疫性抗体，其产生率在 18% ~ 50%。输注相关的 HLA 同种免疫抗体的产生，与基础疾病、免疫抑制剂的使用以及制品中是否含有足量的白细胞等因素有关。供体的白细胞含有 HLA-I、II 类抗原，对于制品输注后的 HLA 的初期同种免疫起着重要作用。HIA 抗体可以导致输入血小板的破坏。

二、血小板特异性抗原

血小板特异性抗原是构成血小板膜结构的一部分，是位于血小板膜糖蛋白（glycoprotein，GP）上的抗原表位。至少 5 种糖蛋白 [GPIa, Ib（α 和 β），II b，III a, and CD109] 具有多态性并与同种免疫有关。3% ~ 5% 的亚洲人和黑种人缺乏第 6 种血小板糖蛋白（GP IV，CD36），在输血或妊娠后可以导致对该种糖蛋白的致敏。迄今，已经有 23 种血小板抗原被报道，包括在血小板糖蛋白结构上的位置、血小板表面的抗原密度、编码抗原的 DNA 多态性均已阐明。最新的研究发现，血小板特异性抗原并非为血小板特有，一些特异性抗原也分布于其他细胞上，如 HPA-1 和 HPA-4 也存在于内皮细胞、成纤维细胞、平滑肌细胞上，HPA-5 存在于长效活化的 T 淋巴细胞和内皮细胞上等。血小板特异性抗原系统按发现时间顺序排列如下：Duzo、Pl^A（Zw）、Pl^E、Ko（Sib）、Bak（Lek）、Yuk（Pen）、Br（Hc、zav）、PL^T、Nak、Gov、Sr 等。1990 年国际血液学标准化委员会 / 国际输血协会（ICSH/ISBT）血小板血清学研讨会统一了血小板特异性抗原系统国际命名方法：①血小板特异性同种抗原系统一律命名为人类血小板抗原系统（HPA）。②不同的抗原系统按发现顺序用数字编号。③对偶抗原按其在人群中的频率由高到低，用字母命名，高的为 a，低的为 b。④今后发现新的 HPA 系统，须经该工作会议（workshop）批准，方能取得正式国际命名。1990 年被国际输血协会确认的血小板特异性抗原有 5 个系统共 10 种抗原，正式命名为 HPA-1 ~ HPA-5。2003 年国际输血协会（ISBT）和国际血栓与止血协会（ISTH）在 1990 年命名的基础上，对血小板抗原系统的命名进一步完善。至今被 ISBT 确认的血小板特异性抗原已有 22 个，其中 12 个抗原归入 6 个 HPA 系统（HPA-1、HPA-2、HPA-3、HPA-4、HPA-5、HPA-15），各包括 2 个对偶抗原；其余 10 个抗原仅通过同种抗体鉴定到相应的抗原，未发现其对偶抗原。在已知其分子机制的 22 个血小板抗原中，其基因多态性大多是由于相应血小板膜糖蛋白结构基因中的单核苷酸多态性（SNP）引起，而致相应位置的单个氨基酸变异所致，唯一的例外是 HPA-14bw（由 3 个核苷酸缺失导致 1 个氨基酸残基缺失）。

（一）HPA-1 血型系统（PlA、Zw 系统）

HPA-1 是最早被人们认识且具临床意义的血小板同种特异性抗原，定位于 GP III a 分子上。GP III a

多肽链上第 33 位氨基酸的变化（Leu33Pro）决定了 HPA-1a/HPA-1b 的特异性，这一特异性是由 HPA cDNA 链上 T176C 多态性决定的。HPA-1a 与 HPA-1b 的基因频率，在白种人中分别为 89% 和 11%，在中国汉族人中分别为 99.6% 和 0.4%，中国汉族人 HPA-1a 的基因频率明显高于白种人。HPA-1 特异性抗体与输血后紫癜综合征以及大多数新生儿同种免疫性血小板减少性紫癜有关。

（二）HPA-2 血型系统（Ko、Sib 系统）

血小板特异性抗原 Ko 是由 van der Weer dt 等（1962 年）发现的。Saji（1989 年）发现的在日本人中引起血小板输注无效的 Siba 抗原，现已证实与 Ko^a 特异性相同。Ko 抗原定位于 GPIα 链上，抗 -Ko 多为 IgM 型抗体，可直接使血小板凝集。KC^a 为低频等位基因，基因频率为 7% ~ 9%（白种人）；而 Ko^b 为高频等位基因，基因频率为 91% ~ 93%（白种人），中国汉族人与白种人的 HPA-2 基因频率相差不大。HPA cDNA C482T 核苷酸的突变导致 GPIbα 多肽链 Thr145Met 转变，产生 HPA-2a 和 HPA-2b 抗原。

（三）HPA-3 血型系统（Bak、Lek 系统）

HPA-3 的抗原决定簇位于 GPⅡb，是由于单核苷酸 T2621G 变异引起多肽链 Ile843Ser 的转变，产生 HPA-3a 和 HPA-3b 抗原。Bak 是由 von dem Bome（1980 年）在荷兰人中发现的，发现的第一例抗 -Bak^a 引起了新生儿血小板减少症。MeGrath 等（1989 年）报道抗 -Bakb 也与新生儿血小板减少有关，家系调查证实 Bak^a 和 Bak^b 呈等位基因分布。Boizard 等（1984 年）报道的血小板抗原 Lek^a 与 Bak^b 特异性相同。

（四）HPA-4 血型系统（Pen、Yuk 系统）

HPA-4 的抗原决定簇位于血小板膜糖蛋白 GPⅢa，单核苷酸 G506A 变异引起多肽链 Arg143Gln 的转变，产生 HPA-4a 和 HPA-4b 抗原。抗原 Pen 是由 Friedman 等（1985 年）报道的，相应的同种抗体发现于患新生儿血小板减少症孩子的母体血清中。Shibata 等（1986 年）报道，Yuk^a 引起 2 例新生儿血小板减少症，同年又报道 Yuk^a/Yuk^b 为一个新的血小板血型抗原系统，后来证实 Yuk^b 与 Pen^a 的特异性相同。

（五）HPA-5 血型系统（Br、He、Zav 系统）

HPA-5 抗原定位于 GPIa，HPA-5 系统抗原的特异性在于 eDNA G1600A 多态性引起 Glu505 Lys 替换。Br^a 抗原是由 Kiefel 等（1988 年）报道的，后来证实 Br^a 与 Woods 等（1989 年）报道的 Hc^a 和 Smith 等（1989 年）报道的 Zav^a 抗原特异性相同，在淋巴细胞上也有表达，并统一命名为 HPA-5 系统。

（六）HPA-15 血型系统（Gov 系统）

HPA-15 系统抗原的特异性在于 cDNA C2108T 多态性引起 Ser703Tyr 替换，进一步的实验显示相应的抗原位于 CD109 糖蛋白上。Gov^a 及其对偶抗原 Gov^b 是由 Kehon 等（1990 年）报道的，在一个多次输血的肾移植患者血清中发现了抗 -Gov^a，导致血小板输注无效；在另一例子宫出血异常多次输血的患者血清中发现了抗一 GOv^b，也导致血小板输注无效。

（七）其他 HPA 血型抗原

1. HPA-6w 血型（Tu、Ca） KeKomoki 等（1993 年）在 GPⅢa 上发现一个低频抗原，命名为 Tu^b（HPA-6bw），它与 McFarland 等（1993 年）发现的 Ca^a 抗原特异性相同。HPA-6w 系统的多态性位于 GPⅢa 的 Arg489Gln 上，是由其 cDNA 的 G1544A 突变引起。

2. HPA-7w 血型（Mo） 位于 GPⅢa 上，其多态性的产生在于 cDNA 的 C1297G 突变，导致氨基酸 PrO407 A1a 的替换。

3. HPA-8w 血型（sr） Sr^a（HPA-8bw）位于 GPⅢa 上，多态性的产生在于 CDNA 的 C1984T 突变，导致氨基酸 Arg636Cys 的替换。

4. HPA-9w 血型（Max） HPA-9w 抗原位于 GPⅡb 上，Max^a 是低频抗原，多态性的产生在于 cDNA 的 G2602A 突变，导致氨基酸 Va1837 Met 的替换。

5. HPA-10w 血型（La） HPA-10w 抗原位于 CPⅢa 上，多态性的产生在于 cDNA 的 G263A 突变，导致氨基酸 Arg62Gln 的替换。

6. HPA-11w 血型（Gro）HPA-11w 抗原也位于 GPⅢa 上，多态性的产生在于 cDNA 的 G1976A 突变，导致氨基酸 Arg633 His 的替换。

7. HPA-12w 血型（Iy） HPA-12w 抗原位于 GPIbβ / Ⅸ上，Iy 是低频抗原，多态性的产生在于

cDNA 的 G119A 突变，导致氨基酸 Gly15Glu 的替换。

8. HPA-13w 血型（Sit） HPA-13w 抗原位于 GPIa 上，多态性的产生在于 cDNA 的 C2483T 突变，导致氨基酸 Thr799Met 的替换。

9. HPA-14w 血型（Oe） HPA-14w 抗原位于 GP Ⅲ a 上，多态性的产生在于 cDNA 的 1909-1911 缺失 AAG，导致氨基酸 611Lys 缺失。

10. HPA-16w 血型（Duv） HPA-16w 抗原位于 GP Ⅲ a 上，多态性的产生在于 cDNA 的 C497T 突变，导致氨基酸 Thr140Ile 的替换。另外，曾经报道的血小板抗原尚有 Mou^a 尚未被定位，其等位基因结构多态性和蛋白结构多态性也尚不了解，故暂时未被归入 HPA 命名法。

第五节 血小板血型的临床应用

一、血小板输注无效

多次接受输注的血小板减少症患者有可能出现输注后血小板上升低于预期值，血液系统恶性肿瘤的患者比较容易出现这种情况。判定血小板输注的效果可以通过校正的血小板上升数（corretted count in-cremenl，CCI）或血小板输注后的回收率来衡量。一般认为，当两次连续的血小板输注后，1hCCI 低于 5 000m^2/μl，可以视为血小板输注无效。

CCI= 体表面积（m^2）× 血小板上升数 × 10^{11} 输入的血小板数

（一）血小板输注无效的种类

血小板输注无效通常由免疫性和非免疫性因素所导致。

1. 免疫因素导致血小板输注无效 反复输注血小板，可以导致受者体内产生针对 HLA 和 HPA 的血小板同种抗体。HLA 致敏是最常见的血小板输注无效的免疫因素，HLA 的抗原性较强，输血 10 次以上抗体的阳性率可达 30% ~ 85%；通过在接受输注患者体内测得显著升高的抗 HLA-I 类抗体的含量，可以明确诊断。用群体反应抗体（panel reactive antibody，PRA）可以反映受者对输入的血小板产生细胞毒抗体，后者可以导致血小板被破坏。一般认为，对于随机血小板 PRA 达到 20%，即可认为血小板输注无效由同种免疫所导致。血小板抗体与输入的血小板反应，导致血小板减少，患者可以出现畏寒、发热等症状。

2. 非免疫因素导致血小板输注无效 非免疫因素如弥散性血管内凝血（disseminated intravascular coagulation，DIC）、脓毒血症、严重出血、脾脏肿大、异基因移植、输注前血小板储存不佳、静脉使用两性霉素 B、血栓性血小板减少性紫癜等均可导致血小板输注无效。在接受造血干细胞移植的患者，病情的不同（进展与否、肝功能好坏）及处理方式（辐照剂量）的不同均可以造成血小板输注疗效的差异。

（二）同种免疫性血小板输注无效的处理

HLA 抗体出现时，可以选择 HLA-I 类抗原与患者相合的供者单采血小板；供者 HLA-I 类抗原分型可以采用如微量淋巴细胞毒试验等血清学方法或分子生物学方法。需要注意的是，对 HLA 抗体选用相配的 HLA 表型的供者并不意味着供、受体的 HLA-I 类抗原完全相同。（表 2-3）显示了 HLA 供、受者之间的配合程度。在时间和血小板供者有限的情况下，应该尽量选择位点最匹配的供者的单采血小板。在同种免疫性血小板减少患者，HLA 匹配等级由高至低依次为 A、B1U、BIX、B2UX、C、D 和 R。在 A、B1U 或 B2UX 的情况下，血小板输注后将会获得较佳的 CCI；而一些在血小板上表达较少的抗原的错配（B44、B45），也会获得较好的效果。D 与随机供者无差别。

表2-3 供、受者 HLA 匹配的程度（供者的表型为 A1,3；B8，27）

等级	描述	受者表现
A	4 个抗原完全匹配	A1,3；B8,27
BIU	1 个抗原未知或空缺	A1,-；B8,27

等级	描述	受者表现
BIX	1个交叉反应组	A1,3；B8，7
B2UX	1个抗原空缺和1个交叉反应组	A1,–；B8，7
C	1个抗原错配	A1,3；B8,35
D	2个或更多的抗原错配	A1,32；B8, 35
R	随机抗原	A2,28；B7，35

由于供、受者之间 HLA- Ⅰ类抗原相匹配，导致受者无法发起对供者淋巴细胞的攻击：为避免输血相关性移植物抗宿主病（transfusion associated graft versus host disease，TA-GVHD），HLA 匹配的血小板应该给予核素辐照。另一个被称为抗体特异性预测（antibody specificity prediction，ASP）的血小板输注法是通过检测受者 HLA 抗体的特异性，避免供者血小板含有受者抗体所对应的抗原决定簇。有报道证实，AST 选择可以获得与 HLA 匹配及交叉试验相同的输注效果，比随机选择血小板的输注有着更好的效果。而用 ASP 方法可以比传统的 HLA 匹配标准获得更多的血小板供者。

对于同种免疫性血小板输注无效者，输注前的血小板交叉配合试验可以使血小板输注的效果大大提高。该法还可以用来预测及避免可能的血小板输注无效。每个将给患者输注的血小板均需提前与患者血清进行交叉配合性测试。简易致敏红细胞血小板血清学试验（simplified sensitized erythrocyte platelet serology assay,SEPSA）或固相红细胞黏附法（solid-phasered cell adherence，SPRCA）是最常用的方法学。实践证明测试结果和输注后的血小板计数之间有良好的关系。SEPSA 和 SPRCA 不仅可以避免排除 HLA 不匹配但却是相容的供者，而且可以检测出直接针对血小板特异性抗原的抗体。然而，当患者被高度同种免疫，如 PRA 超过 50%，血小板交叉配合试验就往往难以成功。这种情况下，比较难以获得足够的相容性血小板。后者可以通过选择 HLA 匹配的血小板来解决。尽管由于血小板特异性抗体所导致的血小板输注无效比较少见，但若发现患者存在血小板特异性抗体，在寻找相应抗原缺乏的供血者的同时，也应该积极检测患者家庭成员的血小板表型，以便及时发现合适的供者。

（三）血小板同种免疫的预防

一旦发生血小板同种免疫，给临床处理带来很大困难。为预防这种情况的发生，可以选择：①紫外线照射血小板制品。②白细胞滤器减少血小板制品中的白细胞含量。上述方法可以有效地减少 HLA 抗体的产生，由此可以使血小板输注无效率的发生大大减少。

二、输血后紫癜

输血后紫癜（post transfusion purpura，PTP）多发生在女性，有输血和妊娠史。起病往往在输注红细胞、血浆或血小板后约 5 ~ 10d，大部分患者有血小板减少性紫癜，血小板减少的特点是突然发生、显著性减少及自限性，主要表现为皮肤瘀点、瘀斑和黏膜出血，严重者有内脏甚至发生颅内出血而危及生命。与出血同时发生的是血小板特异性同种抗体的出现，与 PTP 有关的抗体通常是抗 HPA-1a，其他涉及的是 HPA-1b、HPA-2b、HPA-3a、HPA-3b、HPA-4a 等在 GP Ⅱ b/ Ⅲ a 上的抗原所针对的抗体。中国人 HPA-1a 的抗原频率 >99.99%，至今尚未发现该抗原阴性者。因此，HPA-1a 的抗原对中国人意义不大。与红细胞抗体不同，PTP 自身的抗原（通常 HPA-1a）阴性的血小板，与输入的抗原阳性的血小板一起也被破坏。这种导致自身血小板破坏的机制目前仍未完全阐明。诊断时可检测血清中的血小板相关抗体结合血小板抗原定型，患者的血小板基因分型可以在急性期提供本病的诊断依据。该病恢复期为 6 ~ 100d(平均24d)，超过 40d 者往往较严重，可用血浆交换法配合静注免疫球蛋白治疗，急性期可以选择抗原阴性的血小板输注，但需注意的是后者在体内的存活时间也是明显缩短的。

三、新生儿同种免疫性血小板减少性紫癜

新生儿同种免疫性血小板减少性紫癜（neonatal alloimmune thrombocytopenia，NAITP）与新生儿溶血

病（HDN）的发病机制相似，妊娠期间由于母婴间血小板血型不同，胎儿的血小板抗原刺激母体产生血小板相关抗体，后者通过胎盘导致胎儿和新生儿血小板减少。NAITP是最常见的胎儿或新生儿血小板减少的原因，最严重的并发症是颅内出血。该病在白种人中的发生率约为11（1 000～2 000），80%左右的NAITP是由HPA-1a抗体引起的；但是在黄种人中，由于HPA-1a抗原频率极高，推测HPA-3a和HPA-4a抗体可能是引起NAITP的主要原因。对母体和胎儿进行HPA DNA分型可为NAITP的产前诊断提供依据，其实验诊断原理基本同HDN（表2-4）：①母亲血清血小板特异性抗体测定以鉴别是否血小板减少是由血小板特异性抗体的反应引起。②母亲和父亲血小板抗原的基因分型以证实前者体内的抗体产生机制。本病的治疗主要是静脉注射免疫球蛋白配合血小板输注。一旦NAITP的诊断确立，母亲再次妊娠时有同样的患病风险。此时给予静脉注射免疫球蛋白或类固醇激素的治疗可以达到比较好的效果。

表2-4　HDN和NAITP的实验诊断

指标	HDN	NAITP
母亲细胞表面缺乏常见抗原	细胞抗原鉴定	血小板抗原鉴定
抗体特异性	红细胞抗体筛选	血小板抗体筛选
婴儿血细胞包被有IgG	直接抗人球蛋白试验	血小板相关Ig检测
低频率抗原抗体	母亲血清＋父亲红细胞	母亲血清＋父亲血小板

四、特发性血小板减少性紫癜

特发性血小板减少性紫癜（idiopathicth romboeytopenic purprua，ITP）是由于自身免疫系统失调，机体产生针对自身血小板相关抗原的抗体，从而引起免疫性血小板减少。慢性ITP在临床上最为常见，往往在明确诊断前已经有数月至数年的隐匿性血小板减少，女性患者较为多见。疾病罕有自发缓解，治疗上可以采用类固醇激素或静脉注射免疫球蛋白，有效的免疫抑制剂和脾脏切除术可以作为二线治疗措施。急性ITP主要是在儿童出现的病毒感染后的突发性血小板减少，患者在发病2～6个月后多数会自行缓解。静脉注射免疫球蛋白或抗-D抗体在提升血小板数量上往往有效。对患者血清和洗涤血小板的研究，发现患者的IgG、IgM和IgA同种抗体与一种或多种血小板膜表面的糖蛋白（Ⅱb/Ⅲa、Ⅰa/Ⅱa、Ⅰb/Ⅸ、Ⅳ和Ⅴ）作用。迄今为止，尚未发现血小板抗体特性与疾病的严重性和预后的相关性。尽管许多实验在检测总的及血小板细胞表面血小板相关免疫球蛋白方面比较敏感，但这些检测在诊断和治疗方面的特异性还有待提高，血小板抗体检测对本病的诊断还是有一定的价值。多数较新颖的实验主要用于检测结合到血小板糖蛋白（GPⅡb/Ⅲa，GPIa/Ⅱa，GPIb/Ⅸ）特异表位上的免疫球蛋白。这些糖蛋白特异性检测提高了与非特异性免疫导致血小板减少的鉴别能力，但其敏感性却有下降。在血小板数量非常低时，由于难以得到足够的血小板，方法学的应用也受到限制。患者的血小板洗脱液与固相的系列血小板糖蛋白-单克隆抗体复合物作用，用酶联抗人免疫球蛋白可以检测结合在该复合物上的血小板抗体。患者血浆中的抗体可以用相同的方法检测，但后者的检测阳性频率要低于洗脱液中抗体的检测。

由于巨核细胞表面存在与血小板相同的抗原成分，所以血小板自身抗体不仅可与自身或同种血小板结合，还能与巨核细胞结合而可能引起血小板的生成障碍。体内的同种抗体是血小板减少的主要原因。因此，在ITP的治疗上血小板的输注仅在血小板计数低至可能引起导致生命危险的出血时（20×10^9/L）考虑应用。

第六节　红细胞ABO血型系统

一、ABO血型系统的抗原及抗体

1996年，国际输血协会（ISBT）将红细胞表面抗原分为23个血型系统、5个血型关联和2个血型系列。血型系统指由一个或数个基因所编码的数个相关联抗原的组成。目前，国际输血协会对红细胞血型系统的命名有 2 种方法：一种是 6 位数字法，如 001001 为 ABO 血型系统的 A 抗原；另一种是字母加数字法，如 RHI 为 Rh 血型系统 D 抗原。

1. ABO 血型抗原 如下所述。

（1）ABO 抗原的遗传：ABO 血型系统的产生及定位由 3 个分离位点的基因所控制，即 ABO、Hh、Sese 基因。基因 Hh 和 Sese 紧密相连在第 9 对染色体上。现在一般接受"三复等位基因"学说：认为在决定 ABO 血型遗传的基因座上，有 A、B、O 三个等位基因。ABO 遗传座位在第 9 号染色体的长臂 3 区 4 带。A 和 B 基因对于 O 基因而言为显性基因. O 基因为隐性基因。父母双方如各遗传给子代一个基因，则可组成 6 个基因型：OO、从、AO、BB、BO、AB；4 种表现型：A、B、O、AB。

（2）ABO 抗原的发生：5 ~ 6 周胎儿红细胞已可测出 ABH 抗原。新生儿 A、B 抗原位点较成人少，一般在生后 18 个月时才能充分表现出抗原性，但抗原性也仅为成人的 20%。此外，ABH 抗原频率亦随种族而不同。

（3）ABO 分泌型：ABH 抗原不仅存在于红细胞膜上，也可存在于白细胞、血小板及其他组织细胞上。ABH 血型特异物质存在于唾液（含量最丰富）、尿、泪液、胃液、胆汁、羊水、血清、精液、汗液、乳汁等体液中，但不存在于脑脊液。这些可溶性抗原又被称为"血型物质"。凡体液中有血型物质者为分泌型（可以中和或抑制抗体与具有相应抗原的红细胞发生凝集），无血型物质者为非分泌型。血型物质意义：①测定唾液血型物质，可辅助鉴定血型。②中和 ABO 血型系统中的"天然抗体"，有助于检查免疫性抗体，鉴别抗体的性质。③检查羊水可预测胎儿 ABO 血型等。

2. ABO 系统抗体 如下所述。

（1）天然抗体与免疫性抗体：天然抗体是在没有可觉察的抗原刺激下而产生的抗体，以 IgM 为主，又称完全抗体或盐水抗体；也可能是由一种无觉察的免疫刺激产生而得。免疫性抗体：有 IgM、IgG、IgA，但主要是 IgG。抗 A 和抗 B 可以是 IgM 与 IgG，甚至是 IgM、IgG、IgA 的混合物，但主要是 IgM，而 O 型血清中以 IgG 为主。

（2）天然抗体和免疫抗体的主要区别见（表 2-5）。

表 2-5 天然抗体与免疫性抗体的特征及区别

特性	天然抗体 (IgM)	免疫性抗体 (IgG)
抗原刺激	无察觉	有（妊娠、输血）
相对分子质量	100 万	16 万
与红细胞反应的最适宜温度	4~25℃	37℃
被血型物质中和	能	不能
溶血素效价	较低	较高
耐热性	不耐热（冷抗体）	耐热（温抗体）
在盐水中与相应红细胞发生肉眼可见凝集	能	不能
对酶处理红细胞的反应	变化不大	能反应
通过胎盘	不能	能
与巯基乙醇或二硫苏糖醇的反应	灭活	不被灭活

（3）抗 A、B 抗体：O 型人血清中不仅有抗 A、抗 B 抗体，还含有一种抗 A、B 抗体。它与 A 型或 B 型红细胞都能凝集，但当用 A 或 B 型红细胞分别吸收时，不能将其分为特异的抗 A 和抗 B。它与两种红细胞反应的活性不能通过特异吸收来分离。即使用 A 和 B 型红细胞反复吸收，它仍保持与 A 和 B 型红细胞都发生反应的活性。所以，不可能在抗 A 和抗 B 的混合液中找到抗 A、B 具有的血清学活性。这可能是 O 型血清中的抗 A、B 是一种直接针对 A 和 B 抗原的共同抗体结构。

二、ABO 血型系统的亚型

亚型是指属同一血型抗原，但抗原结构和性能或抗原位点数有一定差异。ABO 血型系统中以 A 亚型最多见，A 亚型主要有 A1 和 A2，占全部 A 型血的 99.9%，其他 A 亚型（A3、Ax、AM）为数少；作 ABO 血型鉴定时，应加 O 型血清，以防对 A 亚型误定型。B 亚型（B3、BM、Bx）比 A 亚型少见，临床意义不大。

1. A1、A2 亚型基本特征　A1 亚型的红细胞上具有 A1 和 A 抗原，其血清中含有抗 B 抗体；A2 亚型的红细胞上只有 A 抗原，其血清中除含抗 B 抗体外，还有少量抗 A1 抗体。在直接凝集反应中，A1、A2 亚型两种红细胞的 A1 与 A 抗原均能与抗 A 试剂发生凝集反应。但抗 A1 不仅存在于 A2 亚型，在 B 型和 O 型人的血清中除含抗 A 外还有抗 A1，所以可以从 B 型人血清中获取抗 A1 试剂。

2. A1、A2 亚型的鉴定方法　以抗 A1 试剂可区别 A1、A2 血清。方法是：①可从 B 型人血清获取抗 A1 试剂。B 型血清有抗 A、抗 A1，其中抗 A 抗体能与 A 型红细胞的 A1、A2 抗原凝集，如吸收抗 A，就只剩下抗 A1。②鉴定 A1、A2 亚型，凡与抗 A1 试剂发生凝集反应者为 A1，如果同时还与抗 B 凝集，则为 A1B 型；不与抗 A1 试剂凝集者，为 A2 或 A2B 型。

3. A1、A2 亚型鉴定的意义　目的是防止误定血型。尽管我国 A2、A2B 型在 A 与 AB 型中所占比例少于 1%，但定型时易将弱 A 亚型误定为 O 型。如果给其输入 O 型血，不会有太大问题。但是如果把弱 A 亚型误定为 O 型，并输给 O 型人，则受血者的抗 A 抗体就可能与输入的弱 A 亚型的红细胞起反应，引起血管内溶血性输血反应。因此，应避免将弱的 A 亚型定为 O 型。如 Ax 型红细胞与 B 型血清（抗 A 抗体）不发生凝集，但与 O 型血清可发生程度不一的凝集，这可能是因为 O 型血中抗 A 效价比 B 型血抗 A 效价高。故现做 ABO 血型鉴定时，应加 O 型血清（内含抗 A、抗 B 及抗 AB），以防将 Ax 型误定为 O 型。

三、ABO 血型鉴定

1. 原理　常用盐水凝集法检测红细胞上存在的血型抗原，以及血清中存在的血型抗体，依据抗原抗体存在的情况判定血型。常规的方法有：①正向定型：用已知抗体的标准血清检查红细胞上未知的抗原。②反向定型：用已知血型的标准红细胞检查血清中未知的抗体。结果判定：凡红细胞出现凝集者为阳性，呈散在游离状态为阴性。ABO 血型定型原则见（表 2-6）。

表 2-6　ABO 血型定型

正向定型			反向定型			血型
抗 A	抗 B	抗 AB	A 细胞	B 细胞	O 细胞	
−	−	−	+	+	−	O
+	−	+	−	+	−	A
−	+	+	+	−	−	B
+	+	+	−	−	−	AB

2. 鉴定方法　如下所述。

（1）生理盐水凝集法：①玻片法：操作简单，适于大量标本检查，但反应时间长；被检查者如血清抗体效价低，则不易引起红细胞凝集。因此，不适于反向定型。②试管法：由于离心作用可加速凝集反应，故反应时间短；而且借助于离心力可以使红细胞接触紧密，促进凝集作用，适于急诊检查。红细胞亚型抗原性弱，如抗 A 抗 B 标准血清效价低时，易造成漏检或误定。如加用 O 型（抗 A、B）血清和反向定型，可避免此类错误。玻片法凝集结果判断：红细胞呈均匀分布，无凝集颗粒，镜下红细胞分散。在低倍镜下凝集程度强弱判断标准：①呈一片或几片凝块，仅有少数单个游离红细胞为（++++）。②呈数个大颗粒状凝块，有少数单个游离红细胞为（+++）。③数个小凝集颗粒和一部分微细凝集颗粒，游离红细胞约占 1/2 为（++）。④肉眼可见无数细沙状小凝集颗粒。于镜下观察，每凝集团中有 5～8 个以上红细胞凝集为（＋）。⑤可见数个红细胞凝集在一起，周围有很多的游离红细胞（±）。⑥可见极少数红细胞凝集，而大多数红细胞仍呈分散分布为混合凝集外观。⑦镜下未见细胞凝集，红细胞均匀分布为（－）。试管法凝集结果判断：①观察：先观察试管上层液有无溶血现象，再斜持试管轻轻摇动或弹动，使管底的红细胞慢慢浮起，观察有无凝集；再用低倍镜观察凝集强弱程度，如轻微凝集或不见凝集，必须将反应物倒于玻片上，再以低倍镜观察。②判断：完全凝集的管，上层液体清亮无色，底部有红细胞凝块，管底细胞呈花边状，轻弹试管凝块不散开。完全不凝的管，上层液体清亮、无色，底部有血细胞均匀地沉到管底，边缘整齐，用手指轻弹试管，红细胞像一缕烟似的立即上升，即成为均匀悬液。

（2）凝胶微柱法：是红细胞抗原与相应抗体在凝胶微柱介质中发生凝集反应的免疫学方法。血型抗体为单克隆抗体，加入试剂、标本，用专用离心机离心后可直接用肉眼观察结果或用血型仪分析。此法操作标准化，定量加样，可确保结果的准确性。

3. 抗 A、抗 B 和抗 AB 标准血清标准血清均采自健康人，并应符合下述条件：①特异性：只能与相应的红细胞抗原发生凝集，无非特异性凝集。②效价：我国标准抗 A 和抗 B 血清效价均在 1：128 以上。③亲和力：我国标准要求抗 A 对 A1、A2 及 A2B 发生反应开始出现凝集的时间分别是 15 秒、30 秒和 45 秒；抗 B 对 B 型红细胞开始出现凝集的时间为 15 秒。凝集强度为 3 分钟时，凝块不小于 $1mm^2$。④冷凝集素效价：在 1：4 以下。⑤无菌。⑥灭活补体。

4. 血型鉴定操作时注意事项 一般注意事项：①所有器材必须干燥清洁、防止溶血，凝集和溶血的意义一样。为避免交叉污染，建议使用一次性器材。标准血清从冰箱取出后，应待其平衡至室温后再用，用毕后应尽快放回冰箱保存。②加试剂顺序：一般先加血清，然后再加红细胞悬液，以便核实是否漏加血清。③虽然，IgM 抗 A 和抗 B 与相应红细胞的反应温度以 4℃最强，但为了防止冷凝集现象干扰，一般在室温 20～24℃内进行试验，而 37℃条件，可使反应减弱。④幼儿红细胞抗原未发育完全、老年体弱者抗原性较弱，最好采用试管法鉴定血型。⑤玻片法反应时间不能少于 10 分钟，否则较弱凝集不能出现，造成假阴性。⑥正、反定型结果一致才可发报告。⑦反定型法：先天性免疫球蛋白缺陷，长期大量应用免疫抑制，血型抗体可减弱或消失；血清中存在自身免疫性抗体、冷凝集素效价增高、多发性骨髓瘤、免疫球蛋白异常均可造成反定型困难；新生儿体内可存在母亲输送的血型抗体，且自身血型抗体效价又低，因而出生 6 个月以内的婴儿不宜做反定型。老年人血清中抗体水平大幅度下降或被检者血清中缺乏抗 A 和（或）抗 B 抗体，可引起假阴性或血型鉴定错误。

四、交叉配血法

最重要的是 ABO 血型配合。必须在 ABO 血型相同，且交叉配血无凝集时才能输血。

1. 目的 检查受血者与供血者是否存在血型抗原与抗体不合的情况。

2. 原则 主侧加受血者血清与供血者红细胞；次侧加受血者红细胞与供血者血清，观察两者是否出现凝集。

3. 方法 内容如下所述。

（1）盐水配血法：简便快速。主要缺点是只能检出不相配合的完全抗体，而不能检出不完全抗体。

（2）抗球蛋白法配血法：又称 Coombs 试验。是最可靠的确定不完全抗体的方法，但操作烦琐。抗球蛋白法配血法是最早用于检查不完全抗体的方法。直接抗球蛋白法可检查受检者红细胞是否已被不完全抗体致敏；间接抗球蛋白法可用于鉴定 Rh 血型及血清中是否存在不完全抗体。本法虽较灵敏，但也有一定限度，且操作复杂，不利于急诊检查和血库的大批量工作。

试剂：抗球蛋白试剂盒：包括抗广谱、抗 C3、抗 IgG 3 种试剂。阳性对照：IgG 型抗 D 致敏 5%RhD 阳性红细胞生理盐水悬液。阴性对照：正常人 5% 红细胞生理盐水悬液。注意事项：①标本采集后应立即进行试验，延迟试验或中途停止可使抗体从细胞上丢失。②抗人球蛋白血清应按说明书最适稀释度使用，否则可产生前带或后带现象而误为阴性结果。③阴性对照凝集：可能是抗人球蛋白血清处理不当，仍有残存的种属抗体，或被细菌污染，应更换血清重做试验。核实阴性结果方法：在该试管中加 1 滴 IgG 致敏红细胞，如结果为阳性，则表示试管内的抗球蛋白血清未被消耗，阴性结果可靠。④阳性对照不凝集：

可能是抗人球蛋白血清或用于致敏红细胞的不完全抗 D 血清失效，或红细胞未洗净带人球蛋白所致，应更换血清或洗净红细胞后重做。⑤如需了解体内致敏红细胞的免疫球蛋白的类型，则可分别以抗 IgG、抗 IgM 或抗 C3 单价抗球蛋白血清进行试验。

（3）聚凝胺法配血法：可以检出 IgM 与 IgG 两种性质的抗体，能发现可引起溶血性输血反应的几乎所有规则与不规则抗体，故本法已逐渐推广使用。配血原理：聚凝胺分子是带有高价阳离子多聚季镀盐，溶解后带有很多正电荷，可以中和红细胞表面负电荷，有利于红细胞凝集，低离子强度溶液也能减低红细胞的 Zeta 电位，可进一步增加抗原抗体间的吸引力。当血清中存在 IgM 或 IgG 类血型抗体时，与红细胞发生紧密结合，此时加入枸橼酸盐解聚液以消除聚凝胺的正电荷，使 IgM 或 IgG 类血型抗体与红细胞产生凝集不会散开。如血清中不存在 IgM 或 IgG 类血型抗体，加入解聚液可使非特异性凝集消失。

卡式配血 / 血型鉴定检测法已成为国际安全输血检查的推荐方法。

（4）凝胶配血法：又称微管（板）凝胶抗球蛋白试验。此法在凝胶中进行，保持了传统抗球蛋白试验的准确性，同时具有简便、可靠的特点。全自动血型分析仪进行的交叉配血，也是利用凝胶配血。其他可检出不完全抗体的方法有蛋白酶法、胶体介质法等。

4. 质量控制　内容如下所述。

（1）血液标本：交叉配血的血液标本，受血者标本应为新鲜血，供血者标本应为血袋两端刚剪下小管中的血液。

（2）选用方法：用试管法做交叉配血。

（3）溶血现象：配血管出现溶血现象，为配血不合。

五、ABO 血型鉴定及交叉配血中常见错误

1. 分型血清方面的原因　内容如下所述。

（1）自制分型血清抗体：效价太低、亲和力不强，造成定型不准确。

（2）患者纤维蛋白原增高或为异常蛋白血症：如多发性骨髓瘤、巨球蛋白血症等，可产生缗钱状假凝集。新生儿脐血中含有华顿胶（Wharton jally）或操作中使用了质量差的玻璃管（瓶），误认其脱下的胶状硅酸盐为串钱状凝集。

（3）患者输入了高分子血浆代用品或静脉注射造影剂等药物：可引起红细胞聚集，易误认为凝集。

（4）血清中可能存在的不规则抗体：如 A_2 和 A_2B 型患者血清内有抗 A_1 抗体，能凝集 A_1 红细胞。此外还有抗 I 抗体等。有些癌症患者（如胃癌、胰腺癌等）血中含有大量可溶性 A 或 B 物质，这些物质可中和抗血清的抗体，从而抑制反应，造成假性不凝集。克服的办法是红细胞先洗涤后再试验。

（5）婴儿尚未产生自己的抗体或有从母亲获得的血型抗体：新生儿不宜用血清作反定型。

（6）老年人血型抗体水平下降：某些免疫缺陷的人或慢性淋巴细胞白血病，遗传性无丙种球蛋白血症以及有些用了免疫抑制剂的患者，由于免疫球蛋白下降，血型抗体也下降甚至缺如。可出现反向定型错误。

2. 红细胞方面的原因　内容如下所述。

（1）用近期内输过血的患者血液做对照红细胞：此时，患者血液红细胞为混合型细胞。

（2）患者红细胞被大量抗体包被：例如某些自身免疫疾病或新生儿溶血病患者的红细胞，或红细胞悬浮于高浓度蛋白的介质中，红细胞都会自发地发生凝集。

（3）红细胞膜有遗传性或获得性异常。

（4）抗原变异：A 或 B 的弱抗原易判为不凝集（假阴性），而由细菌引起的获得性类 B 抗原易误判为阳性。有些细菌含有乙酰基酶，能使特异性 A 型物质末端的 N- 乙酰氨基半乳糖水解成半乳糖，从而使 A 型获得类 B 抗原后易误定为 AB 型。由于患白血病或某些恶性肿瘤（如 Hodgkin 病）使 A 或 B 抗原变弱。婴儿及老年人的红细胞抗原也较青壮年为弱。

（5）血清中有高浓度血型物质：当用血清配制红细胞悬液时，血型物质则会中和分型血清中的抗体，而不再与红细胞抗原起反应。

（6）红细胞被细菌污染：细菌的酶消化了红细胞表面的唾液酸，暴露了人人都有的 T 抗原，被具有抗 T 活性的 IgM 凝集。

（7）嵌合体现象：混合细胞群见于异卵双生子。如有 98%O 型红细胞，2%B 型红细胞会定为 O 型，但血清中只有抗 A 抗体。

3. 操作方面的原因　是最常见原因。

（1）操作器材：玻璃器皿不洁或使用了严重污染的血清、红细胞，可出现假阳性。试管污染洗涤剂会造成假阴性。

（2）红细胞与血清比例和离心：红细胞与血清比例不当、过度离心或离心不足可引起假阳性或假阴性。

（3）溶血现象：误认为溶血现象为阴性结果。

（4）试验温度：温度过高会造成假阴性。ABO 血型系统的 IgM 抗体最适温度为 4 ~ 22℃，如达 37℃凝集力即下降。

（5）信息记录差错：标本、试剂、标签、加样弄错，或出现记录错误。大批标本检查时搞错标本号，张冠李戴最易造成错误。

六、ABO 血型系统主要临床意义

1. 输血　是治疗与抢救生命的重要措施。输血前必须检查血型，选择血型相同的供血者，进行交叉配血，结果完全相合才能输血。

2. 新生儿溶血病　母婴 ABO 血型不合引起的新生儿溶血病（常为第 1 胎溶血），主要依靠血型血清学检查做出诊断。

3. 器官移植　受者与供者必须 ABO 血型相符才能移植。

第七节　红细胞 Rh 血型系统

Rh 血型系统是红细胞血型中最复杂的系统，其临床的重要性仅次于 ABO 血型系统。

一、Rh 系统的命名

1. 起源　1940 年，Landsteiner 和 Wiener 发现用恒河猴（rhesus monkey）的红细胞免疫家兔所得抗血清能与约 85% 白种人红细胞发生凝集反应，认为这些人红细胞含有与恒河猴红细胞相同的抗原，即命名为 Rh 抗原。但 Levine 与 Stetson 却从一名新生儿溶血病胎儿的妇女血清中发现了与这种抗原反应的抗体。虽然，Landsteiner 用动物血清鉴别的抗原和 Levine 用人抗体确定的抗原仍不完全相同，但因为 Rh 这个术语已普遍采用，故一直沿用至今。因此，把 Landsteiner 用动物血清鉴别的那种抗原命名为 LW 抗原。但目前，普遍用采自人体的血清抗体，而不用免疫动物得到的抗体。

2. Rh 系统的命名及遗传　有 Fisher-Race、Wiener、Rosenfield 3 种命名法，Fisher-Race 命名法又称 CDE 命名法，这种学说认为 Rh 遗传基因位于第 1 号染色体的短臂上，Rh 血型有 3 个紧密相连的基因位点，每一位点有一对等位基因（D 和 d，C 和 c，E 和 e），这 3 个基因是以一个复合体形式遗传。3 个连锁基因可有 8 种基因组合，即 CDe、cDE、cDe、CDE、Cde、cdE、cde 和 CdE，两条染色体上的 8 种基因组合可形成 36 种遗传型。Rh 抗原命名为 C、D、E、c、d、e，虽从未发现过 d 抗原及抗 d 活性，但仍保留"d"符号，以相对于 D。因此，Rh 抗原只有 5 种，有相应 5 种抗血清，可查出 18 种 Rh 表现型。临床上，习惯将有 D 抗原者称 Rh 阳性，而将虽有其他 Rh 抗原而无 D 抗原者称为 Rh 阴性。D 阴性人中最常见的基因型为 cde/cde。

二、Rh 的抗原与抗体

1. Rh 系统抗原　如下所述。

Rh 抗原：已发现 40 多种 Rh 抗原，与临床关系最密切的 5 种为 D、E、C、c、e，这 5 种抗原中 D 的抗原性最强，对临床更为重要。

DU（弱D）：为一组弱D抗原。尽管DU的抗原性较D为弱，但仍是Rh阳性细胞，所以将DU血输给Rh阴性受血者时，仍有引起产生抗D的可能性，因此应将DU型供血者做Rh阳性处理，而DU型受血者归入Rh阴性则较为安全。如果把DU血输给有抗D者，也可以产生严重的溶血性输血反应。–D–：–D–/–D–遗传基因型红细胞只有D抗原，而缺乏C、c、E、e抗原。此型能与抗D抗体在盐水中凝集。

2. Rh系统抗体　Rh抗体中，除偶尔可见天然的抗E、抗CW抗体外，其余各种Rh抗原的抗体多系输血或妊娠时，由外来红细胞免疫刺激后产生。这些抗体均为IgG，但在免疫应答的早期，也可有IgM成分。

D抗原是非ABO红细胞抗原中免疫性最强的抗原，可以引起抗D的产生，抗D与D红细胞产生严重的溶血反应。习惯将D阴性者认为是Rh阴性，多不再进行其他Rh抗原检测，除D抗原外，通常抗E和抗c比较多见。抗CW及抗其他Rh抗原的抗体偶尔也可引起迟发性溶血性输血反应或新生儿溶血病。

三、Rh系统血型鉴定

红细胞Rh表型可用特殊的具有抗D、C、c、E和e抗血清检测来鉴定。虽然Rh血型系统中有许多种抗原，但常规只用抗D血清检查有无D抗原。当有特殊需要如家系调查、父权鉴定、配血不合等情况时才需用抗C、抗c、抗E、抗e等标准血清做全部表型测定。Rh抗体属IgG，不能在盐水介质中与红细胞发生凝集，因此必须采用以下几种鉴定方法：

1. 低离子强度盐水试验　可提高抗D抗体与D阳性红细胞结合率，并提高其灵敏度。

2. 酶介质法　木瓜酶或菠萝蛋白酶可以破坏红细胞表面的唾液酸，使红细胞膜失去电荷，缩小红细胞间的距离；同时酶还可以部分地改变红细胞表面结构，使某些隐蔽的抗原得以暴露，增强凝集性；且对IgG的作用大于IgM，故有利于检出不完全抗体。

（1）试剂：IgG型抗D标准血清、1%木瓜酶（或菠萝蛋白酶）溶液、5%D阳性红细胞生理盐水悬液、5%D阴性红细胞生理盐水悬液。

（2）注意事项：①Rh血型系统的抗体多由获得性免疫产生，血清中很少有天然抗体，故不需要做反定型。②对照：酶易失活，故每次试验都要设置阳性对照。若阳性对照不出现凝集，表明酶或抗血清已经失效。酶活性过强出现假阳性结果，因而要设立阴性对照，以排除假阳性。只有在阳性对照管出现凝集而阴性对照管不凝集的情况下，才说明被检管的结果是可靠的。③结果阴性：说明被检红细胞上无相应抗原，但由于DU抗原性弱，因此，如被检者无凝集，还应进一步检查以排除DU的可能。

四、交叉配血法

Rh血型系统的交叉配血的原则与ABO血型系统的交叉配血相同。由于此系统的抗体为不完全抗体，故应选用酶介质法、抗球蛋白法或聚凝胺法等。

五、质量控制

1. 严格设定试剂和抗原阳性和阴性对照系统。
2. 严格控制反应条件：试验介质、浓度、温度、离心、反应时间等条件。
3. 受检者红细胞必须洗涤干净，以免血清蛋白中和抗球蛋白，出现假阴性。

六、Rh血型系统临床意义

抗Rh抗体主要通过输血或妊娠免疫而产生，较大量的Rh阳性（D抗原阳性）细胞进入Rh阴性者体内后，2～5个月内血浆中可测到抗体；如经再次免疫，3周内抗体浓度可达高峰。受血者或孕妇血浆中含有Rh抗体时，当再与含相应抗原血液相遇，将引起严重输血反应或新生儿溶血病（常为第2胎溶血）。因此，Rh抗体具有十分重要的临床意义。

第三章
贫血疾病检验

第一节 纯红细胞再生障碍性贫血

纯红细胞再生障碍性贫血（pure red blood cellaplasia，PRCA），简称纯红再生障碍性贫血，是指因红细胞系统祖细胞受损衰竭而致骨髓中单纯红细胞减少或阙如的红细胞系统造血功能障碍性贫血。本病分为先天性和获得性两类，前者病例可伴有先天性畸形并有家族史，患儿出生后出现症状者称 Diamond-Blak-fan 综合征，有遗传基因的异常。骨髓红系发育障碍停止在定向干细胞和早期原红细胞阶段，因此幼红细胞极度减少，其他二系均正常。获得性者有不同病因。本部分主要介绍获得性 PRCA 的特点。

一、病因学分类

1. 先天性纯红细胞再生障碍性贫血　先天性纯红再生障碍性贫血又称 Diamond-Blakfan 贫血，是一种罕见的慢性贫血。婴幼儿时期发病，部分患儿并发先天畸形。本病可能为遗传性疾病，患者有免疫机制障碍。近年研究表明，红细胞系统细胞生成障碍是因为：①一些患者造血多能干细胞向红细胞系统祖细胞分化有障碍；②红细胞系统祖细胞对红细胞生成素 EPO 敏感性明显下降。有人还认为血清中存在抑制血红素生成的物质。

2. 获得性纯红细胞再生障碍性贫血　如下所述。

（1）原发性获得性纯红细胞再生障碍性贫血：大部分病例已证实系自身免疫性疾病，血浆中存在 IgG 型抗幼红细胞抗体，可抑制幼红细胞生成和破坏已生成的幼红细胞。

（2）继发性获得性纯红细胞再生障碍性贫血：胸腺瘤是继发性纯红细胞再生障碍性贫血最常见的原因，亦可并发或继发于其他肿瘤、自身免疫病、病毒感染（微小病毒）等。少数患者红细胞生成素水平很低，并且存在红细胞生成素抗体或抑制物，但大多数原发性纯红再障的红细胞生成素增高；也有人认为与细胞免疫异常有关，患者抑制性 T 细胞增多。

二、发病机制

某些病例并发胸腺瘤提示免疫作用在病因和发病中占有重要地位。T 细胞是造血干细胞在胸腺中由胸腺素作用分化而成，与细胞免疫有关。胸腺增生不良时与免疫缺陷病有关，胸腺过度增生或胸腺瘤常被偶然发现，且常无症状。但有些胸腺瘤又并发重症肌无力，低 γ 球蛋白血症和类风湿关节炎等。这些提示纯红再障可能是因对红系细胞的免疫排斥而发生。肾上腺皮质激素及免疫抑制药治疗有效也支持这种论点。

有时淋巴系统增殖性疾病（慢性淋巴细胞白血病或淋巴瘤）并发 PRCA，此时 Tr 细胞有直接抑制 CFU-E 发育的作用。并发胸腺瘤的纯红再障的发病机制还未明确，此种患者的血清在体外并不抑制红细胞生成，但去除骨髓的 T 细胞后红系祖细胞的集落增加，表明患者的 T 细胞有抑制作用。

三、临床表现

贫血是 PRCA 唯一的症状和体征。如并发胸腺瘤，瘤体也较小，不易从物理检查时查知。一般不并发先天的异常。

四、实验室检查

1. 血常规　贫血呈正细胞正色素性，血红蛋白呈进行性下降，网织红细胞减少或为 0，白细胞及血小板正常或轻度减少。

2. 骨髓象　主要呈单纯红系增生不良。

3. 骨髓细胞培养　患者 BFU-E 及 CFU-E 减少。

4. 其他检验　骨髓基质内广泛的含铁血黄素沉积，铁染色试验呈强阳性和血清铁增高，血及尿中红细胞生成素增多，IgG 可增高，抗核抗体阳性或有狼疮细胞，还可出现冷凝集素、冷溶血素、温凝集素、嗜异性抗体阳性等。

五、诊断标准

1. 国内标准　纯红细胞再生障碍性贫血是一种少见的疾病，对于无法解释的单纯贫血要考虑本病的可能。诊断主要是血常规和骨髓象红细胞系统明显减少。

（1）临床表现：①有贫血症状；②无出血、发热及肝脾增大。

（2）血常规：正细胞正色素性贫血，白细胞和血小板一般正常。

（3）骨髓象：单纯红细胞系统增生低下，一般无病态造血。

（4）其他：做溶血检查以除外溶血性贫血；注意发病年龄、有无畸形以除外先天性纯红再生障碍性贫血；注意有无原发病或诱因以确定是否为继发性纯红细胞再生障碍性贫血。

2. 国外标准　国外诊断纯红细胞再生障碍性贫血，其临床表现、血常规、骨髓象基本与国内一致，另外还有一些诊断条件：①骨髓细胞培养示 BFU-E 及 CFU-E 减少；②微小病毒 B_{19} 检测阳性；③血清红细胞生成素升高；④血清中有涉及自身免疫性疾病的多种抗体。

六、鉴别诊断

原发性纯红细胞再生障碍性贫血的先天畸形须注意与 Fanconi 贫血相鉴别，获得性纯红细胞再生障碍性贫血应注意其原发病的特殊临床表现。有些纯红细胞再生障碍性贫血最终可向白血病转化；还有少数骨髓增生异常综合征以纯红细胞再生障碍性贫血形式出现，但是纯红细胞再生障碍性贫血不具备骨髓增生异常综合征病态造血的形态异常。

七、疗效标准

疗效标准参照再生障碍性贫血的标准，纯红细胞再生障碍性贫血除了白细胞和血小板正常外，其余标准均与再生障碍性贫血一致。

第二节　阵发性睡眠性血红蛋白尿症

阵发性睡眠性血红蛋白尿症（paroxysmal nocturnal hemoglobinuria，PNH），又称阵发性夜间血红蛋白尿症。该症的特殊表现为慢性溶血性贫血，可有大量血管内溶血的发作，引起血红蛋白尿，常于睡眠时加重。PNH 的发病特点为：患者男性多于女性，常有轻、中度出血；腹痛者较少，腹痛多与血红蛋白尿有关，而非因栓塞引起；全血细胞减少者多见，白细胞及血小板减少较显著；血管栓塞发生率并不很低，但发生较晚，主要表现在浅表静脉，较少累及内脏；主要死因为感染而非栓塞所致。该症在欧美比较少见，亚洲报道的病例较多。在中国华北、东北 PNH 是较多见的溶血性贫血，北方多于南方。

一、病因及发病机制

阵发性睡眠性血红蛋白尿症通常被认为是一种溶血性疾病，但实际上它是一种获得性造血干细胞（HSC）病，也是异常克隆扩增的结果。患者异常克隆和正常造血同时存在，可能由于基因突变所致。产生的成熟血细胞因有膜病变，对补体异常敏感而被破坏，引起血管内溶血，常于睡眠后阵发性血红蛋白尿发作并加重。睡眠诱发溶血的机制可能是由于睡眠时呼吸中枢敏感性降低、酸代谢产物堆积 pH 下降的缘故。

1. 克隆性干细胞病学说　PNH 血细胞的异常不限于红细胞，还有粒细胞和血小板。患者的粒细胞对补体的敏感性增高 5 ~ 10 倍，血小板计数增高 10 ~ 32 倍。PNH 患者血小板在酸化血清中或离子强度弱的介质中也容易溶解。虽然 PNH 患者粒细胞及血小板（偶尔还有一部分淋巴细胞）的寿命正常，但也明显缺乏红细胞膜蛋白衰变因子（decay-accelerating factor，DAF），由此可以推测，PNH 细胞的缺陷在HSC 阶段已经存在。

由于同一 PNH 患者的红细胞对激活补体的敏感性显著不同，提示对补体敏感性正常、中度敏感和显著敏感的细胞群来自不同的克隆。PNH 患者血液发生补体溶血的红细胞在体外试验中都显示不含乙酰胆碱酯酶活性，而不发生溶血的红细胞则含有这种酶的活性，说明 PNH 患者红细胞与正常红细胞分属于不同的克隆。在 PNH 患者骨髓细胞培养研究中证实，红细胞系统集落有两种，正常细胞及 PNH 细胞。

2. 红细胞的膜缺陷　PNH 患者血细胞膜蛋白异常，特别是补体调节蛋白的缺陷导致细胞对补体的异常敏感。不同类型的细胞有不同程度或不同类型的补体调节蛋白缺陷，PNH 患者血细胞缺乏经糖化肌醇磷脂（GPI）锚定在膜上的蛋白，这类膜蛋白包括以下几种。

（1）乙酰胆碱酯酶（AchE）：PNH 患者红细胞膜异常是缺乏 AchE，其缺乏程度与溶血严重程度相关。

（2）衰变加速因子（DAF，CD55）：DAF 是存在于正常红细胞、白细胞及血小板膜上的一种糖蛋白，它作用于 C3 转化酶和 C5 转化酶，使之裂解，从而保护细胞免受自身补体的攻击。PNH Ⅱ型及Ⅲ型红细胞已证实缺乏 DAF，导致膜上形成更多的 C3b/C5b，这是造成 PNH 细胞补体敏感的原因之一。

（3）C8 结合蛋白（C8Bp）：其功能是与自身或同种异体的 C8 分子结合，封闭 C5b-8 的 C9 结合位点，从而抑制膜攻击复合物（MAC）的形成。PNH 患者红细胞膜上缺乏 C8 结合蛋白。

（4）同种限制蛋白（HRP）：HRP 与 C8 结合蛋白可能是同一蛋白。HRP 可与 C9 结合，阻止 C9 的聚合。PN 患者红细胞缺少这种膜蛋白，故易遭受补体损伤。每个 PNH 患者红细胞掺入 1 000 个 HRP 可使 C5b-9 引起的溶血趋于正常。

（5）膜反应性溶破抑制物（MIRL，CD59）：MIRL 是一种膜蛋白，其作用是抑制结合在细胞膜上的 C5b-7 再与 C7 结合，从而抑制 MAC 的形成。PNH Ⅲ型红细胞能被眼镜蛇毒因子（CoF）激活的补体溶解，Ⅰ型、Ⅱ型及正常红细胞则不被溶解，说明后 3 种细胞有一种抑制眼镜蛇毒诱发溶血的膜成分。PNH Ⅱ型细胞也缺乏 MIRL，但程度较轻，由于抑制眼镜蛇毒激活补体的溶血作用所需 MIRL 量小，故Ⅱ型细胞不被溶解。

（6）PNH 红细胞膜的区带蛋白减少。

3. 补体作用　补体的激活可由于 pH 的降低（如酸溶血试验）、离子强度减低（糖水溶血试验）、蛇毒（蛇毒因子溶血试验）、Mg^{2+} 浓度增高或存在抗体而发生。Rosse 发现 PNH 患者红细胞存在 3 种细胞群：Ⅰ型为细胞的补体敏感性正常或接近正常；Ⅱ型为中度敏感细胞，补体敏感性是正常的 3 ~ 5 倍；Ⅲ型为高度敏感细胞，补体敏感性是正常的 25 ~ 30 倍。三类细胞所占比例决定患者溶血的程度和频度，其中起决定性作用的是Ⅰ型细胞的数量。

4. PNH 患者红细胞对补体敏感的机制　C3 转化酶和 C5 转化酶都不稳定，正常红细胞膜上的 DAF 对其活性起抑制作用。由于 PNH 患者红细胞缺乏 DAF，因而比正常红细胞的 C3 转化酶更稳定，能产生大量的 C3b 结合于 PNH 细胞。PNH Ⅱ型细胞体内寿命仅轻度缩短，Ⅲ型细胞则明显缩短。Ⅲ型红细胞对补体的敏感性更为显著的原因有以下几点：①在 DAF 缺乏程度方面Ⅲ型和Ⅱ型细胞有明显差异，Ⅱ型为部分缺乏，Ⅲ型为完全缺乏。②同样多的 C3b 结合到Ⅱ型细胞和Ⅲ型细胞上，后者的溶血敏感性比前者高 4～6 倍。1985 年 Rosse 等证明，Ⅲ型细胞并不比Ⅱ型细胞结合的 C3b 多，但却能结合更多的终末段补体复合物（MAC），而且溶解Ⅲ型细胞所需的 MAC 远较正常细胞和Ⅱ型细胞少，说明溶解更多的是Ⅲ型细胞因 MAC 相互作用量的差异所造成的。③大多数 PNH 患者的溶血是由于反应性溶血反应，即补体在液相中激活或是在红细胞外激活，产生 C5b-7，然后结合到红细胞膜上，再与 C8 及 C9 作用，产生 MAC 所致。PNH Ⅲ型细胞比Ⅱ型细胞更容易结合 C5b-7，其原因可能与 C5b-9 的抑制物与蛋白有关。Ⅱ型细胞可与 C5b-7 结合成敏感结合 C5b-7（SC5b-7），此时再形成的 SC5b-9 即不能插入细胞膜，其中的 C9 不能聚合。④ PNH Ⅲ型细胞上组成的 C5b-8 比较稳定，C9 有更多的时间和机会在其失活前与之结合成 MAC。⑤一般情况下补体不能有效地溶解同种红细胞，而 PNH 患者红细胞可被自身补体溶解，失去了种系限制性，这与几种补体调节蛋白的异常有关，其中之一是缺乏 DAF。但 DAF 缺乏并非是Ⅲ型细胞易遭到自身补体溶解的关键因子，C8 结合蛋白或 HRP 与自身补体对Ⅲ型细胞的溶解有密切关系。

5. PNH 患者体内红细胞溶解的机制　有些 PNH 病例可因下列原因使溶血发作或加重：细菌感染、体温升高、感冒、输血、劳累过度、情绪波动、药物（如铁剂、阿司匹林、肝浸膏、氯化铵、苯巴比妥、青霉素、左旋咪唑、呋喃妥因、氯丙嗪、乙酰唑胺、羚翘解毒丸、速效感冒胶囊等）、受寒、饮酒过多、某些食品（酸性食物、浓茶）、月经、妊娠、手术、预防接种等。但引起溶血发作的确切病理机制大多不清楚。

补体被激活是 PNH 患者溶血的重要机制，许多因素可通过激活补体使本症溶血加重。在体外试验中虽然已充分证明 PNH 患者红细胞对补体敏感，但还没有足够的直接证据说明患者体内红细胞总是由补体的作用才发生溶血。临床上引起 PNH 患者溶血的情况很多，有些与补体无关。PNH 患者往往是在经常性少量溶血的基础上阵发性加重，但经常性的少量补体激活是否真在体内发生，目前尚无满意的解释。

6. 红细胞抗氧化性损伤能力的减低　PNH 患者红细胞经 6% H_2O_2 处理后，产生的膜脂质过氧化产物丙二醛（MDA）显著高于正常人及其他贫血患者的量。MDA 可使红细胞膜蛋白聚合，巯基减少，血红蛋白氧化变性，引起溶血。PNH 患者红细胞的自氧化作用比正常红细胞高，氧合血红蛋白的减低和高铁血红蛋白的增加均比正常红细胞明显，受超氧化物阴离子（O^{2-}）氧化前，PNH 患者红细胞的 MDA 含量比正常红细胞高，受氧化后 MDA 增高更显著，并且在受氧化后 PNH 患者红细胞高铁血红蛋白的增高比正常红细胞更为显著。

7. 其他　如下所述。

（1）红细胞形态异常：在扫描电镜下可见患者正常的光滑双凹盘形红细胞显著减少，而球口形、碗形、陷窝形和环形红细胞增多。有些细胞表面有波纹或皱缩，部分细胞有小坑或隆起。

（2）膜脂质异常：曾报道 PNH 患者红细胞膜中的花生四烯酸、戊酸增多，甘油酸、棕榈酸减少。

（3）钙泵和钠泵：有人报道 PNH 患者红细胞膜上的 $Ca^{2+}-Mg^{2+}-ATP$ 酶活性增高；Na^+-K^+-ATP 酶活性增高。

二、临床表现

本病患者发病大多缓慢，以贫血症状为首发表现；但也有少数病例因急性溶血，突然发生酱油色尿而被发现。自觉症状中以乏力、头晕。面色苍黄、劳累后心悸、气短等贫血症状为最多见。贫血程度随血红蛋白尿发作频率与骨髓造血功能而不同，有的患者虽有血红蛋白尿发作但骨髓造血功能代偿性增加，仅有轻度症状；有的虽无尿发作，但骨髓造血功能不佳，可有明显症状。血红蛋白尿的发作，各病例之间不同。发作时尿有的只是颜色稍深，呈浓茶色，有的呈酱油色、红葡萄酒色。大多在起病后 1～2 年才发现，约有 30% 病例始终无肉眼血红蛋白尿；血红蛋白尿发作的轻重各不相同，在同一病例不同时期尿发作轻重亦不一致，有的持续发作，有的 1 个月发作 1～4 次，有的几个月发作 1 次，每次发作 1～2d；大多病例只在晨起时尿呈茶红或浓茶色，有的呈酱油色，白天尿色稍淡，发作重时尿色终日呈酱油色；有的病例尿色正常，只在检查尿隐血时才出现阳性。尿发作时患者感排尿不畅、尿道刺痛、尿不尽感、腰酸，四肢关节酸痛，少数病例可有恶心。血红蛋白尿发作常有一定诱因，如劳累、呼吸道感染、发热、输血反应，药物治疗如铁剂、维生素 C 等，以及酸性食物、精神紧张、月经期、手术等。

少数病例可有皮肤出血、鼻出血、牙龈出血、发热等，这与血小板减少有关。有的发生血栓形成。多数患者皮肤苍白带黄，巩膜微黄染，有的病例皮肤有色素沉着，皮下出血点及紫斑，心脏可有代偿性扩大，肝大者较脾大者多，肿大程度均不严重，约有半数病例肝、脾不大。

三、实验室检查

1. 血常规　患者血红蛋白尿每发作一次，血红蛋白可下降 20 ~ 40g/L。白细胞（中性粒细胞减少亦较明显）减少。不发作 PNH 者血小板减少机会最低，偶发 PNH 者次之，频发 PNH 者最高。网织红细胞计数大多轻度增高，少数正常或减低，它与患者骨髓增生程度及溶血程度有关。PNH 患者红细胞在扫描电镜下显示正常的光滑双凹盘形红细胞明显减少，口型及中心浅染等红细胞显著增多。

2. 骨髓象　大多数 PNH 患者骨髓增生活跃或明显活跃，多呈溶血性贫血骨髓象。

3. 血液生化检查　PNH 患者血浆游离血红蛋白可增高；血浆结合珠蛋白（HP）减低，血红蛋白减低与 HP 值呈正相关。

4. 血管内溶血试验　如下所述。

（1）尿隐血：患者尿隐血试验阳性是血红蛋白尿的直接证据，但需与血尿或尿中有红细胞溶解而使尿隐血阳性者相鉴别，并排除假阳性结果。

（2）Rous 试验：尿含铁血黄素试验呈阳性，反映患者近期内曾有血红蛋白尿。

5. 补体敏感性增高试验　如下所述。

（1）酸化血清溶血试验

原理：酸化血清溶血试验（acidified-serum hemolysis test）又称 Ham 试验，是诊断 PNH 的最基本试验。可采用去纤维蛋白、肝素、草酸盐、枸橼酸盐或 EDTA 血，患者红细胞在 37℃与正常或自身的酸化后的血清（pH6.5 ~ 7.0）作用，发生溶血，血清中补体致敏的患者红细胞能被酸化后血清所溶解，特异性强。

结果：正常人呈阴性。

临床意义：

①只有酸化血清溶血试验阳性 PNH 的诊断才能成立，具有特异性，是国内外公认的 PNH 的确诊试验。但会产生假阴性，应强调方法标准化，要与阴性对照。用光电比色法，一般 PNH 患者的溶血度在 10% 以上，阳性率为 78% ~ 80%。本试验，加入氯化镁后，更加激活补体，使试验的敏感度增加。

②红细胞生成障碍性贫血（CDA 型）可有酸化血清溶血试验阳性。溶血的原因是因为酸化血清情况下，多数红细胞膜上有与抗原和补体相结合的 IgM 抗体。

③球形红细胞在酸化血清内可呈假阳性。

（2）蔗糖溶血试验

原理：蔗糖溶血试验（sucrose lysis test）为简易重要的筛查试验，选用等渗的蔗糖溶液，加入与 PNH 患者同血型的新鲜血清和患者的红细胞混悬液，经孵育后，患者红细胞膜存在缺陷，容易被补体激活，蔗糖溶液加强补体与红细胞结合，发生程度不同的溶血（溶血率 10% ~ 80%）。

结果：正常人呈阴性。

临床意义：PNH 患者试验为阳性。本试验对 PNH 的敏感性最高，但特异性稍差，白血病、骨髓硬化也可出现假阳性。溶血度 >10% 才肯定属阳性。

（3）热溶血试验

原理：同酸溶血实验，利用患者自身血清中的补体和葡萄糖，经孵育使糖分解酸化，使补体敏感细胞溶解。

正常结果：阴性。

临床意义：阳性见于 PNH。但本试验敏感性较差，且缺乏特异性，除 PNH 患者外，酶缺乏性溶血性贫血和遗传性球形红细胞增多症患者亦可为阳性，故该试验可作为 PNH 的初筛试验。

（4）蛇毒溶血试验

原理：蛇毒因子通过某种血清因子可在液相激活中经替代途径激活补体。蛇毒溶血试验（venom

hemolysis test）多采用纯化眼镜蛇毒。阵发性睡眠性血红蛋白尿患者的红细胞补体系统经蛇毒激活后，促使溶血发生，出现阳性结果。可作为筛检试验。

结果：正常人呈阴性。

临床意义：本试验的阳性率与酸化血清溶血试验结果近似，在一定程度上更能反映 PNH Ⅲ型细胞的多少。本试验阳性率与 Ham 试验相似，为78% ~ 80%。

补体溶血敏感试验：观察患者红细胞被溶解所需要的补体量，从而测得受检红细胞对补体的敏感程度，并进行 PNH 红细胞分群研究。周凤兰等先后报道正常人红细胞补体溶血敏感性（CLS）为6.3 ~ 8.3，并认为观察 I 型细胞与 Ⅱ 型或 Ⅲ 型细胞的 CLS 比值更有意义。1989年，杨天楹等进一步将每型红细胞所占百分比与 CLS 试验结果结合考虑，提出补体溶血敏感性分值（CLSS）的计算公式，并按 CLSS 的多少将 PNH 分为三组：第一组 CLSS> 300分，全部是频发型与偶发型；第二组 CLSS 为200 ~ 300分，多为偶发型，也有少数频发型；第三组 CLSS< 200分，均为不发型。CLSS 可作为患者血红蛋白尿发作情况及病情的观察指标，也可作为药物治疗的疗效评价。

6. 造血祖细胞培养　部分 PNH 患者的骨髓红细胞爆式集落形成单位（BFU-E）、红细胞集落形成单位（CFU-E）及粒细胞－巨噬细胞集落形成单位（CFU-GM）减少，不同患者可有很大差异。细胞丛与集落均明显低于正常值，但丛与集落的比值高于正常。同时患者粒细胞绝对值亦低于正常。PNH 患者溶血（血红蛋白尿）发作频率与 CFU-GM 和外周血粒细胞绝对值的关系为：不发组和偶发组的结果均低于频发组。PNH 患者的结果显著高于与之相关的再生障碍性贫血，因此 PNH 患者的粒单祖细胞的生成有缺陷或障碍；溶血可能刺激骨髓粒单祖细胞的分化增生能力代偿性增高。

7. 免疫学标记　PNH 患者细胞的主要缺陷是 PI 连接蛋白的缺失，可用特异性强的抗体（常常是单克隆抗体）与之结合。现多用荧光标记，可直接检测这类胰蛋白的多少，也有助于诊断方法的改进，如用流式细胞仪分析 CD55、CD59。

PNH 患者的红细胞做补体溶血敏感试验，同时用流式细胞仪分析红细胞表面的 PI 连接蛋白的量，可以看出两者有较好的平行关系，对补体最敏感的 Ⅲ 型细胞膜蛋白缺失最严重或完全缺失，补体敏感性接近正常的 I 型细胞则膜蛋白没有明显减少，补体敏感性介乎中间的 Ⅱ 型细胞的膜蛋白量居中。用本法不仅可以查出胰蛋白缺失程度，而且也能得知某种缺失程度的细胞所占的百分数。用补体敏感试验查不出膜蛋白缺陷的 PNH 患者，用本法可以检出，因此认为本法是更为敏感的检测手段。应用本法需注意的是：① PI 连接蛋白的缺失不一定总是与补体敏感性同步的；②红细胞的 DAF 在正常情况下也为数不多，因此，若抗体不强，则不易区分是 DAF 正常还是减少（特别是轻度减少）；③有个别 PNH 患者的红细胞及中性粒细胞上的 DAF 及 AchE 均正常。故应用本法时，最好能检测几种 PI 连接蛋白，特别要包括 MIRI 及淋巴细胞因子抗原-3（LFA-3）。

除红细胞外，测定中性粒细胞的 PI 连接蛋白，包括 DAF、Ⅲ 型 Fc 受体（FcR Ⅲ，CD16），CD24，CD67，LFA-3（CD58）等，发现全部受检的 PNH 患者的中性粒细胞均有 PI 连接蛋白的缺失，少数再生障碍性贫血患者的部分中性粒细胞也缺乏（这些患者的酸化血清溶血试验均阴性），而正常人及其他贫血患者则不缺。因此，认为检测中性粒细胞的 PI 连接蛋白是有助 PNH 诊断的特异性及敏感性都较高的诊断方法。

8. 其他检验　α_1 抗胰蛋白酶（α_1AT），PNH 患者的 α_1AT 较正常人明显减少，α_1AT 减少的程度与贫血程度的轻重呈正相关，与血浆游离血红蛋白及网织红细胞的升高呈负相关。本机制尚未明确，①最可能的是患者因溶血而释放的凝血活酶或磷脂激活凝血系统，被激活的凝血因子因被 α_1AT 拮抗而消耗了 α_1AT，使血清 α_1AT 减少。②抗凝血酶Ⅲ（AT-Ⅲ），PNH 患者 AT-Ⅲ 低于正常对照值。③ α_2 巨球蛋白（α_2M），PNH 患者低于正常对照值。在溶血较重的 PNH 病例中，α_2M 及 α_1AT 减少尤为显著。它们与 AT-Ⅲ 在 PNH 患者中减少的意义相似，即可能因发挥抗凝作用而消耗。④ α_2 微球蛋白（α_2M），PNH 患者 α_2M 低于正常对照值，减少程度的、随溶血程度的轻、中、重而逐渐明显。⑤纤维结合蛋白（Fn），PNH 患者 Fn 显著减低。在出现酱油色尿时 Fn 减低更为显著；血红蛋白尿消失后 Fn 逐渐升高。无论患者有无酱油色尿，Fn 与血红蛋白、结合珠蛋白呈正相关，而与血浆游离血红蛋白呈负相关，提示本病 Fn 的下降与溶血有关，其下降幅度与溶血严重度呈平行关系。⑥血清及红细胞锌、铜水平，PNH 患者血清锌及红细胞锌明显减低，可能因溶血后过多的锌由尿排出引起锌缺乏有关。且 PNH 患者血清和红细胞锌低于自身免疫性溶血性贫血患者，提示 PNH 患者以血管内溶血为主，自身免疫性溶血性贫血患者以血管外溶血为主，前者的锌排出相对较重。缺锌可引起血清铜升高，PNH 患者血清铜的增高，可能与体内锌的减少有关。有研究认为血清 Cu/Zn 比值和红细胞锌，对反映体内锌缺乏比血清锌更好。溶血性贫血时，溶血还可造成血清锌测出值假性升高，而红细胞锌则不受影响。本病红细胞过氧化物歧化酶（SOD）降低，可能与锌减少有关，因为 SOD 是一种锌依赖酶。对红细胞锌明显减低者，适量补充锌制剂可能会提高红细胞 SOD 活性，减少溶血的产生。⑦尿铁，PNH 患者尿铁排泄量增高。游离红细胞原卟啉（FEP）急性发作期均较发作期以前的数值增高。

四、诊断标准

1. 国内标准　如下所述。

（1）临床表现：患者临床表现符合 PNH 病症，如贫血、血管内溶血、全血细胞减少，伴或不伴血栓形成等。

（2）实验室检查：酸化血清溶血试验、糖水溶血试验、蛇毒因子溶血试验、尿隐血（或含铁血黄素）等几项实验中凡符合下述任何一种情况，即可诊断为 PNH：①两项以上的阳性；②一项阳性，但须具备下列条件：该项试验 2 次以上均阳性，或一次阳性，但操作正规、有阴性对照、结果可靠，即使重复试验仍阳性者；③有溶血的其他直接或间接证据，或有肯定的血红蛋白尿发作。能排除其他溶血，特别是遗传性球形红细胞增多症、自身免疫性溶血性贫血、G6PD 缺乏症所致溶血和阵发性寒冷性血红蛋白尿症等。

2. 国外标准　国外诊断本病的主要要求是在实验室中能证明有对补体敏感的红细胞。虽然糖水试验、热溶血试验、菊糖试验、尿隐血及尿含铁血红素检查、红细胞乙酸胆碱酯酶测定等都可用为初筛试验，但赖以确诊者仍为 Ham 试验。研究认为要求 2 次或 2 次以上重复阳性；试验方法要标准化，要有正常人阴性对照。至少要做到三管法，即第一、二、三管各加 10 份 ABO 血型相配的正常人新鲜血清（含足够补体），各加一份 0.2mol/L 的盐酸，然后各加一份 50% 经生理盐水洗涤的患者红细胞悬液，置于 37℃温水浴孵育 60min，拿出混匀后再离心，观察上清液有无溶血，若第一管为溶血，第二、三管均无溶血，方可确认本试验为阳性。由于有的正常人血清补体含量不足，可影响试验结果，因此，最好每例患者红细胞分别与 3 ~ 5 名正常人血清进行筛选试验，或采用新鲜或冻存的同型或 AB 型正常人的混合血清为佳。对先天性红细胞系统造血异常性贫血 Ⅱ 型，即酸化血清试验阳性的遗传性有红细胞多核症，因患者的红细胞在酸化的自身血清中不溶，可用自身血清。遗传性球形红细胞增多症患者的球形红细胞在酸性条件下也易溶解，但不需补体。另外，患者血清加正常红细胞若发生溶血，则可能患者血清中有溶血素，而非 PNH。

五、鉴别诊断

1. 再生障碍性贫血（AA）–PNH 综合征　如下所述。

（1）AA → PNH：指原有肯定的 AA 表现（缺少能诊断 PNH 的早期依据），转为确定的 PNH 表现，AA 的表现已不明显。

（2）PNH → AA：指原有肯定的 PNH 表现（与下述第 4 类不同），转为明确的 AA 表现，PNH 的表现已不明显。

（3）PNH 伴有从特征：指临床及实验室检查资料均说明病情仍以 PNH 表现为主，但伴有一个或一个以上部位的骨髓增生低下，巨核细胞减少，网织红细胞不增高等 AA 表现者。

（4）AA 伴有 PNH 特征：指临床及实验室检查资料均说明病情仍以 AA 为主，但伴有 PNH 的有关化验结果阳性者。

2. 再生障碍性贫血　PNH 与 AA 在许多阳性指征的有无、程度和频度上有所不同，如从患者淋巴细胞比例增高，骨髓非造血细胞比例增高，常有较严重出血，感染多见，无巩膜黄染，无含铁血黄素尿，网织红细胞绝对值低（百分率多数亦低），酸溶血试验阴性（很少数为阳性），血浆及红细胞 AchE 活性正常，中性粒细胞碱性磷酸酶（NAP）活性增高，24h 尿铁排出量 <2mg（PNH >3mg），PNH 患者以上情况则相反或显著不同。

3. 缺铁性贫血　PNH 患者每日从尿中排出一定量的铁，即使不发作时铁排出量亦不减少，故可并发缺铁性贫血。但患者贫血症状与缺铁性贫血患者不同，即不能因服铁而被完全纠正，且常量铁剂治疗有可能诱发血红蛋白尿。

4. 营养性巨幼细胞贫血　由于溶血使 PNH 患者骨髓红细胞系统高度增生，致叶酸消耗过多，患者可有血清叶酸减少，少数可发生骨髓红细胞系统巨幼样变，在使用叶酸治疗后贫血仍得不到明显改善，而营养性巨幼细胞贫血则对叶酸治疗反应良好。

5. 自身免疫性溶血性贫血（autoimmune hemolytic anemia）　PNH 患者在血红蛋白尿发作前和发作中抗人球蛋白试验有时可呈阳性；AIHA 患者偶尔也出现糖水溶血试验阳性。但这两种试验在两种疾病中的阳性率和阳性程度显著不同。

六、疗效标准

1. 国内疗效标准　根据 1987 年全国溶血性贫血专题学术会议的讨论，考虑到 PNH 患者的临床表现个体差异较大，判断疗效只能在患者原有的基础上进行。由于病程缓慢，病情可有自然变化，因此，观察期应在 1 年或 1 年以上才能进行前后比较。为了便于比较，要对观察期前后的主要临床表现进行分级。

（1）贫血分级：患者 Hb< 30g/L 为极重度，Hb 为 31 ~ 60g/L 为重度，Hb 为 61 ~ 90g/L 为中度，Hb> 90g/L 为轻度。

（2）血红蛋白尿分级：患者 ≤ 2 个月发作一次为频发，>2 个月发作一次为偶发，观察 2 年无发作为不发（观察不足 2 年未发为暂不发）。

（3）骨髓增生程度分级：除按患者有核细胞数划分为 4 级外，尚需注意粒细胞 / 有核红细胞的比例，低下者需注明是单部位还是多部位。

会议建议的疗效标准如下。

（1）近期临床痊愈：患者 1 年无血红蛋白尿发作，不需输血，血常规（包括网织红细胞）恢复正常。

（2）近期临床缓解：患者 1 年无血红蛋白尿，不需输血，血红蛋白恢复正常。

（3）近期明显进步：按观察期前后的病情分级，凡患者血红蛋白尿发作频度、贫血严重程度、骨髓增生状况中任何一项进步两级者为明显进步。

（4）近期进步：患者在病情分级中任何一项进步一级者或其他客观检查有进步者。

（5）无效：患者病情无变化或有恶化。

以上观察期 ≥ 5 年者可去除"近期"两字。判断治疗效果时须排除病情的自然波动。

2. 国外疗效标准国外没有统一的 PNH 疗效标准，综合近年文献资料归纳如下。

（1）缓解：患者临床及实验室检查均无 PNH 表现，或临床已无本病表现，但实验室检查仍有 PNH 红细胞，属临床缓解。

（2）明显进步：患者不需输血，血红蛋白增长 30g/L。

（3）进步：患者血红蛋白增长 <30g/L，或血红蛋白能维持原水平，但所需输血间隔较前明显延长；或白细胞数增加 1×10^9/L; 或血小板数增加 25×10^9/L。

（4）无效：患者病情无进步或有恶化。

第三节　微血管病性溶血性贫血

微血管病性溶血性贫血（microangiopathic hemolytic anemia，MHA）主要是红细胞在病变的微血管中通过时被机械性损伤而导致的溶血性贫血。此病常见于血栓性血小板减少性紫癜（TTP）、溶血尿毒症综合征（HUS）及弥散性血管内凝血（DIC）等。其主要特征是红细胞形态发生改变，血片中出现盔形、三角形红细胞及红细胞碎片。破碎的红细胞可在脾脏内破坏，也可在血管内破坏。

一、病因及发病机制

微血管病性溶血性贫血发生的共同机制都是微血管病变，但其原发病可以多种多样，现将常见的3种原发疾病的发病机制简述如下。

1. 血栓性血小板减少性紫癜（TTP） TTP是一种少见的微血管血栓—出血综合征，既可是原发性的，也可继发于药物过敏、免疫性疾病、产后、化学治疗、使用避孕药及感染等。它的发病机制尚未明确，有两种学说：①体内前列环素（PGI_2）活性降低，血小板易于聚集；②免疫损伤引起血管病变。TTP可分成急性和慢性两种，急性患者可在数周内死亡，慢性患者症状可持续数月至数年。患者一般都有贫血，约1/3患者Hb在60g/L以下，血片中均有盔形、三角形等裂片红细胞，并可见球形红细胞。骨髓中红细胞系统显著增生，巨核细胞正常或增多，多数为幼巨核细胞，呈成熟障碍。轻度胆红素血症占绝大多数，血内游离Hb增多，结合珠蛋白减低，乳酸脱氢酶增高，约1/4病例有类似DIC的实验室发现，血浆纤维蛋白降解产物（FDP）试验常阳性。临床特征表现为急性微血管病性溶血性贫血、血小板减少及急性肾功能衰竭三联征。

2. 溶血尿毒症综合征（HUS） HUS也可发生微血管病性急性溶血性贫血，原发病变主要限于肾脏，多见于婴儿和儿童，成人少见，且2/3以上为女性，尤其是产科并发症及口服避孕药的妇女。病因未明，可能与病毒感染及遗传有关，可继发于硬皮病、癌肿转移、恶性高血压、肾移植排异反应。HUS发病机制多认为是免疫机制的原因，与病毒有关的免疫复合物可能起主要作用，免疫损伤内皮细胞可引起PCI_2形成减少，导致血小板聚集。虽有DIC学说，但证据不足。本病急性溶血性贫血是因为小血管内纤维蛋白沉积及微血栓形成所致，贫血严重，有轻度黄疸，血小板减少是由于其聚集或黏附于肾小球毛细血管损伤部位及凝血过程中消耗所致。肾功能损伤是本病的突出表现，其程度反映病情的轻重，表现为少尿或尿闭。血压显著升高者可出现高血压脑病表现，如惊厥和昏迷。血常规及骨髓象呈溶血性贫血表现，血片中有红细胞碎片。血浆游离血红蛋白及血清间接胆红素升高。尿中有蛋白、红细胞、白细胞及管型，有血红蛋白尿。

根据红细胞形态特点，结合急性肾功能衰竭、血小板减少和出血症状，以及患者的年龄特点，可做出诊断。

3. 弥散性血管内凝血 DIC患者的微循环中发生广泛的纤维蛋白沉积和血小板聚集，形成微血栓或纤维蛋白条束，在血流冲击下，红细胞强行通过微血栓中的纤维蛋白条束网孔时，受到机械性的牵拉、挤压，红细胞附着或悬挂于纤维条束上，又不断遭到血流的冲击，造成红细胞变形、破裂，发生机械性破坏。

二、实验室检查

1. 血常规 患者一般属正常细胞正色素型贫血，嗜多色性和网织红细胞常增高。血片内可见许多碎裂畸形红细胞，主要以带有1～3个尖角（2个尖角者居多）的裂片细胞或角细胞多见。白细胞数常轻至中度升高。血小板计数降低。

2. 骨髓检查 患者骨髓有核细胞多数呈增生活跃或明显活跃，且以红细胞系与巨核细胞系增生为主。

3. 其他试验 患者有血管内溶血的证据，血浆游离血红蛋白升高，血浆结合珠蛋白降低或消失，可有血红蛋白尿和尿含铁血黄素阳性。

三、国内诊断标准

1. 临床表现 符合下述典型临床表现中的两项可认为证实微血管病性溶血性贫血的临床诊断。
（1）出血：伴有不同程度皮肤、黏膜出血。
（2）溶血：溶血多可突然加重而出现发热、黄疸和贫血。
（3）肾脏病变：患者以蛋白尿、血尿、管型尿为主，有不同程度氮质血症，甚至出现急性肾功能衰竭表现。
（4）神经系统症状：患者头痛、嗜睡、心理、感觉、行为、运动障碍，严重时可出现失语、癫痫发作等。
（5）发热：25%的MHA患者可出现不同程度发热，对激素和抗生素治疗的反应可各不相同。

2. 实验室检查　实验室的诊断标准包括下述第一项及其他任何两项指标，即可诊断为微血管病性溶血性贫血：①患者外周血涂片出现较多碎裂红细胞（3%以上），可呈盔形、三角形、锯齿形等；②血浆游离血红蛋白常可 > 50mg/L；③血小板计数明显减少；④溶血严重者外周血可出现有核红细胞和多染红细胞，骨髓红细胞系统增生明显活跃；⑤网织红细胞常增多；⑥间接胆红素增高；⑦结合珠蛋白降低；⑧血红蛋白尿；⑨慢性病例可有含铁血黄素尿。

四、国外诊断标准

主要根据漆崎一郎诊断条件，并参考国外其他资料综合如下。

1. 外周血碎裂红细胞　碎裂红细胞在 3% ~ 5% 或以上。

2. 临床表现　①贫血、黄疸、血红蛋白尿；②网织红细胞增多；③红细胞寿命缩短；④高血红蛋白血症；⑤含铁血黄素尿。患者凡符合第一项再加第二项中任何 2 条，即可诊断微血管病性溶血性贫血。

五、疗效标准

1. 痊愈　控制 MHA 病因后，碎裂红细胞减至正常范围内，溶血性贫血临床表现和实验室异常指标消失，血小板计数恢复至发病前水平者。

2. 显效　MHA 临床表现消失，国内诊断标准中 5 项主要临床表现有 2 项消失和实验室检查转为正常或恢复到发病前水平者。

3. 进步　在痊愈指标 4 项（碎裂红细胞、溶血指标、临床症状及血小板计数）中有 1 项转为正常或恢复到发病前水平；或异常指标各有不同程度好转者。

4. 无效　治疗后临床和实验室指标无好转或病情恶化者。

第四节　红细胞增多症

红细胞增多症（erythrocytosis）是指单位体积的外周血液中红细胞数、血红蛋白与血细胞比容高于正常，但不包含白细胞和血小板数的多少。红细胞增多症是一组症状。凡是任何原因可以使红细胞增多的，均属此症。它与贫血一样，并不是一个诊断性疾病名称。

一、红细胞增多症的分类

红细胞增多症大致可分为相对性与绝对性两大类。前者是血浆容量减少，使红细胞容量相对增加，因而单位体积的红细胞数增多，而全身红细胞总容量并无明显改变。凡可使血浆容量减少，而不以红细胞容量减少的情况，如多次腹泻、连续呕吐、出汗过多、烧伤、休克等血液浓缩均属此范围。此外还有一些因素与情绪激动、肥胖、高血压、吸烟、饮酒等因素引起相对性血细胞容量增多，血浆容易减少，称为"应激性"红细胞增多症。

绝对红细胞增多症是由于红细胞生成增多，红细胞容量增多，总血容量也增多。这又可分为继发性与原发性两种。前者可由于缺氧、肿瘤及遗传因素等；后者又称为真性红细胞增多症。

1. 相对性红细胞增多症　如下所述。

（1）血液浓缩（腹泻、呕吐、出汗过多、休克、烧伤、服利尿药等）。

（2）"应激性"红细胞增多。

2. 绝对性红细胞增多症　如下所述。

（1）继发性：①组织缺氧：新生儿红细胞增多症，高原性红细胞增多症，慢性肺脏疾病（肺气肿、支气管扩张、慢性支气管炎、支气管哮喘、肺源性心脏病、Ayerza 综合征等），肺换气不良综合征，心血管疾病（先天性发绀性心脏病、动静脉瘘，血红蛋白病）等。②肾脏疾病：肾盂积水、多囊肾、肾动脉狭窄、肾移植等。③肿瘤：肾癌、Wilms 瘤、小脑性血管细胞瘤、子宫肌瘤、嗜铬细胞瘤等。④家族性红细胞增多症。

（2）原发性：真性红细胞增多症。

二、真性红细胞增多症的概念

真性红细胞增多症（polycythemia，PV）是一种获得性克隆性多能干细胞的骨髓增殖性疾病，常伴以造血细胞一系以上的异常，其红细胞生成素减低或正常，伴内源性红细胞系集落不依赖红细胞生成素。其临床特点是发病缓慢、病程较长、红细胞明显增多、全血容量增多，常伴以白细胞总数及血小板数增多，皮肤及黏膜红紫色，脾大等特征。本病与血小板增多症、骨髓纤维化及白血病等总称为骨髓增殖性疾病。

三、病因及发病机制

病的病因仍不清楚。过去认为本病是由于骨髓缺氧引起代偿性红细胞增多，其根据是患者的骨髓中毛细血管增厚、小血管的内膜下与外膜有纤维化，但直接测量骨髓的氧饱和度正常，血清与尿中的红细胞生成素水平减少或正常。故不支持此假设。现认为可能是因为病毒或其他因素使干细胞发生异常，或使干细胞对红细胞生成素的敏感性增高，以致使红细胞过度增生。实验也证实本病是造血多能干细胞克隆起源。

本病患者的骨髓及外周血单个核细胞进行体外红细胞集落生成单位（CFU-E）培养，不加红细胞生成素也可形成红细胞集落，而正常细胞则必须加红细胞生成素才能生成红细胞集落，提示PV的红细胞生成调节异常，是一种非控制的肿瘤性增生或自主性红细胞增生。但PV与急性白血病（AL）相比病程缓慢，不侵袭其他器官，但有些患者呈PV-MDS-AL渐进过程。

四、病理改变

患者全血细胞容量增加，血液黏度增高，导致血液循环减慢，全身皮肤、颜面及黏膜充血，血管充盈。血流显著减慢尤其伴有血小板增多时，可有血栓形成、梗死或静脉炎。骨髓中度或明显增生，肉眼可见长骨中的脂肪髓被红髓所取代，粒、红、巨核三系细胞均增生，但以红系及巨核细胞系增生多见，巨核细胞形态呈多样性。网状纤维在疾病后期可有中度或高度增生。脾脏轻度或中度大，充血，表面光滑，切面暗红、镜下见脾窦扩张，后期病例大都有髓外化生，显示疾病发展为骨髓纤维化。肝大，也可不大，表面光滑，呈暗红色，镜下见肝窦扩张、瘀血，可有髓外化生，也可有肝硬化的表现。此外，可由于各种并发症而出现其他病理变化。

五、临床表现

患者起病缓慢，有的病例在血常规检查时才发现，有的出现了并发症，进一步检查时才诊断。常见的症状有头晕、头胀、疲乏、心悸、眼花、怕热、出汗等。由于血管扩张出血、血管内膜损伤，组织缺氧以及血小板质和量的异常，患者可有各种不同部位的出血，以皮肤瘀斑及牙龈出血为最多。由于红细胞容量增多，血液黏度增加，血流缓慢，而致各部位栓塞。消化系统可因肝、脾大而有上腹部发胀，饱满感，有的可并发胃及（或）十二指肠溃疡。神经肌肉系统中最常见的为头痛、头晕、失眠，有时可有手指麻木、肢体疼痛、视力障碍、眩晕等。有的患者可有皮肤发痒，可能与组胺增多有关。

体征方面最显著的是皮肤，特别是面颊部、鼻尖、耳、四肢末端（指、趾、掌）呈红紫色，黏膜（口、唇、舌、眼结合膜）红紫色并有血管扩张、充血等，心脏可稍扩大，肝、脾大。

六、实验室检查

1. 血常规　患者血液呈暗紫色、黏稠，红细胞增多为$(7.0 \sim 10.0) \times 10^{12}$/L，血红蛋白增高为$(170 \sim 250)$g/L，血细胞比容（HCT）明显增高，在60% ~ 80%，网织红细胞计数正常。血涂片红细胞形态基本正常，也可呈轻度大小不均或小细胞低色素性（相对缺铁），嗜多色性及点彩红细胞增多，偶见有核红细胞。白细胞中度增高，为$(10 \sim 30) \times 10^9$/L，有核左移表现，血涂片中可见中晚幼粒细胞。血小板增高，为$(330 \sim 1\,000) \times 10^9$/L，有巨型及畸形血小板。

2. 骨髓象　骨髓细胞增生明显活跃，尤以红系及巨核细胞系为显著，在晚期，网状纤维增生明显，可使骨髓"干抽"，需行骨髓活检。

3. 血容量测定　患者用放射性核素测定血总容量增多，可达到正常人的 1.5 ~ 3 倍，其中主要是红细胞容量绝对增加（51Cr 标记法测定），而血浆容量正常。

4. 中性粒细胞碱性磷酸酶活性　患者在无发热、感染因素情况下，真性红细胞增多症的中性粒细胞碱性磷酸酶（NAP）活性明显增高。

5. 其他检验　血液黏度比正常高 5 ~ 8 倍。全血相对密度高，血沉明显缓慢。动脉血氧饱和度正常，血浆铁正常或降低，血浆铁更新率增加，红细胞寿命正常。血红蛋白生成率为正常的 2.5 倍。粒细胞循环池正常或大于正常，粒细胞更新率增加，血小板生成率为正常的 2 ~ 13 倍。血清维生素 B_{12} 正常或稍增加，血液尿酸及组胺增加。染色体有非整倍体和其他非特异性改变。

七、诊断标准

1. 国内标准　国内对真性红细胞增多症的诊断需符合下述各项标准。

（1）临床表现：患者起病缓慢。因血液黏度增加，微循环发生障碍，皮肤、黏膜呈绛红色；可伴有神经系统症状，严重者可发生血栓或栓塞。肝、脾大常见，血压常增高。

（2）血常规：患者多次测定，血红蛋白 >180g/L（男）或 >170g/L（女），红细胞数 >6.5×10^9/L（男），或 >6.0×10^9/L（女）；血细胞比容 >0.54（男），或 >0.50（女）；白细胞数 >11.0×10^9/L；血小板 >300×10^9/L。

（3）骨髓象：患者骨髓增生明显活跃，尤以红细胞系统显著。

（4）NAP 活性增高：中性粒细胞碱性磷酸酶活性积分 >100。

（5）红细胞容量绝对值增加：患者红细胞绝对值 >32ml/kg（体重），同时血液相对密度和全血容量增加。

（6）除外继发性和相对性红细胞增多症：高原居民，慢性肺源性心脏病，血红蛋白病和某些肿瘤等。

2. 国外标准　国外对真性红细胞增多症诊断在基本与国内标准一致的基础上，特别看重以下指标。

（1）红细胞增多相关改变：①红细胞容量增加；②动脉血氧饱和度正常；③脾大。

（2）其他血细胞反应：①血小板计数 >400×10^9/L；②白细胞数 >12×10^9/L（无感染和发热）；③NAP 积分 >100；④血清维生素 B_{12} 增高。符合（1）的①②③，或（1）的①②加上（2）的任 2 项，则可诊断。

上述标准中红细胞容量绝对增加是真性红细胞增多症确诊的主要依据之一，但由于红细胞有相对和绝对增加之分，绝对增加又可分为原发性红细胞增加和继发性红细胞增加，因此单纯根据血常规或红细胞容量来诊断真性红细胞增多症都是不够的，需要结合上述各种检查综合分析。若不能进行红细胞容量测定，则应在诊断中提高血红蛋白的标准。

八、鉴别诊断

真性红细胞增多症需同继发性和相对性红细胞增多症相鉴别，对于无肝脾大或白细胞、血小板不增高甚至减低，维生素 B_{12} 正常者，诊断应慎重，需严密观察。其他如长期吸烟也可以引起红细胞容量绝对增加，应予以注意区分。

九、疗效标准

1. 完全缓解　患者临床症状消失，皮肤、黏膜恢复正常，肿大的肝脾回缩，血常规恢复正常，红细胞容量恢复正常。

2. 临床缓解　患者临床症状和血常规恢复正常，但未测定红细胞容量和（或）尚未恢复正常者。

3. 好转　患者临床症状明显改善，皮肤、黏膜红紫有所减轻，肝脾有所回缩，血红蛋白上升30g/L 以上。

4. 无效　患者临床症状、体征及血常规无变化或改善不明显者。

第四章

蛋白质测定

第一节　血清总蛋白测定

血浆等体液中的蛋白质种类众多，按化学结构可分为仅由氨基酸残基以肽键相连而成的单纯蛋白质和结合有多糖基、脂质、核酸、无机离子等的结合蛋白。由于至今尚无一种可对体液中各种类型蛋白质总量准确测定的常规方法技术，因此，临床检验对体液中总蛋白质（total protein，TP）测定时需假设：①所有体液蛋白均是单纯蛋白质，故其含氮量平均为 16%、糖、脂和无机离子等均不计在内；②各种体液蛋白与化学试剂的反应性（成色、沉淀）均一致。基于以上 2 个假设，体液中总蛋白的测定方法一般利用下列 5 种单纯蛋白质特有的结构或性质。

1. 重复的肽键结构　利用肽键在碱性溶液中可与铜离子发生双缩脲反应，生成紫红色络合物的双缩脲法，为临床检验应用的主要方法。

2. 酪氨酸和色氨酸残基对酚试剂反应或紫外光吸收　如蛋白质中酪氨酸和色氨酸残基可还原磷钨酸—磷钼酸试剂起蓝色反应的酚试剂法，芳香族氨基酸残基在 280nm 处有吸收峰的紫外分光光度法。

3. 与色素结合的能力　如在酸性环境下，蛋白质分子可解离出带有正电荷的 NH_3^+，它可与氨基黑、丽春红、考马斯亮蓝、邻苯三酚红钼等染料的阴离子结合，产生颜色反应的染料结合法。

4. 蛋白质沉淀后浊度或光折射的改变　如加入磺基水杨酸、三氯乙酸等蛋白沉淀剂后，蛋白质可产生细小的变性沉淀，混悬液的浊度或光折射的改变与蛋白质的浓度成正比的比浊法。

5. 单纯蛋白质平均含氮量恒定　蛋白质经强酸高温消化后转化成铵盐，加碱使铵盐生成氨，经蒸馏分离，用酸滴定氨，以耗酸量推算氨及氨中含氮量，根据蛋白质平均含氮量为 16% 计算蛋白浓度的凯氏定氮法。该法结果准确性好，精密度高，灵敏度高，是公认的参考方法。但操作复杂烦琐，不适合临床常规检测，多用于蛋白质定量标准品的定值。

上述前 4 类方法技术测定血清等体液中总蛋白时，都需要使用定标品。正常人混合血清经凯氏定氮法准确定值后，是各种常规血清总蛋白测定方法的最佳标准液。牛或人人血白蛋白配制的标准液适用于双缩脲法测定的校准，因为白蛋白为单纯蛋白质并有高纯度的商品试剂，其含氮量恒定，可用凯氏定氮法准确定值；并且其分子中肽键数已知，发生双缩脲反应的成色反应稳定。建议使用凯氏定氮法定值的正常人（具有正常的白 / 球蛋白比例）血清或混合血清作为染料结合法的定标。对于沉淀法的定标，因为磺基水杨酸对白蛋白产生的浊度比对球蛋白产生的浊度要大 2.5 倍，故牛或人人血白蛋白标准液都不适用于磺基水杨酸沉淀法，但可用于三氯乙酸沉淀法定标。

一、检测方法

（一）双缩脲法

2 个尿素（脲）分子缩合后生成的双缩脲（$H_2N–OC–NH–CO–NH_2$），在碱性溶液中可与 Cu^{2+} 络合生成紫红色反应物，称双缩脲反应。所有蛋白质中都含有肽键，含有 2 个以上肽键（–CONH–）的肽、蛋白质分子中的肽键在碱性溶液中亦可与 Cu^{2+} 发生类似双缩脲反应，生成紫红色的络合物。紫红色络合物在

540nm的吸光度与肽键数量呈正比关系,据此可计算总蛋白质含量。产生双缩脲反应的试剂称双缩脲试剂。

1. 手工检测　如下所述。

（1）试剂

①6.0mol/L NaOH 溶液：使用新开瓶的优质氢氧化钠,以减少碳酸盐的污染。称取 240g NaOH 溶于约800ml 新鲜制备的蒸馏水或刚煮沸冷却的去离子水中,再加水定容至 1L。置聚乙烯塑料瓶中,密塞（不能用玻璃塞）室温中保存。

②双缩脲试剂：称取 3.00g 未风化、没有丢失结晶水的 $CuSO_4 \cdot 5H_2O$,溶解于 500ml 新制备的蒸馏水或刚煮沸冷却的去离子水中,加酒石酸钠钾（ $KNaC_4H_4O_6 \cdot 4H_2O$ ）9.00g 和 KI 5.0g。待完全溶解后,加入 6.0mol/L NaOH 溶液 100ml,用蒸馏水定容至 1L,置聚乙烯塑料瓶中,密塞（不能用玻璃塞）放室温中保存,至少可稳定 6 个月。该试剂在波长 540nm 的吸光度必须在 0.095～0.105,否则要重新配制。

③双缩脲空白试剂：不含硫酸铜,其他成分和双缩脲试剂相同。

④蛋白标准液：可用正常人混合血清,经凯氏定氮法测定总蛋白浓度。最方便的是购买有批准文号的优质市售试剂盒。

（2）操作：按（表 4-1）操作。

表 4-1　总蛋白双缩脲常规法测定操作步骤

加入物	测定管	标准管
待检血清 (ml)	0.1	
蛋白标准液（ml）		0.1
蒸馏水（ml）		
双缩脲试剂 (ml)	5.0	5.0

混匀,37℃反应 10 分钟,分光光度计波长 540nm、比色杯光径 1.0cm 用空白管调零,读取标准管和各测定管的吸光度。

（3）结果计算：血清总蛋白（g/L）= 测定管吸光度 / 标准管吸光度 × 蛋白标准液浓度。

2. 自动化分析仪检测　不同厂家试剂盒及自动生化分析仪的参数设置可能不同,应坚持选用有正式批文；可量值溯源至参考物质 NIST SRM927c 的质量可靠的产品,严格按说明书及本科室的 SOP 文件操作。下面以某试剂盒的有关上机参数设置为例。

（1）试剂：单试剂（双缩脲试剂）。

（2）操作：测定模式：单试剂终点法；反应模式：吸光度增加型；定标方式：两点定标；反应温度：37℃；主波长：546nm；次波长：700nm；试剂：300μl；血清 / 标准液 6μl；混合后读取吸光度为 A1；反应时间：600s 后读取吸光度为 A2。

（3）结果计算：血清总蛋白（g/L）=（测定管 A2-A1）/（标准管 A2-A1）× 蛋白标准液浓度。

3. 注意事项　如下所述。

（1）方法学特点：该法对各种蛋白质呈色基本相同、显色稳定,特异性、准确度和精密度好,试剂单一方法简便。本法灵敏度较低（最低检测限 2g/L,线性范围 10～150g/L）,但可满足血清总蛋白定量要求,而对蛋白质含量低的脑脊液、胸腹水和尿液等其他体液总蛋白定量时不宜采用。以血浆为标本时,因血浆中含有大量的纤维蛋白原,不宜用血清的参考区间。当血清存在脂浊（或静脉输注右旋糖酐使测定管混浊）、溶血‘（血红蛋白 > 650mg/dl）、严重黄疸（胆红素在 540nm 有弱吸光度）时,对本法有干扰。检测此类血清标本,应设血清 0.1ml 加双缩脲空白试剂 5.0ml 的标本空白管,用双缩脲空白试剂调零,检测标本空白管吸光度。以测定管吸光度减去标本空白管吸光度后的净吸光度,作为计算总蛋白浓度的测定管吸光度。若标本空白管吸光度过高,仍会影响测定的准确度。

（2）双缩脲试剂中各成分的作用：①碱性酒石酸钠钾的作用是与 Cu^{2+} 形成复合物,并维持复合物的溶解性,保证与肽键充分反应；②碘化物是抗氧化剂,避免 Cu^{2+} 被氧化；③ Cu^{2+} 在碱性环境中与酒石酸钠钾形成的复合物可与肽键的羰基氧和酰氨基氮生成紫红色络合物。

（3）报告单位：因血清中各种蛋白质的相对分子质量不同，所以血清总蛋白质浓度只能用 g/L 表示，不能用 mol/L。

（4）吸光度的大小与试剂的组分、pH、反应温度有关：若能保证上述条件在稳定的标准化状态，可以不必每次做标准管，而依据比吸光度法计算蛋白质浓度；或者配制系列浓度蛋白标准液，绘制标准曲线，根据标准曲线方程计算样本的蛋白质浓度。

（5）酚酞、磺溴酞钠在碱性溶液中呈色，影响双缩脲的测定结果，但人血清中不存在这些物质，可不考虑。此外，含有 2 个以上肽键的肽、蛋白质分子中的肽键才能发生双缩脲反应，并且随着肽键增加呈色由粉红色到红紫色。但血清等体液中二肽及三肽等寡肽极微量，对总蛋白量的影响也可忽略不计。

（6）采血状态对结果的影响：应在安静状态下仰卧位采血，因直立体位总蛋白浓度可有 10% 升高，特别是进行性水肿患者更明显；剧烈运动后立即采血总蛋白最多可升高 12%；采血时止血带压迫静脉时间超过 3 分钟，总蛋白也可上升 10%，应避免。

（7）标本稳定性：密闭血清标本室温保存 1 周，2 ~ 4℃保存 1 个月不影响测定结果。冷冻标本室温解融后必须充分混匀再测定。

（二）双缩脲比吸光度法

1. 原理　严格按照 Doumas 方法所规定的配方配制双缩脲试剂、控制反应条件和校准分光光度计的情况下，蛋白质肽键的双缩脲反应呈色强度稳定，可以根据蛋白质双缩脲络合物的比吸光度，直接计算血清总蛋白浓度。

2. 试剂　同双缩脲法。

3. 操作　按（表 4-2）操作。

表 4-2　总蛋白双缩脲常规法测定操作步骤

加入物	测定管	试剂空白管
待检血清（μl）	100	
蒸馏水（μl）		100
双缩脲试剂 (ml)	5.0	5.0
双缩脲空白白试剂 (ml)	5.0	

各管迅速充分混匀后，置（25±1）℃水浴中保温 30 分钟。立即用经过校准的高级分光光度计，在波长 540nm，1.0cm 光径比色杯，读取各管吸光度。读"测定管"及"试剂空白管"吸光度时，用蒸馏水调零；读"标本空白管"吸光度时，用双缩脲空白试剂调零。

4. 结果计算　如下所述。

校正吸光度（Ac）=At-（Ar+As）

式中 At 为测定管吸光度，Ar 为试剂空白管吸光度，As 为标本空白管吸光度。

如测定所用的分光光度计波长准确，带宽 ≤ 2nm、比色杯光径为准确的 1.0cm 时，血清总蛋白含量可根据比吸光度用下式直接计算：

血清总蛋白（g/L）=（Ac/0.298）×（5.1/0.1）=（Ac/0.298）×51

式中 0.298 为蛋白质双缩脲络合物的比吸光系数，即按 Doumas 双缩脲试剂标准配方，在上述规定的反应及测定条件下，蛋白质浓度为 1.0g/L 时的吸光度。

检查比色杯的实际光径可按下述方法进行。

（1）每升含 43.00g 硫酸钴铵六水合物 [（NH4）$_2$Co（SO$_4$）2.6H$_2$O] 的水溶液，在比色杯光径 1.0cm、波长 510nm 时，吸光度应为 0.556。

（2）每升含 0.050g 重铬酸钾的水溶液（加数滴浓硫酸）在比色杯光径 1.0cm、波长 350nm 时，吸光度应为 0.535。

如测出的吸光度与上述不符，表示比色杯光径非 1.0cm，计算结果时需进行校正。校正系数 F=As/Am。As 为钴盐的吸光度（0.556）或重铬酸钾的吸光度（0.535），Am 为实测的吸光度。F 还可取两种溶液校正系数的均值。用下式计算：血清总蛋白（g/L）=（Ac/0.298）×51×F

5. **注意事项** 因基本原理同"双缩脲常规法"，请参见该法注意事项。由于本法的定量基础为比吸光度，因此，除准确配制试剂，严格控制反应条件外，对分光光度计的性能，包括波长、带宽，以及比色杯的光径、清洁等，必须保证在良好状态，并定期校正。否则会严重影响测定结果准确性。

二、参考区间

成人血清总蛋白浓度（双缩脲常规法）：65 ～ 85g/L。上述参考区间引自 WS/T 404.2–2012《临床常用生化检验项目参考区间》。

三、临床意义

（一）血清总蛋白浓度增高（＞85g/L）

1. 血浆中水丢失而浓缩，总蛋白浓度相对增高呕吐、腹泻、高热大汗等急性失水时，可升高达 100 ～ 150g/L；使用脱水、利尿药，以及休克、慢性肾上腺皮质功能减退患者，亦可出现血浆浓缩。

2. 血清蛋白质合成增加：多见于多发性骨髓瘤、巨球蛋白血症患者，此时主要是球蛋白增加，总蛋白可 ＞100g/L。

（二）血清总蛋白浓度降低（＜65g/L）

1. 血浆中水分增加而被稀释 如各种原因所致水潴留，总蛋白浓度相对降低。

2. 营养不良和消耗增加 长期食物中蛋白不足或慢性肠道疾病所致的吸收不良，体内蛋白质合成原料缺乏；严重结核病、甲状腺功能亢进、长期发热和恶性肿瘤等均可致血浆蛋白大量消耗。

3. 合成障碍 主要是严重肝功能损伤致蛋白质合成减少，以白蛋白下降最显著。

4. 血浆蛋白大量丢失 肾病综合征时大量蛋白特别是白蛋白从尿中丢失；严重烧伤时大量血浆渗出；大出血、溃疡性结肠炎等均可使蛋白丢失。

第二节　人血白蛋白测定

白蛋白（albumin，Alb）亦称清蛋白，为含 580 个氨基酸残基的单链单纯蛋白质，分子量 66.3kD，分子中含 17 个二硫键，在 pH 7.4 体液中为每分子可以带有 200 个以上负电荷的负离子。Alb 由肝实质细胞合成分泌，是血浆中含量最多的蛋白质，约占血浆总蛋白的 57% ～ 68%，血浆半衰期约 15 ～ 19 天。Alb 为体内重要营养蛋白，并参与维持血浆胶体渗透压、酸碱平衡等内环境稳定，也是血浆中多种物质的主要转运蛋白。曾用硫酸铵盐析法沉淀球蛋白，再用上述总蛋白测定方法测定上清液中的蛋白质量，视作 Alb 量，但操作繁杂、特异性及重复性差，已不使用。目前临床实验室测定 Alb 的方法有电泳法、免疫法和染料结合法，以染料结合法和免疫法常用。染料结合法是利用 Alb 可与溴甲酚绿、溴甲酚紫等阴离子染料快速结合显色的特性，直接测定血清 Alb。免疫法则是利用制备的抗人 Alb 单或多克隆抗体，以各种定量免疫学方法测定血清 Alb 浓度。

一、检测方法

（一）溴甲酚绿法

人 Alb 等电点（pT）为 4 ～ 5.8，在 pH4.2 的缓冲液中将带正电荷，在非离子型表面活性剂存在时，可与阴离子染料溴甲酚绿（BCG）快速结合，生成在 628nm 处有吸收峰的蓝绿色复合物，复合物的吸光度与 Alb 量呈正比关系，据此可计算样本中 Alb 含量。

1. **手工检测** 如下所述。

（1）试剂

①BCG试剂：分别准确称取0.105g BCG（或0.108g BCG钠盐）、8.85g琥珀酸和0.100g叠氮钠，溶于约950ml蒸馏水中，加入4ml 30%聚氧化乙烯月桂醚（Brij-35）。待完全混溶后，用6mol/L氢氧化钠溶液调节pH至4.15～4.25，再用蒸馏水定容至1L，贮存于聚乙烯塑料瓶中，密塞。室温中至少可稳定6个月。配成的BCG试剂用分光光度计波长628nm，蒸馏水调零，测定的吸光度应在0.150左右方可使用。

②BCG空白试剂：除不加入BCG外，其余完全同BCG试剂配制方法。

③40g/L白蛋白标准液：也可用定值参考血清作白蛋白标准，均需冰箱保存。如用商品试剂盒，应选用可溯源至人血清蛋白参考物质CRM 470、有批准文号的产品。

（2）操作：按（表4-3）操作。

表4-3　白蛋白BCG法手工测定操作步骤

加入物（ml）	测定管	标准管
待测血清	0.02	
白蛋白标准液		0.02
蒸馏水		
BCG试剂	5.0	5.0

保证每管在加入BCG试剂立即混匀后，（30±3）秒即在分光光度计上628nm波长处，空白管调零读取吸光度。

（3）结果计算：人血白蛋白（g/L）=（测定管吸光度/标准管吸光度）×白蛋白标准液浓度。

2. 自动化分析仪检测　不同厂家试剂盒及自动生化分析仪的参数设置可能不同，应坚持选用有正式批文、可溯源至参考物质CRM 470的质量可靠的产品，严格按说明书操作。下面以某试剂盒的有关上机参数设置为例。

（1）试剂：单试剂（BCG试剂），白蛋白标准液（40.0g/L）。

（2）操作：测定模式：单试剂终点法；反应模式：吸光度增加型；定标方式：两点定标；反应温度：37℃；主波长：600nm；次波长：700nm；试剂：300μl；血清/标准液3μl；混合后读取吸光度为A1；反应时间30秒后读取吸光度为A2。

（3）结果计算

人血白蛋白（g/L）=（测定管A2-A1）/（标准管A2-A1）×蛋白标准液浓度

3. 注意事项　如下所述。

（1）分析性能：本法测定Alb的最低检测限为2g/L，线性范围为2～60g/L，批内变异系数≤4.0%，批间变异系数≤6.5%，相对偏差<±10%。

（2）试剂要求

①BCG为酸碱指示剂，其变色域为pH3.8（黄色）-pH5.4（蓝绿色）。因此保证试剂中缓冲体系的准确pH及足够缓冲容量，以控制反应体系pH是本法的关键。配制BCG试剂的缓冲液，也可用枸橼酸盐或乳酸盐缓冲液，但因琥珀酸缓冲液校正曲线通过原点，并且线性范围较宽，灵敏度好，故推荐采用。

②BCG试剂中的聚氧化乙烯月桂醚（Brij-35）为非离子型表面活性剂，可促进Alb和BCG快速完全反应。亦可用其他非离子型表面活性剂替代，如吐温-20（Tween-20）、吐温-80（Tween-80），终浓度为2ml/L，灵敏度和线性范围与使用Brij-35相同。

③方法学特点：在本法反应条件下，BCG不仅和Alb反应显色，也可和血清中其他一些蛋白质特别是α₁-球蛋白、转铁蛋白和触珠蛋白反应显色。但BCG和Alb显色反应迅速，而与其他蛋白的显色反应缓慢，需1小时才完全完成。若血清与BCG试剂混合后30秒即进行测定，则主要反映Alb所致的快速显色反应。因此，应严格控制反应30秒即进行比色，以减少"慢反应"蛋白的干扰，特别是标准品为纯人Alb时。若以定值人血清为定标品，可有效减少血清中"慢反应"蛋白的基质效应。

④干扰因素：溶血（血红蛋白 <10g/L）和胆红素（<1 026μmol/L）对本法无明显干扰，但对脂血浑浊标本需加做标本空白管。即以测定管等量样本血清加入 BCG 空白试剂，同样以 BCG 空白试剂调零，读取标本空白管吸光度，用测定管吸光度减去标本空白管吸光度的净吸光度，计算血清 Alb 浓度。

⑤以 60g/L 白蛋白标准液按手工测定法操作，比色杯光径为 1.0cm，在 628nm 测定的吸光度应为 0.811 + 0.035。如达不到此值，表示灵敏度较差，应检查试剂及仪器有无问题。

（二）溴甲酚紫法

溴甲酚紫（BCP）和溴甲酚绿均为阴离子染料，故可用溴甲酚绿类似方法测定血清 Alb。BCP 在 pH4.9 ~ 5.2 的醋酸缓冲液中呈黄色，同样在有非离子型表面活性剂存在时，可与人 Alb 快速结合后生成 603nm 处有吸收峰的绿色复合物。其吸光度与 Alb 浓度成正比，与同样处理的 Alb 定标品比较，可计算样品血清 Alb 浓度。

溴甲酚紫法除以 BCP 替代 BCG，缓冲液为 pH 为 4.9 ~ 5.2 的醋酸缓冲液，一般在加入 BCP 试剂后 1 ~ 2 分钟时读取吸光度外，其检测方法、方法性能及注意事项同溴甲酚绿法，并且两法的相关性高。由于该法反应体系的 pH 接近 α – 球蛋白和 β – 球蛋白的等电点，能一定程度减少这两种球蛋白的正电荷形成，抑制它们与阴离子染料 BCP 的非特异性反应，所以认为对测定白蛋白有相对较高的特异性。但 BCP 与动物血清 Alb 的反应性较差，因此本法要求 Alb 标准品及质控血清均应使用人源性的。目前已有供自动生化分析仪用的该法试剂盒问世。

（三）免疫比浊法

1. 原理　人 Alb 具完全抗原性，可制备多克隆或单克隆抗体。将抗人 Alb 抗体加入样本血清中，可通过抗原、抗体反应与血清中 Alb 特异性结合，形成 Alb– 抗 Alb 抗体复合物微粒，导致浊度增加。在一定的条件下，如合适的抗原、抗体浓度，一定的免疫复合物微粒直径 / 入射光波长比值等，浊度的增加与免疫复合物微粒数相关，因此可定量得到样本中 Alb 的浓度。目前临床检验中以免疫比浊法测定血清（浆）中 Alb 及其他蛋白质大都是在仪器上完成。对浊度改变的检测均是基于液体中有悬浮微粒时，可发生入射光的光散射。根据对散射光的检测角度，可分为散射浊度法和透射浊度法 2 类方法。散射浊度法是在入射光 5° ~ 95°方向检测散射光强度定量悬浮微粒浓度，其灵敏度高，但干扰因素较多，并需特殊的散射光检测仪器，如特定蛋白测定仪。散射浊度法还可分为终点散射浊度法和速率散射浊度法，后者的灵敏性更高。而透射浊度法则是在入射光 0°方向，即直射角度上检测散射光强度定量悬浮微粒浓度，其准确性较高，并且在自动生化分析仪上即可完成，较多使用。

不同厂家试剂盒及上机参数设置可能不同，应坚持选用有正式批文、可溯源至人血清蛋白参考物 CRM 470 的质量可靠产品，严格按说明书及本科室的 SOP 文件操作。下面以 Alb 透射浊度法某试剂盒为例。

2. 试剂如下所述。

（1）50mmol/L Tris 缓冲液（pH8.0）：含 4.2% 聚乙二醇（PEG）、2.0mmol/L 乙二胺四乙酸（ED–TA）及防腐剂。

（2）多克隆羊抗人白蛋白抗体：以 100mmol/L Tris（pH7.2）缓冲液配制成所需滴度，含防腐剂。

（3）抗原过剩稀释液：50mmol/L 磷酸盐缓冲液（pH7.0）含 150mmol/L NaCl 及防腐剂。

（4）标准液：经溯源至 CRM 470 参考物定值的 5 种不同浓度白蛋白标准液。

3. 操作在适用于该试剂盒的某型号自动生化分析仪上基本参数设置如下。测定类型：2 点终点法；反应时间 / 测定点：10/（10 ~ 34）；定标方式：多点定标；波长（副 / 主）：700/340nm；反应方向：上升；试剂 1：100μl；试剂 2：20μl。样本量：2.0μl。不同实验室具体反应条件会因所用仪器和试剂而异，在保证方法可靠的前提下，应按仪器和试剂说明书设定测定条件，进行定标品、质控样品和样品分析。

4. 结果计算　根据待测样本浊度以系列浓度白蛋白标准品绘制的曲线（多为 Logit–log 曲线）及拟合的方程式，自动计算出样本中白蛋白浓度。

5. 注意事项　如下所述。

（1）方法学特点：定量免疫比浊法测定中，根据免疫复合物微粒径选择适宜入射光波长，对方法的检测性能十分重要。透射浊度法时，免疫复合物微粒径在 35 ~ 100nm 时，选择 290 ~ 410nm 波长入射光最佳，上述介绍方法即是基于人白蛋白－抗体复合物粒径约 40nm 而选用 340nm 波长入射光。定量免疫比浊法现常采用的微粒增强免疫浊度法，则是将抗体吸附或交联于一定粒径的乳胶或聚苯乙烯等微粒上，较均一地增加免疫复合物粒径，从而增强其正向折射光，提高检测灵敏度，特别是对分子量较小的抗原更适用。

（2）本法试剂 1 含聚乙二醇，并保证反应体系有合适的 pH 和电解质，是常用的促进免疫复合物形成和稳定的方法。即便如此，抗原－抗体结合反应仍遵守典型的 Heidelberger 曲线，即当抗体量恒定时，抗原与抗体结合形成免疫复合物的反应与散射信号响应值的上升存在 3 相：①抗体过剩期又称前带，信号响应值上升缓慢并且与抗原量无良好相关性；②平衡期又称等价带，此期信号响应值上升与抗原量存在良好相关性；③抗原过剩期又称后带，当抗体被大量消耗或绝对抗原过多，信号响应值上升至一极限值时，已形成的抗原－抗体复合物会发生解离而迅速下降。因此只有在平衡期检测才能保证结果可靠，故应使用多点非线性定标，可自动拟合合适的曲线，并对样本多点检测，保证结果可靠的仪器。

（3）干扰因素：样本浑浊、灰尘污染、存在微小凝血块等微粒对免疫浊度法干扰大，必须注意避免。试剂有任何可见的混浊，即应弃去不用。

4. 其他检测方法　血清 Alb 定量免疫学检测方法还有散射浊度法、酶联免疫吸附法等。前法需特殊仪器，后法操作较烦琐其检测性能较差，透射浊度法可在已普及的自动生化分析仪上即可完成，广泛应用。但由于血清 Alb 浓度较高，前述成本较低的染料结合法已可完全满足要求，故 Alb 定量免疫学检测主要用于含量较低的尿和脑脊液测定。

二、参考区间

成人血清 Alb 浓度（溴甲酚绿法）：40 ~ 55g/L。摩尔浓度按 g/L×15.2=μmol/L 换算。此外，根据测定的血清总蛋白及 Alb 浓度，可按血清球蛋白 = 血清总蛋白 － 白蛋白，计算出血清球蛋白（globulin，Glb）和白蛋白／球蛋白比值（A/G）：成人血清球蛋白浓度为 20 ~ 40g/L，A/G 为（1.2 ~ 2.4）：1。

三、临床意义

人血清 Alb 异常的临床意义，通常应结合血清总蛋白（TP）、球蛋白（Glb）和 A/G 比值进行分析。

急性 Alb 降低伴 TP 降低但 A/G 正常，见于大出血、严重烫伤时血浆大量丢失或短期内大量补液；慢性 Alb 降低伴 TP 降低但 A/G 正常，见于长期营养不良蛋白质合成不足；慢性 Alb 降低但 TP 正常或略减少，而球蛋白升高、A/G 降低甚至倒置，提示肝纤维化导致肝实质细胞 Alb 生成受损、肝间质细胞球蛋白表达上调；慢性 Alb 及 TP 降低，球蛋白正常而 A/G 降低，提示为血浆 Alb 大量丢失所致，如肾病综合征等致 Alb 从尿丢失，妊娠特别是晚期，由于对 Alb 需求增加，又伴有血容量增高，亦可见上述改变，但分娩后可迅速恢复正常。由于 Alb 为维持血浆胶体渗透压的主要成分，当 Alb< 20g/L 时，常发生水肿。罕见的先天性白蛋白缺乏症患者，血清中几乎没有白蛋白，但患者不出现水肿。Alb 伴 TP 升高但 A/G 正常，见于脱水等导致血浆浓缩。尚未发现单纯导致 Alb 升高的疾病。

球蛋白浓度降低主要是合成减少。长期大剂量使用肾上腺皮质激素和其他免疫抑制剂，会导致球蛋白合成减少。低 γ－球蛋白血症或无 γ－球蛋白血症者，血清中 γ－球蛋白极度低下或无，先天性患者仅见于男性婴儿，而后天获得性患者可见于男、女两性，此类患者缺乏体液免疫功能，极易发生难以控制的感染。正常婴儿出生后至 3 岁，肝脏和免疫系统尚未发育完全，可出现生理性球蛋白浓度较低。单纯球蛋白浓度增高多以 γ－球蛋白为主。见于感染性疾病、自身免疫性疾病及多发性骨髓瘤，后者 γ－球蛋白可达 20 ~ 50g/L，并在电泳时形成 M 蛋白区带。

第三节　血清蛋白电泳

血浆蛋白质种类繁多，怎样分类是复杂的问题，可以从不同角度对其进行归纳分类。如将血浆蛋白质简单分为清蛋白和球蛋白两大类，按化学结构分为单纯蛋白质和结合蛋白，根据功能进行分类等。至今较实用的仍是通过电泳获得的条带，对血浆蛋白质概貌谱分类。蛋白电泳（protein electrophoresis）指利用溶液中带电粒子在直流电场作用下向所带电荷相反电极方向移动，所带电荷越大、直径越小或越接近球形则移动越快，从而对蛋白不同组分进行分离鉴定的技术。

两性电解质蛋白质在一定的 pH 溶液中所带正、负电荷数恰好相等，即分子的净电荷等于零，此时该蛋白质在电场中不会移动，溶液的这一 pH，称为该蛋白质的等电点。若溶液 pH<pI，则蛋白质带正电荷，在电场中向负极移动；若溶液 pH> pI，则蛋白质带负电荷，就向正极移动。不同蛋白质的迁移率主要受所带电荷大小、分子量和形状影响。按有无支持介质可将电泳分为自由电泳和支持物电泳，后者较多应用。血清蛋白电泳多用表面带电荷较少的惰性支持介质，如滤纸、醋酸纤维素膜、琼脂糖凝胶，该类介质虽然分辨率较低，但较少电渗。滤纸吸附效应较强，易使蛋白区带形成小的拖尾，且滤纸不透明不能用光密度计扫描，血清蛋白纸电泳已经淘汰。醋酸纤维素膜对蛋白质吸附小故拖尾现象轻，区带界限清晰，通常较短分离时间即可将血清蛋白分为 5 条清晰区带，并且能透明，可用光密度计扫描，染色后则可长期保存，但醋酸纤维素膜吸水性差，电阻较大，电泳时产热明显，导致膜中水分易蒸发及蛋白质变性破坏，影响电泳结果，需注意选择合适电压。琼脂是一种多糖，经处理去除其中的果胶，即为琼脂糖，琼脂糖链受氢键及其他力的作用而互相盘绕形成绳状琼脂糖束，构成大网孔型凝胶，具备分子筛功效，故分辨率好，可将血清蛋白分离出 8 ～ 11 条区带，而且琼脂糖中 SO_4^{2-} 较少，电渗影响弱，使分离效果显著提高，血清琼脂糖凝胶电泳是临床常用的血清蛋白电泳检测技术。毛细管电泳或称高效毛细管电泳是指以毛细管为分离柱，由于毛细管置于冷却系统中有效地冷却降温，故可加以直流高压作为驱动力，使样品在高压电场中快速泳动，达到高效分离的一类新型电泳技术，具有高效、快速、高分辨率等优点。

其他支持介质如聚丙烯酰胺凝胶，因不同浓度和交联度可形成不同孔径的三维网状结构，兼有电泳支持体及分子筛的功能，提高了分辨率，在适当条件下可分出 30 多条区带，但未在临床常规使用。下面将介绍血清蛋白醋酸纤维素膜电泳方法、琼脂糖凝胶电泳方法和毛细管区带电泳方法。

一、检测方法

（一）血清蛋白醋酸纤维素膜（CAM）电泳

1. 原理　血清蛋白质等电点（ pI）大都 <7.3，因此，在 pH8.6 缓冲液中，几乎所有血清蛋白质均为带负电荷的质点，在电场中向正极泳动。由于血清中各种蛋白质 pI 不同，所带电荷量有差异，加之相对分子质量不同，形状有差异，故在同一电场中迁移率不同，经过一定时间后，得以分离形成可分辨的区带。由于 CAM 对蛋白质吸附小，区带清晰，分离时间短，并且对染料不吸附，无背景干扰，染色后可较长期保存，亦可透明化用光密度计直接扫描，为血清蛋白电泳最常使用的支持介质，血清蛋白 CAM 电泳通常可获得 5 条清晰区带。

2. 仪器　如下所述。

（1）电泳仪：电压 0 ～ 600V、电流 0 ～ 300mA 的晶体管整流稳压稳流直流电源。

（2）电泳槽：选用适合 CAM 电泳的铂丝电极的水平电泳槽，电泳槽的膜面空间与 CAM 面积应为 5 cm^3/cm^2。

（3）血清加样器：微量吸管（10μl，分度 0.5μl）或专用电泳血清加样器。

（4）分光光度计及自动光密度计：选用质量可靠的产品。

3. 材料醋酸纤维素薄膜 2cm ×8cm 规格，质地均匀、孔细、吸水性高、染料吸附少、分离效果好的产品。

4. 试剂　如下所述。

（1）巴比妥缓冲液（pH8.6，离子强度 0.06）准确称取巴比妥 2.21g，巴比妥钠 12.36g 于 500ml 蒸馏水中加热溶解，待冷至室温后，用蒸馏水定容至 1L。

（2）染色液

①丽春红 S 染色液：称取 0.4g 丽春红 S 及 6.0g 三氯醋酸，用蒸馏水溶解，并定容至 100ml。

②氨基黑 10B 染色液：称取 0.1g 氨基黑 10B，溶于 20ml 无水乙醇中，再加冰醋酸 5ml，甘油 0.5ml，混匀。另取 2.5g 磺基水杨酸，溶于 74.5ml 蒸馏水中。再将二液混合摇匀。

（3）漂洗液

①3%（V/V）醋酸溶液：适用于丽春红S染色漂洗。

②甲醇45ml、冰醋酸5ml和蒸馏水50ml混匀。适用于氨基黑10B染色的漂洗。

（4）洗脱液：0.1mol/L氢氧化钠溶液，适用于丽春红S染色洗脱；0.4mol/L氢氧化钠溶液，适用于氨基黑10B染色洗脱。

（5）透明液：称取21g柠檬酸（$C_6H_5O_7Na_3 \cdot 2H_2O$）和150g N-甲基-2-吡咯烷酮，以蒸馏水溶解并定容至500ml。如不需保存亦可用十氢萘或液状石蜡为透明液。

5. 操作 如下所述。

（1）将电泳槽置于水平平台上，电泳槽两侧内加入等量巴比妥缓冲液，使两侧槽内的缓冲液在同一水平面，液面与支架距离约2～2.5cm。

（2）取CAM（2cm×8cm）。一张，在毛面的一端（负极侧）1.5cm处，用铅笔轻画一横线作点样标记，编号后，将CAM毛面向下漂浮于盛有巴比妥缓冲液的平皿中，待其自然浸润下沉并充分浸透后（约20分钟）取出。夹于洁净滤纸中间，吸去多余的缓冲液。

（3）将CAM毛面向上，画线端朝向负极贴于电泳槽的支架上轻轻拉直，用微量吸管吸取样本血清在横线处沿横线加3～5μl。样品应与膜的边缘保持一定距离，以免电泳图谱中蛋白区带变形。待血清渗入膜后，反转CAM，使光面朝上，画线端朝向负极平直地贴于电泳槽支架上，用双层滤纸或4层纱布将膜的两端与缓冲液连通（桥联），平衡5分钟。

（4）接通电源：将电泳槽与电泳仪的正、负极连接，注意CAM上画线端一定接负极。调节电压为90～150V、电流0.4～0.6mA/cm膜长，夏季通电45分钟，冬季通电60分钟，待电泳区带展开约25～35mm，即可关闭电源结束电泳。上述电泳参数设置，不同电泳仪和室温要求不同，应摸索建立。

（5）染色：取下CAM直接浸于丽春红S或氨基黑10B染色液中，轻轻晃动染色5～10分钟（以清蛋白带染透为止）。薄膜条较多时，需使用较大的器具盛染液，避免薄膜条紧贴或重叠，影响染色效果。

（6）漂洗：准备3～4个漂洗皿，装入漂洗液。从染色液中取出染好色的CAM并尽量沥去染色液，依次投入漂洗皿漂洗，直至背景无色为止。

（7）定量：包括洗脱后比色定量及光密度扫描法2种定量方法。

①洗脱比色定量法：将漂洗净的膜吸干，剪下各染色蛋白区带，并在膜的无蛋白质区带部分，剪取与清蛋白区带同宽度膜条，作为空白对照，分别放入已编号的试管内洗脱。氨基黑10B染色用0.4mol/L氢氧化钠洗脱，清蛋白管内加6ml（计算时吸光度乘以2），其余各加3ml，置37℃水箱20分钟，不时振摇，使染料完全浸出至洗脱液中。用分光光度计在620nm处以空白管液调零，读取各管吸光度。丽春红S染色，浸出液用0.1mol/L氢氧化钠，加入量同上。10分钟后，向清蛋白管内加40%（V/V）醋酸0.6ml（计算时吸光度乘以2），其余各加0.3ml，以中和部分氢氧化钠使色泽加深。必要时离心沉淀，取上清液，用分光光度计520nm处以空白管液调零，读取各管吸光度。

②光密度扫描法

a. 透明：对需保存CAM，吸去膜上的漂洗液（防止透明液被稀释影响透明效果），将薄膜浸入N-甲基-2-吡咯烷酮-柠檬酸透明液中2～3分钟（可适当延长一些时间），取出以滚动方式平贴于洁净无划痕的载物玻璃片（切勿产生气泡），将此玻璃片竖立片刻，尽量沥去透明液后，置已恒温至90～100℃烘箱内烘烤10～15分钟，取出冷至室温。用此法透明的各条蛋白区带鲜明，薄膜平整，可供直接扫描和保存。对不保存的CAM，可将漂洗过的薄膜烘干后，用十氢萘或液状石蜡浸透，夹于两块优质薄玻片间供扫描用。此法透明的薄膜不能久藏，且易发生皱褶。

b. 扫描定量：将已透明的薄膜放入全自动光密度计内，进行扫描分析。

6. 结果计算通常血清蛋白CAM电泳可获得从正极端起依次为白蛋白、α_1-球蛋白、α_2-球蛋白、β-球蛋白和β-球蛋白的5条区带。扫描法时，全自动光密度计可自动报告各组分蛋白占总蛋白的百分比。

洗脱比色定量法可按下式计算：

各区带蛋白（%）=Ax/AT×100% 式中，AX表示各区带蛋白测定的吸光度；AT表示各区带蛋白吸光度总和。

根据同时测定的血清总蛋白浓度，可按下式计算出各区带蛋白的浓度：

各区带蛋白（g/L）= 各区带蛋白（%）× 血清总蛋白（g/L）。

7. 参考区间　用百分率报告各组分的相对量时，任何组分的增减，即便其他组分绝对含量虽然正常，也会出现相应的减增，所以最好同时报告相对比值和绝对浓度。由于各实验室采用的电泳条件不同，再加之不同地区人群间可能存在生物学变异，参考区间存在差异，故各实验室应建立自己测定体系的参考区间，（表4-4）列出的参考区间引自《全国临床检验操作规程》（第3版），仅供参考。

表4-4　血清蛋白醋酸纤维素膜电泳参考区间

蛋白质组分	丽春红S染色扫描		氨基黑10B染色扫描		氨基黑10B染色洗脱比色
	g/L	%总蛋白	g/L	%总蛋白	%总蛋白
白蛋白	35~52	57~68	43.7~53.9	53.0~73.2	58.6~73.8
α_1-球蛋白	1.0~4.0	1.0~5.7	0.4~2.6	1.0~3.0	2.5~5.9
α_2-球蛋白	4.0~8.0	4.9~11.2	2.5~5.3	3.3~7.3	4.5~8.7
β-球蛋白	5.0~10.0	7.0~13.0	3.0~8.2	6.7~9.9	7.1~13.5
γ-球蛋白	6.0~13.0	9.8~18.2	7.6~18.6	11.9~23.5	13.1~21.5

8. 注意事项　如下所述。

（1）染料选择：使用光密度计扫描定量一般用丽春红S染色，因其可与各组分蛋白浓度基本呈正比例结合，结果较准确。用洗脱比色法定量时，用丽春红S或氨基黑10B均可，但选用氨基黑10B时，因其对白蛋白亲和力更高，特别是白蛋白浓度高时，可因白蛋白染色过深，导致白蛋白结果偏高而球蛋白偏低；或者白蛋白区带染色不透，出现小空泡甚至蛋白膜脱落在染色液中，严重影响结果的准确性。因此血清总蛋白＞80g/L时，用氨基黑10B染色应将血清对半稀释再加样。

（2）缓冲液要求：由于缓冲液的pH及离子强度对电泳结果影响大，除保证严格按规定配制外，每次电泳时应交换正负电极，以使电泳槽两侧缓冲液的正、负离子相互交换，维持缓冲液的pH和离子强度不至于发生较大改变。即便如此，因每次电泳的薄膜数量可能不等，所以缓冲液使用10次后仍应更换。

（3）液面高度要求：电泳槽缓冲液的液面要保持一定高度，过低可能会增加 γ-球蛋白的电渗现象（向阴极移动）。同时电泳槽两侧的液面应保持同一水平面，否则，会通过薄膜产生虹吸现象，严重影响蛋白分子的迁移率。

（4）电泳失败的判断及原因分析

①电泳图谱不整齐：加样不均匀、样品触及薄膜边缘、薄膜未完全浸透或温度过高致使膜局部干燥或水分蒸发、缓冲液变质；电泳时薄膜放置不正确，使电流方向不平行。

②蛋白各组分分离不佳：点样过多、电流过低、薄膜质量差等。

③染色后清蛋白中间着色浅：染色时间不足或染色液陈旧所致；若因蛋白含量高引起，可稀释血清或延长染色时间。一般以延长2分钟为宜，若时间过长，球蛋白百分比上升，A/G比值会下降。

④薄膜透明不完全：烘箱温度未达到90℃以上就将膜放入、透明液陈旧和浸泡时间不足等。

⑤透明膜上有气泡：玻片上有油脂，使薄膜部分脱开或贴膜时滚动不佳。

（5）检测仪器：已有全自动电泳系统上市，电泳支持物为琼脂糖或CAM，可自动完成电泳、烘干、染色、漂洗，最后自动扫描光密度，打印出图形及定量报告。由于从电泳到光密度扫描均在电脑程序控制下自动完成，可有效减少操作误差。只要严格使用配套试剂及器材，严格按规定操作，重复性高。但这类仪器适用于标本量多的单位使用，若样本量少，经济上很不合算。

（二）血清蛋白琼脂糖凝胶电泳

1. 原理　血清蛋白质等电点（pI）大都＜7.3，因此，在pH8.6缓冲液中，几乎所有血清蛋白质均为带负电荷的质点，在电场中向正极泳动。由于血清中各种蛋白质pI不同，所带电荷量有差异，加之相对分子质量不同，形状有差异，故在同一电场中迁移率不同，经过一定时间后，得以分离形成可分辨的区带。使用琼脂糖凝胶的优点是电泳速度快，血清样品无须处理即可直接加样进行检测；琼脂糖凝胶兼具分子筛功效，分辨率好；电泳区带易染色，干燥后背景几乎无色，便于光密度扫描检测。

2. 仪器　如下所述。

（1）琼脂糖凝胶电泳仪：选用质量可靠的国产或进口仪器。

（2）血清加样器：微量吸管（10μl，分度0.5μl）或专用电泳加样器。

（3）点样支架：选用质量可靠的产品或配套产品。

（4）点样梳：选用质量可靠的产品或配套产品。

（5）琼脂糖凝胶电泳专用滤纸。

（6）全自动光密度计：选用质量可靠的产品。

3. 试剂　购买合格的商品化试剂盒，以某仪器配套的试剂盒为例，包括：①琼脂糖凝胶胶片；②缓冲液；③点样梳；④薄滤纸；⑤染液；⑥脱色液；⑦湿盒。

4. 操作　按仪器操作和试剂说明书进行，该试剂在适用于该试剂盒的某型号自动化琼脂糖凝胶电泳仪上操作如下。

（1）点样：点样梳每孔加血清10μl。点样完毕后，应让样品在梳齿内扩散5分钟。若不能立即电泳，需将点样梳梳齿向上置于湿盒内。

（2）架设缓冲条：打开电泳舱盖并升起点样支架，取出两根缓冲条嵌于支架的正负两极。缓冲条的海绵部分应紧贴在电极铂金丝上。

（3）铺设凝胶胶片。

（4）取出胶片，正面向上：用薄滤纸轻轻覆盖琼脂糖凝胶表面，吸取多余的缓冲液，并迅速移走滤纸。

（5）在电泳板框的下1/3处滴加约200μl蒸馏水。将胶片放置于电泳平台框标内，确定胶片背面无气泡，并轻轻放下点样支架。

（6）上样：去除点样梳的外围支架，梳齿向下插入点样支架的相应位置。关闭电泳舱盖，进行电泳。

（7）染色：放入染色液中约10分钟。

（8）脱色：将染色完毕的胶片放入脱色液中。脱色至胶片背景恰好无色。

（9）干燥：将脱色后的凝胶片置于冷风下吹干。

（10）扫描电泳结果：将已透明的胶片放入全自动光密度计内，进行扫描分析。

5. 结果　计算通常血清蛋白琼脂糖电泳可获得从正极端起依次为白蛋白、α$_1$-球蛋白、α$_2$-球蛋白、β-球蛋白和γ-球蛋白的5条区带。扫描法时，全自动光密度计可自动报告各组分蛋白占血清总蛋白的百分比。

根据同时测定的血清总蛋白浓度，可按下式计算出各区带蛋白的浓度：

各区带蛋白（g/L）= 各区带蛋白（%）× 血清总蛋白（g/L）。

6. 参考区间　成人血清蛋白琼脂糖凝胶电泳参考区间。

白蛋白：59.8% ~ 72.4%。

α$_1$-球蛋白：1.0% ~ 3.2%。

α$_2$-球蛋白：7.4% ~ 12.6%。

β-球蛋白：7.5% ~ 12.9%。

γ-球蛋白：8.0% ~ 15.8%。

以上参考区间引自试剂说明书。

7. 注意事项电泳失败的判断及原因分析　如下所述。

（1）电泳图谱不整齐：加样不均匀、样品触及胶片边缘、胶片未完全浸透或温度过高致使膜局部干燥或水分蒸发、缓冲液变质；电泳时胶片放置不正确，使电流方向不平行。

（2）蛋白各组分分离不佳：点样过多、电流过低、胶片质量差等。

（3）染色后清蛋白中间着色浅：染色时间不足或染色液陈旧所致；若因蛋白含量过高引起，可稀释血清或延长染色时间。一般以延长 2 分钟为宜，若时间过长，球蛋白百分比上升，A/G 比值会下降。

（4）胶片透明不完全：洗脱液陈旧和浸泡时间不足等。

（三）血清蛋白毛细管区带电泳

1. 原理　毛细管电泳的理论基础建立在电双层的概念之下。在与电解液接触的直立电极上加电压，带相反电荷的离子积聚在电极表面，电荷载体的这种布置即称为电双层。毛细管区带电泳是毛细管电泳 7 种经典分离方式之一，其原理是将待分析溶液引入毛细管进样一端，施加直流电压后，各组分按各自的电泳流和电渗流的矢量和，流向毛细管出口端，按阳离子、中性粒子和阴离子及其电荷大小的顺序，以不同的速度移动通过检测器而分离。但中性组分彼此不能分离。

2. 仪器　如下所述。

（1）毛细管电泳仪：选用质量可靠的国产或进口仪器。

（2）血清加样器：微量吸管或专用电泳加样器。

（3）缓冲液：选用质量可靠的产品或配套产品。

（4）清洗液：选用质量可靠的产品或配套产品。

（5）稀释杯：选用质量可靠的产品或配套产品。

（6）过滤器：选用质量可靠的产品或配套产品。

3. 操作　按仪器操作和试剂说明书进行，该试剂在适用于该试剂盒的某型号毛细管电泳仪上操作如下。

采用 8 条毛细管通道并行运作，快速电泳分离的全自动、多任务处理的毛细管电泳系统。从连续进样到最后电泳结果传输全过程包括：标本识别、稀释、毛细管清洁、标本进样、电泳、检测、结果处理等全部自动完成，其中操作人员仅需分离血清上机，其余步骤均由仪器自动完成。

4. 结果计算　系统自动将毛细管电泳仪测定的 6 条区带百分比转换成 5 条区带的百分比（ β_1 - 球蛋白和 β_2 - 球蛋白百分比将合并为 β - 球蛋白百分比）。其余结果计算方式同血清蛋白琼脂糖电泳方法。

5. 参考区间　成人血清蛋白毛细管区带电泳参考区间如下。

白蛋白：55.8% ~ 66.1%。

α_1 - 球蛋白：2.9% ~ 4.9%。

α_2 - 球蛋白：7.1% ~ 11.8%。

β - 球蛋白：8.4% ~ 13.1%。

β_1 - 球蛋白：4.7% ~ 7.2%。

β_2 - 球蛋白：3.2% ~ 6.5%。

γ - 球蛋白：11.1% ~ 18.8%。

以上参考区间引自试剂说明书。

二、临床意义

血清蛋白电泳的原理是按不同蛋白的迁移率进行分离鉴定，每一区带都是电泳体系中具有相同或相近迁移率的蛋白质混合物，CAM 电泳通常仅形成 5 条区带。而多数有较高诊断意义的蛋白质在血清中都是微量存在，其浓度改变一般不会对其所在区带产生明显影响。因此，仅（表4-5）中列出的疾病时，CAM 电泳结果可出现较明显改变，有一定临床意义。

表4-5　几种疾病时人血白蛋白醋酸纤维素膜电泳典型改变

病名	区带 1				
	白蛋白	1- 球蛋白	2- 球蛋白	- 球蛋白	- 球蛋白
肾病	↓↓	↑	↑↑	↑	↓
弥漫性肝损害	↓↓	↑	↓	↓	↓
肝硬化	↓↓	↓	↑	均↑，并融合形成 β-γ 桥	

病名	区带 1				
	白蛋白	1- 球蛋白	2- 球蛋白	– 球蛋白	– 球蛋白
原发性肝癌	↓↓	AFP2			↑
多发性骨髓瘤 3				α2带 γ 带间出现 M 蛋白区带	
慢性炎症	↓		↑	↑	↑
妊娠	↓				↓
无丙种球蛋白血症				↓↓	
双白蛋白血症 4	双峰				

注: 表中"↑"表示轻度增加,"↑↑"表示显著增加,"↓"表示轻度减少,"↓↓"表示显著减少,无箭头表示没有明显改变。

1. 甲胎蛋白(AFP)显著升高的肝癌患者,可在白蛋白与 α_1- 球蛋白区带间,出现一条清晰的 AFP 新区带。

2. 多发性骨髓瘤患者因浆细胞异常增殖,产生大量单克隆蛋白(monoclonal protein)即 M 蛋白,为免疫球蛋白(Ig)或其轻链或重链,电泳出现一条深染区带,称 M 蛋白带,多出现在 γ 或 β 区,偶见于 α_2 区。

3. 双白蛋白血症为较少见的常染色体遗传性白蛋白异常,以持续白蛋白区出现双峰为特征。此外,在接受大剂量 β – 内酰胺类抗生素治疗患者中,也可出现双白蛋峰,但停药后逐渐消失,仅为一过性,借以区别。

第四节 血清前白蛋白测定

前白蛋白(prealbumin,PA)又称前清蛋白,分子量约 55kD,血浆半衰期为 1.9 天,为肝脏细胞合成的糖蛋白,因电泳时迁移在白蛋白之前而得名。PA 的生理功能为组织修补材料和运载蛋白。PA 可结合大约 10% 的 T_4 和 T_3,对 T_3 亲和力更大;此外,脂溶性维生素 A 以视黄醇形式存在于血浆中,先与视黄醇结合蛋白形成复合物,再与 PA 以非共价键形成视黄醇 –RBP–PA 复合物运输,该复合物一方面可避免视黄醇氧化,另一方面可防止小分子的视黄醇 –RBP 复合物从肾丢失。

血清 PA 可用电泳和免疫学方法测定。电泳法操作较繁杂耗时,准确性和重复性差,不适合常规临床检验。测定 PA 的免疫学方法包括免疫电泳、放射免疫、酶联免疫吸附试验、化学或电化学发光免疫法、荧光免疫法和免疫浊度法等。目前临床检验测定 PA 多用免疫浊度法。抗人 PA 抗体加入样本血清中,通过抗原 – 抗体反应与血清中 PA 特异性结合,形成 PA– 抗 PA 抗体复合物微粒,导致浊度增加。在一定的条件下,如合适的抗原、抗体浓度,一定的免疫复合物微粒径 / 入射光波长比值等,浊度的增加与免疫复合物微粒数即 PA 数相关,得以定量 PA 浓度。免疫浊度法对浊度改变的检测包括散射浊度法和透射浊度法 2 类方法。透射浊度法在多数自动生化分析仪上即可完成,较多使用。

一、检测方法

(一)手工检测

1. 试剂 选用有正式批文、量值可溯源至人血清蛋白质参考物 CRM 470 的质量可靠产品。下面以 PA 透射浊度法某试剂盒为例。

(1)pH7.2 的磷酸盐缓冲液(12.7mmol/L):含 NaCl 0.13mol/L,聚乙二醇(PEG)60g/L 及防腐剂。

(2)抗人 PA 抗体工作液。

(3)PA 定值血清(冻干品):使用前按说明书加指定量的缓冲液复溶。

2. 操作按(表 4-6)进行。

表 4-6 PA 测定手工操作步骤

加入物	测定管	标准管	空白管
样本血清（μl）	20	—	—
PA 标准液（μl）	—	20	—
缓冲液（μl）	—	—	20
PA 抗体工作液（ml	1.0	1.0	1.0

注：混匀，37℃反应 10 分钟，波长 340nm 以空白管调零，读取各管吸光度。

3. 结果计算 如下所述。

血清 PA（mh/L）=（测定管吸光度/标准管吸光度）×PA 标准液浓度（mg）

（二）自动化分析仪检测

1. **试剂** 同"（一）手工检测"。

2. **操作** 不同实验室具体反应条件会因所用仪器和试剂而异，在保证方法可靠的前提下，应按仪器和试剂说明书设定测定条件，进行定标品、质控样品和样品分析。

3. **结果计算** 自动生化分析仪可根据系列浓度标准品自动制作的 Logit-log 曲线，计算出待测样本的血清 PA 浓度。

4. **注意事项** 如下所述。

（1）方法学特点：本法的人血清 PA 最低检测限为 15 mg/L，可报告范围为 30 ~ 800mg/L，批内及批间 CV 均 ≤ 2.0%。超过报告范围上限的样本需用生理盐水对半稀释血清后，重新测定，结果乘以稀释倍数。黄疸、中度溶血及类风湿因子 < 100IU/ml 标本对本法无显著干扰，但脂浊及高三酰甘油血清对本法有负干扰。

（2）影响因素：有关透射浊度法的一些共同影响因素，参阅本章第二节人血白蛋白测定中免疫比浊法的注意事项。

（3）参考区间应用：以其他定量免疫学方法，包括散射免疫浊度法测定的结果与本法存在差异，应建立使用方法的本实验室参考区间。

（4）标本稳定性：血清标本如不能及时测定，应置 2 ~ 8℃冰箱保存，可稳定 2 天。

二、参考区间

成人血清 PA 浓度（透射浊度法）为 250 ~ 400mg/L（4.55 ~ 7.28μmol/L），儿童约为成人水平的一半，青春期急剧增加达成人水平。2 种单位间可按 mg/L×0.018 2=μmol/L 换算。

三、临床意义

由于 PA 半衰期仅 1.9 天，短于其他肝脏表达释放的血浆蛋白，为反映营养状态及肝功能的敏感指标，也是一种敏感的负性急性时相反应蛋白。

1. 评价营养不良：PA 在 200 ~ 400mg/L 为正常，100 ~ 150mg/L 轻度营养不良，50 ~ 100mg/L 中度营养不良，< 50mg/L 严重营养不良。

2. 评价肝功能不全：肝功能损伤时 PA 降低，比 Alb 和转铁蛋白更敏感，对早期肝炎及重症肝炎有特殊诊断价值。

3. 负性急性时相反应蛋白：在急性炎症、恶性肿瘤、创伤等急需合成蛋白质的情况下，血清 PA 均迅速下降。

4. PA 浓度增高可见于霍奇金病。

第五节　血清转铁蛋白测定

转铁蛋白（transferrin，TRF）为主要由肝细胞合成的，分子量约79.6kD的单链糖蛋白，半衰期约7天，pI为5.5～5.9，CAM电泳位置在β区带。TRF能可逆地结合铁、铜、锌、钴等多价阳离子。血浆TRF的主要生理功能是转运铁离子。从小肠进入血液的Fe^{2+}必须被铜蓝蛋白氧化为Fe^{3+}后才能与TRF结合，每分子TRF可结合2个Fe^{3+}。TRF-Fe^{3+}复合物与多种细胞，特别是骨髓造血细胞表面的TRF受结合后，被摄入细胞解离出Fe^{3+}，供合成血红蛋白、肌红蛋白、细胞色素以及铁蛋白等，而TRF本身结构不变。血清TRF主要用免疫比浊法测定。

1. 原理　人TRF为完全抗原，可制备其多或单克隆抗体。将抗人TRF抗体加入样本血清中，可通过抗原-抗体反应与血清中TRF特异性结合，形成免疫复合物微粒，导致浊度增加。在一定的条件下，如合适的抗原、抗体浓度，一定的免疫复合物微粒径/入射光波长比值等，浊度的增加与免疫复合物微粒数即TRF数相关，得以定量样本中TRF浓度。免疫浊度法对浊度改变的检测包括散射浊度法和透射浊度法2类方法（参阅本章第二节人血白蛋白测定中的免疫比浊法）。因透射浊度法在自动生化分析仪上即可完成，较多使用。

2. 试剂　选用有正式批文、量值可溯源至人血清蛋白参考物CRM 470的质量可靠产品。下面以TRF透射浊度法某试剂盒为例。

（1）pH7.2磷酸缓冲液（55mmol/L）：含25mmo/L NaCl、5%聚乙二醇（PEG）及防腐剂。

（2）抗人转铁蛋白抗体工作液：含已调节到标定滴度的抗体、100mmol/L NaCl及防腐剂。

（3）样本稀释液：pH7.0的50mmol/L磷酸盐缓冲液，含150mmol/L NaCl和防腐剂。

3. 操作　不同实验室具体反应条件会因所用仪器和试剂而异，在保证方法可靠的前提下，应按仪器和试剂说明书设定测定条件，进行定标品、质控样品和样品分析。

4. 结果计算　根据待测样本浊度，以系列浓度TRF定标品绘制的曲线及拟合的方程式，自动计算出样本中TRF浓度。

5. 参考区间　成人血清TRF浓度（透射浊度法）：28.6～51.9μmol/L（2.3～4.1g/L），2种单位间换算公式为 μmol/L×0.079 6=g/L。

6. 注意事项　如下所述。

（1）方法学特点：本法的人血清TRF最低检测限为1.26μmoL/L（0.1g/L），线性范围为1.26～65.5μmol/L（0.1～5.2g/L），批内及批间CV均≤3.0%。黄疸、溶血及类风湿因子<1 200IU/ml标本对本法无显著干扰，但脂浊及高三酰甘油血清有负干扰。

（2）影响因素：有关透射浊度法的一些共同影响因素，参阅本章第二节人血白蛋白测定中免疫比浊法的注意事项。

（3）参考区间应用：以其他定量免疫学方法，包括散射免疫浊度法测定的结果与本法存在差异，应建立使用方法的本实验室参考区间。

7. 临床意义　如下所述。

（1）贫血的鉴别诊断：缺铁性（低血色素性）贫血时，TRF代偿性合成增加，但铁饱和度远低于30%；再生障碍性贫血时，TRF正常或低下，而铁饱和度增高。

（2）负性急性时相反应蛋白：在炎症、肿瘤等急性时相反应时，与前清蛋白等同时下降。

（3）判断营养状态及肝功能：在营养不良及慢性肝脏疾病时下降；肾病综合征时因TRF大量从尿丢失，血清水平下降。

第六节　血清铁蛋白测定

铁蛋白（ferritin，Ferr）为体内铁的存储形式，由24个亚基及2 500个左右Fe^{3+}构成，分子量因Fe^{3+}

含量不同而异，一般≥440kD。构成Ferr的亚基包括酸性的H型（重型）和弱碱性的L型（轻型）亚基。转铁蛋白（TRF）结合Fe^{3+}后形成的$TRF-Fe^{3+}$复合物，与多种细胞包括骨髓造血细胞表面的TRF受体结合后，被摄入细胞解离出Fe^{3+}，除供合成血红蛋白、肌红蛋白、细胞色素外，还与Ferr的L型亚基结合，生成铁蛋白存储，在体内铁代谢上发挥调节作用。Ferr广泛分布于体内多种组织细胞及血浆中。血清Ferr可用各种定量免疫学方法测定，下面以应用较多的免疫比浊法为例介绍。

1. 原理　将抗人Ferr多或单克隆抗体加入样本血清中，通过抗原–抗体反应与血清中Ferr特异性结合，形成免疫复合物微粒，导致浊度增加。在一定的条件下，如合适的抗原、抗体浓度、免疫复合物微粒径/入射光波长比值等，浊度的增加与免疫复合物微粒数即Ferr数相关，得以定量样本中Ferr浓度。浊度改变的检测包括散射浊度法和透射浊度法2类方法（参阅本章第二节人血白蛋白测定中的免疫比浊法）。因后一种方法在自动生化分析仪上即可完成，广泛使用。

2. 试剂　选用有正式批文、量值可溯源至人铁蛋白WHO standard（1st）参考物的质量可靠产品。

3. 操作　不同实验室具体反应条件会因所用仪器和试剂而异，在保证方法可靠的前提下，应按仪器和试剂说明书设定测定条件，进行定标品、质控样品和样品分析。

4. 结果计算　根据待测样本浊度，按系列浓度Ferr标准品绘制的曲线及拟合的方程式，自动计算出样本中Ferr浓度。

5. 参考区间　成人血清Ferr浓度（透射浊度法）：男性及50岁以上女性30～400μg/L（67～899pmol/L）；50岁以下女性15～150μg/L（34～337pmol/L）。儿童（透射浊度法）：1个月内：150～450μg/L（337～1 011pmol/L）；第2～3个月：80～500μg/L（180～1 123pmol/L）;3个月～16岁：20～200μg/L（45～449pmol/L）。

2种单位间换算公式为　μg/L×2.25=pmo/L。

以上参考区间引自试剂说明书。

6. 注意事项　如下所述。

（1）方法学特点：本法人血清Ferr最低检测限为10μg/L（22.5pmol/L），线性范围为15～800μg/L（34～1 800pmol/L），批内CV<2.0%、批间CV<6.6%。黄疸、轻度溶血、类风湿因子<1 200IU/ml及高三酰甘油（≤8.48mmol/L）标本对本法无显著干扰。

（2）影响因素：有关透射浊度法的一些共同影响因素，参阅本章第二节人血白蛋白测定中免疫比浊法的注意事项。

（3）参考区间应用：以其他定量免疫学方法，包括散射免疫浊度法及透射比浊法不同厂家试剂盒测定的结果均存在差异，应建立使用方法的本实验室参考区间。

7. 临床意义　血清Ferr浓度为反映体内铁存储状况的可靠指标，与骨髓铁染色结果相关性好；也作为肿瘤标志物用于多种恶性肿瘤的辅助诊断。

（1）降低：成人血清Ferr<14μg/L是诊断缺铁性贫血的敏感指标。成人血清Ferr降低也见于其他失血性贫血、慢性贫血。

（2）升高：见于肝脏疾病、血色病、输血引起的铁负荷过度，急性感染，铁粒幼细胞贫血及甲状腺功能亢进患者。肝癌、乳腺癌、肺癌、胰腺癌、白血病及淋巴瘤等多种恶性肿瘤患者血清Ferr可明显增高，可能与肿瘤细胞中Ferr合成和释放增加有关。

第五章

糖代谢测定

第一节 血液葡萄糖测定

血液葡萄糖（glucose，Glu）测定在评估机体糖代谢状态、诊断糖代谢紊乱相关疾病，指导临床医师制定并适时调整治疗方案等方面具有重要价值。血液葡萄糖简称血糖，血糖测定包括空腹血糖和随机血糖测定。酶学方法是测定血糖的主要方法，主要包括己糖激酶法、葡萄糖氧化酶法和葡萄糖脱氢酶法。酶学方法特异度和敏感度较高，适用于全自动生化分析仪。

一、检测方法

（一）己糖激酶法

葡萄糖和三磷酸腺苷（ATP）在己糖激酶（HK）的催化作用下发生磷酸化反应，生成葡萄糖 –6- 磷酸（G–6–P）和二磷酸腺苷（ADP）。G–6–P 在葡萄糖 –6- 磷酸脱氢酶（G–6–PD）催化下脱氢，氧化生成6- 磷酸葡萄糖酸（6–PG），同时使烟酰胺腺嘌呤二核苷酸磷酸（$NADP^+$）或烟酰胺腺嘌呤二核苷酸（NAD^+）分别还原成还原型烟酰胺腺嘌呤二核苷酸磷酸（NADPH）或还原型烟酰胺腺嘌呤二核苷酸（NADH）。反应式如下：

$$葡萄糖 + ATP \xrightarrow{HK} G\text{–}6\text{–}P + ADP$$

$$G\text{–}6\text{–}P + NAD(P)^+ \xrightarrow{G\text{-}6\text{-}PD} 6\text{–}PG + NAD(P)H + H^+$$

反应式中 NADPH 或 NADH 生成的速率与样本中葡萄糖浓度成正比，NADPH 或 NADH 均在波长340nm 有吸收峰，可用紫外可见分光光度计监测 340nm 处吸光度升高速率，计算血葡萄糖浓度。

1. 手工检测 如下所述。

（1）试剂

①酶混合试剂

反应混合液：pH7.5；

三乙醇胺盐酸缓冲液（pH7.5）：50mmol/L；

$MgSO_4$：2mmol/L；

ATP：2mmol/L；

NADP：2mmol/L；

HK：≥ 1 500U/L；

G–6–PD：2 500U/L。

②葡萄糖标准液：5 mmol/L。

（2）操作：速率法测定：将预温的混合试剂和样本混合，37℃反应，吸入自动分析仪，比色杯光径1.0cm，在 340nm 处连续读取吸光度值，监测吸光度升高速率（△ A/min）。

①终点法测定：按表5–1操作。

②（表5–1）中各管充分混匀，在 37℃水浴，放置 10 分钟后，紫外可见分光光度计波长 340nm，比

色杯光径 1.0cm，用蒸馏水调零，分别读取各管吸光度（Au、Ac、As 和 A$_B$）。

表 5-1 葡萄糖己糖激酶法测定操作步骤

加入物 (mL)	测定管（U）	校准管（C）	标准管（S）	空白管（B）
血清	0.02	0.02	–	–
葡萄糖标准液	–	–	0.02	–
生理盐水	–	2.0	–	0.02
酶混合试剂	2.0	–	2.0	2.0

（3）结果计算

①速率法

血葡萄糖（mmol/L）= △A/min ×（1/6.22）×（1.02/0.02）= △A/min × 8.2

②终点法

血葡萄糖（mmol/L）=（Au–Ac–AB）/（As–A$_B$）× 葡萄糖标准液浓度

2. 自动化分析仪检测　如下所述。

（1）试剂：主要活性成分包括：ATP、Mg^{2+}、NADP$^+$ 或 NAD$^+$、HK、G-6-PD、缓冲液、防腐剂、葡萄糖定标品等。

（2）操作：参照各分析仪配套的用户指南及具体分析说明。不同实验室具体反应条件会因所使用的仪器和试剂而异，在保证方法可靠的前提下，应按仪器和试剂说明书设定测定条件，进行定标品、质控品和样品分析。

①定标：定标品可溯源至放射性核素稀释质谱法（ID-MS）或美国国家标准与技术研究院（NIST）标准参考物质（SRM）965。每个实验室应根据工作实际情况建立合适的定标频率。如下情况发生时应进行定标：a. 试剂批次改变；b. 质量控制方案要求时或质控值显著变化；c. 对分析仪进行了重要的维护保养，或更换了关键部件。

②质量控制：每个实验室应当建立合适的室内质控品的检测频率和质控评价规则。每次定标后或每天检验标本时，均应做室内质控品的测定，只有质控品在控，方可检测标本。

③样本上机检测。

（3）结果计算：全自动分析仪自动计算各样本的葡萄糖浓度。

单位换算公式：mg/dl × 0.055 5=mmol/L。

3. 注意事项　己糖激酶法是推荐的葡萄糖测定参考方法。虽然第 1 步反应非特异性，但第 2 步有较高的特异性，使总反应的特异性相对高于葡萄糖氧化酶法；试剂成本略高。轻度的溶血、黄疸、脂血症、维生素 C、肝素及 EDTA 等对此方法干扰较小或无干扰。但是严重溶血的样本，由于红细胞中释放出较多的有机磷酸酯和一些酶，可干扰样本中葡萄糖浓度和 NAD（P）H 之间的成正比计算关系，从而影响测定结果。在非常罕见的丙种球蛋白血症的病例，特别是 IgM 型（Waldenstrom 巨球蛋白血症）中，血液葡萄糖的测定结果可能不可靠。

全血葡萄糖浓度比血浆或血清低 12% ~ 15%。取血后如全血放置室温，血细胞中的糖酵解会使葡萄糖浓度降低，因此标本采集后应尽快分离血浆或血清；用氟化钠 - 草酸盐抗凝可抑制糖酵解，稳定全血中的葡萄糖，但有文献报道用氟化钠 - 草酸盐抗凝的血标本，室温放置在 1 小时内仍有少量葡萄糖会酵解，之后葡萄糖水平可在至少 72 小时内保持相对稳定。

（二）葡萄糖氧化酶法

β-D-葡萄糖在葡萄糖氧化酶（GOD）的催化作用下氧化生成 D-葡萄糖酸，并产生过氧化氢（H$_2$O$_2$），在过氧化物酶（POD）的催化作用下，H$_2$O$_2$ 氧化色原性氧受体（如联大茴香胺、4- 氨基安替比林、联邻甲苯胺等），生成有色化合物，紫外可见分光光度计 505 nm 处读取吸光度值。反应式如下：

β-D-葡萄糖 +2H$_2$O+O$_2$ $\xrightarrow{\text{COD}}$ 葡萄糖酸 +2H$_2$O$_2$

$H_2O_2 +$ 色原性氧受体 $\xrightarrow{POD}$ 有色化合物 $+H_2O$

1. 手工检测　如下所述。

（1）试剂：主要成分如下

① 0.1mol/L 磷酸盐缓冲液（pH7.0）。

②酶试剂：GOD 1 200U，POD 1 200U，4- 氨基安替比林 10mg，加上述磷酸盐缓冲液至 80mL，调节至 pH7.0，再加磷酸盐缓冲液至 100mL，2 ~ 8℃保存，可稳定 3 个月。

③酚溶液：重蒸馏酚 100mg 溶于 100mL 蒸馏水中，避光保存，2 ~ 8℃保存，可稳定 1 个月。

④酶酚混合试剂：酶试剂及酚溶液等量混合，避光保存。

⑤ 12mmol/L 苯甲酸溶液。

⑥葡萄糖标准液 5 mmol/L。

（2）操作：按（表 5-2）操作。

表 5-2　葡萄糖氧化酶法测定操作步骤

加入物 (mL)	测定管（U）	标准管（S）	空白管（B）
血清	0.02	–	–
葡萄糖标准液	–	0.02	–
蒸馏水	–	–	0.02
酶酚混合试剂	3.0	3.0	3.0

混匀，置37℃水浴中，保温15分钟，紫外可见分光光度计波长505nm，比色杯直径1.0cm，以空白管调零，分别读取标准管和测定管的吸光度。

（3）结果计算：血葡萄糖（mmol/L）=（测定管吸光度 / 标准管吸光度）× 葡萄糖标准液浓度。

2. 自动化分析仪检测　如下所述。

（1）试剂：试剂主要活性成分包括：GOD、POD、色原性氧受体或铁氰化物、缓冲液，葡萄糖定标品等。

（2）操作：参照各分析仪器配套的用户指南及具体分析说明。不同实验室具体反应条件会因所使用的仪器和试剂而异，在保证方法可靠的前提下，应按仪器和实际说明书设定测定条件，进行定标品、质控品和样品分析。

①定标：定标品可溯源至放射性核素稀释质谱法（ID-MS）或美国国家标准与技术研究院（NIST）标准参考物质（SRM）965。如下情况发生时应进行定标：①试剂批次改变；②质量控制方案要求时或质控值显著变化；③对分析仪进行了重要的维护保养，或更换了关键部件。

②质量控制：每个实验室应当建立合适的检测室内质控品的频率和质控评价规则。每次定标后或每天检验标本时，均应做室内质控品的测定，只有质控品在控，方可检测标本。

③标本上机检测。

（3）结果计算：全自动分析仪自动计算各样本的葡萄糖浓度。

单位换算公式：mg/dl × 0.055 5=mmol/L

3. 注意事项　如下所述。

（1）方法学特点：葡萄糖氧化酶法第 1 步反应有较高的特异性；第 2 步反应易受干扰，此方法的特异性低于己糖激酶法。该法仅对 β-D- 葡萄糖高度特异，而葡萄糖 α 和 β 构型各占 36% 和 64%，要使葡萄糖完全反应，必须使 α- 葡萄糖变旋为 β- 构型。某些商品试剂中含有葡萄糖变旋酶或通过延长孵育时间，促进 α-D- 葡萄糖转变为 β-D- 葡萄糖。

（2）干扰因素：尿素、胆红素、血红蛋白和谷胱甘肽；高浓度的尿酸、维生素 C、胆红素、肌酐、L-半胱氨酸、左旋二苯丙胺酸、多巴胺、甲基多巴、柠檬酸等可与色原性受体竞争 H_2O_2，产生竞争抑制作用，可抑制呈色反应。在非常罕见的丙种球蛋白血症的病例，特别是 IgM 型（Waldenstrom 巨球蛋白血症）中，血液葡萄糖的测定结果可能不可靠。

（三）葡萄糖脱氢酶法

β–D– 葡萄糖在葡萄糖脱氢酶（GDH）的催化作用下，氧化生成 D– 葡萄糖酸内酯，同时使 NAD+ 还原成 NADH。反应式如下：

$$\beta–D–葡萄糖 +NAD^+ \xrightarrow{GDH} D–葡萄糖酸内酯 +NADH$$

可用紫外可见分光光度计监测 340nm 处吸光度升高速率，计算血葡萄糖浓度。

上述反应中生成的 NADH 在硫辛酰胺脱氢酶（DLD）的催化下，使噻唑兰（MTT）还原呈蓝色，紫外可见分光光度计 490nm 处读取吸光度值。

反应式如下：$MTT + NADH \xrightarrow{DLD} MTTH（蓝色）+ NAD^+$

1. 手工检测　如下所述。

（1）试剂：试剂主要成分如下。

①磷酸盐缓冲液（pH7.6）：120mmol/L 磷酸盐、150mmol/L 氯化钠和 1.0g/L 叠氮钠，用磷酸或氢氧化钠调节至 pH7.6（25℃），4℃保存。

②酶混合液：GDH ≥ 4 500U/L，变旋酶≥ 90U/L，NAD 2.2mmol/L，4℃保存，可稳定 12 周。若试剂吸光度大于 0.4（波长 340nm，光径 1.0cm，用蒸馏水调零）时，提示酶混合液要重新配制。

③葡萄糖标准液 5 mmol/L。

（2）操作：按表 5-3 操作。

表 5-3　葡萄糖脱氢酶法测定操作步骤

加入物	测定管（U）	标准管（S）	空白管（B）
血清、血浆、尿液（μl）	10	–	–
葡萄糖标准液（μl）	–	10	–
蒸馏水（l）	–	–	10
酶酚混合试剂（mL）	2	2	2

充分混匀，置20℃室温10分钟或37℃水浴7分钟，紫外可见分光光度计波长340nm，比色杯直径1.0cm，以空白管调零，读取测定管和标准管吸光度。

（3）结果计算：血葡萄糖（mmol/L）=（测定管吸光度 / 标准管吸光度）× 葡萄糖标准液浓度。

2. 自动化分析仪检测　如下所述。

（1）试剂：主要成分包括：GDH、NAD+、MTT、DLD、葡萄糖定标品、缓冲液等。

（2）操作：参照各分析仪器配套的用户指南及具体分析说明。不同实验室具体反应条件会因所使用的仪器和试剂而异，在保证方法可靠的前提下，应按仪器和实际说明书设定测定条件，进行定标品、质控品和样品分析。

①定标：定标品可溯源至放射性核素稀释质谱法（ID–MS）或美国国家标准与技术研究院（NIST）标准参考物质（SRM）965。每个实验室应根据实际工作情况建立合适的定标频率。如下情况发生时应进行定标：a. 试剂批次改变时定标；b. 质量控制方案要求时或质控值显著变化；c. 对分析仪进行了重要的维护保养，或更换了关键部件。

②质量控制：每个实验室应当建立合适的检测室内质控品的频率和质控评价规则。每次定标后或每天检验标本时，均应做室内质控品的测定，只有质控品在控，方可检测标本。

③样本上机检测。

（3）结果计算：全自动分析仪自动计算各样本的葡萄糖浓度。单位换算公式：mg/dl × 0.055 5=mmol/L

3. 注意事项　葡萄糖脱氢酶法对葡萄糖的特异性较高，其测定结果与 HK 法具有良好的一致性。因反应过程无须氧的参与，因此不受氧分压的影响。一般浓度的抗凝剂或防腐剂，如肝素、EDTA、柠檬酸盐、草酸盐、氟化物、碘乙酸等不干扰测定。一定浓度的胆红素、血红蛋白、维生素 C、谷胱甘肽、尿酸、尿素、肌酐等不干扰测定。

二、参考区间

成人空腹血浆（清）葡萄糖：3.9 ~ 6.1mmol/L（70 ~ 110mg/dl）。

三、临床意义

血糖升高主要见于：①生理性血糖升高：饭后 1 ~ 2 小时，摄入高糖食物，情绪激动或剧烈运动会导致生理性血糖升高；②糖尿病：空腹血糖 ≥ 7.0mmol/L，或口服糖耐量试验中 2 小时血糖 ≥ 11.1mmol/L，或随机血糖 ≥ 11.1mmol/L 同时有糖尿病症状（其中任何一项有异常均应于另一日重复测定），三项中有一项超过即可诊断为糖尿病，血糖是糖尿病诊断的重要指标；③内分泌疾病：嗜铬细胞瘤、甲状腺功能亢进症、皮质醇增多症、生长激素释放增多等空腹血糖水平亦升高；④胰腺病变：急性或慢性胰腺炎、胰腺肿瘤、胰腺大部分切除术后等；⑤严重的肝脏病变：肝功能障碍使葡萄糖向肝糖原转化能力下降，餐后血糖升高；⑥应激性高血糖：颅脑损伤、脑卒中、心肌梗死等；⑦药物影响：激素、噻嗪类利尿药、口服避孕药等；⑧其他病理性血糖升高：妊娠呕吐、脱水、缺氧、窒息、麻醉等。血糖降低主要见于：①生理性低血糖：饥饿及剧烈运动后；②胰岛素分泌过多：如胰岛 β 细胞增生或肿瘤、胰岛素瘤、口服降糖药等；③升高血糖的激素分泌不足：如胰高血糖素、肾上腺素、生长激素等。

第二节　口服葡萄糖耐量试验

口服葡萄糖耐量试验（oral glucose tolerance test，OGTT）是在口服一定量葡萄糖后 2 小时内做系列血糖测定，可用于评价个体的血糖调节能力，判断有无糖代谢异常，是诊断糖尿病的指标之一，有助于早期发现空腹血糖轻度增高但未达到糖尿病诊断标准的糖耐量异常患者。

（一）原理

正常人在服用一定量葡萄糖后，血液葡萄糖浓度升高（一般不超过 8.9mmol/L 或 160mg/dl），刺激胰岛素分泌增多，使血液葡萄糖浓度短时间内恢复至空腹水平，此现象称为耐糖现象。若因内分泌失调等因素引起糖代谢异常时，口服一定量葡萄糖后，血液葡萄糖浓度可急剧升高或升高不明显，而且短时间内不能恢复至空腹血葡萄糖浓度水平，称为糖耐量异常。

（二）操作

WHO 推荐的标准化 OGTT，如下所述。

1. 试验前 3 天，受试者每日食物中含糖量不低于 150g，且维持正常活动，停用影响试验的药物（如胰岛素）。

2. 空腹 10 ~ 16 小时后，坐位抽取静脉血，测定血葡萄糖浓度（称空腹血浆葡萄糖，FPG）。

3. 将 759 无水葡萄糖（或 82.5g 含 1 分子水的葡萄糖）溶于 250 ~ 300mL 水中，5 分钟之内饮完。妊娠妇女用量为 100g；儿童按 1.75g/kg 体重计算口服葡萄糖用量，总量不超过 75g。

4. 服糖后，每隔 30 分钟取血 1 次，测定血浆葡萄糖浓度共 4 次，历时 2 小时（必要时可延长血标本的收集时间，可长达服糖后 6 小时）。其中，2 小时血浆葡萄糖浓度（2h PG）是临床诊断的关键。

5. 根据各次测得的血葡萄糖浓度与对应时间作图，绘制糖耐量曲线。

（三）参考区间

成人（酶法）：FPG<6.1mmol/L；服糖后 0.5 ~ 1 小时血糖升高达峰值，但 <11.1mmol/L；2h PG<7.8mmol/L。以上参考区间引自《临床生物化学检验》第 5 版。

（四）结果计算

1. 正常糖耐量　FPG<6.1mmol/L，且 2h PG<7.8mmol/L。

2. 空腹血糖受损（IFG）　FPG ≥ 6.1mmol/L，但 <7.0mmol/L，2h PG<7.8mmol/L。

3. 糖耐量减低（IGT）　FPG<7.0mmol/L，同时 2h PG ≥ 7.8mmol/L，但 <11.1mmol/L。

4. 糖尿病（DM）FPG ≥ 7.0mmol/L，且 2h PG ≥ 11.1mmol/L。

（五）注意事项

1. 试验前准备　整个试验过程中不可吸烟、喝咖啡、喝茶或进食。

2. 影响因素　对于糖尿病的诊断，OGTT 比空腹血糖测定更灵敏，但易受样本采集时间、身高、体重、年龄、妊娠和精神紧张等多因素影响，重复性较差，除第一次 OGTT 结果明显异常外，一般需多次测定。

3. 临床应用　临床上大多数糖尿病患者会出现空腹血糖增高，且血糖测定步骤简单，准确性较高，因此首先推荐空腹血糖测定用于糖尿病的诊断。但我国流行病学研究结果提示仅查空腹血糖，糖尿病的漏诊率较高（40%），所以建议只要是已达到糖调节受损（IGR）的人群，即空腹血糖受损（IFG）或糖耐量受损（IGT）的患者均应行 OGTT 检查，以降低糖尿病的漏诊率。但 OGTT 检查不能用于监测血糖控制的效果。

4. 静脉葡萄糖耐量试验　对于不能承受大剂量口服葡萄糖、胃切除后及其他可致口服葡萄糖吸收不良的患者，为排除葡萄糖吸收因素的影响，可按 WHO 的方法进行静脉葡萄糖耐量试验。

（六）临床意义

1. OGTT 是诊断糖尿病的指标之一，其中 FPG 和 2h PG 是诊断的主要依据。糖尿病患者 FPG 往往超过正常，服糖后血糖更高，恢复至空腹血糖水平的时间延长。

2. 有无法解释的肾病、神经病变或视网膜病变，其随机血糖 <7.8mmol/L，可用 OGTT 了解糖代谢状况。

3. 其他内分泌疾病如垂体功能亢进症、甲状腺功能亢进、肾上腺皮质功能亢进等均可导致糖耐量异常，且各有不同的特征性 OGTT 试验曲线。

4. 急性肝炎患者服用葡萄糖后在 0.5 ~ 1.5 小时之间血糖会急剧增高，可超过正常。

第三节　糖化血红蛋白测定

成人的血红蛋白（Hb）通常由 HbA（97%）、HbA_2（2.5%）和 HbF（0.5%）组成。HbA 又可分为非糖化血红蛋白，即天然血红蛋白 HbA_0（94%）和糖化血红蛋白 HbA_1（6%）。根据糖化位点和反应参与物的不同，HbA_1 可进一步分为 HbA_{1a}、HbA_{1b} 和 HbA_{1c} 等亚组分。其中血红蛋白 A_{1c}（hemoglobin A1c，HbA1c）占 HbA_1 的 80%，化学结构为具有特定六肽结构的血红蛋白分子。其形成过程是血红蛋白 β 链 N 末端缬氨酸与葡萄糖的醛基首先发生快速加成反应形成不稳定的中间产物醛亚胺（西佛氏碱），继而经过 Amadori 转位，分子重排缓慢形成稳定不可逆的酮胺化合物，即 HbA_{1c}。HbA_{1c} 浓度相对恒定，故临床常用 HbA_{1c} 代表总的糖化血红蛋白水平，能直接反映机体血糖水平，是临床监控糖尿病患者血糖控制水平的较好的检测指标。

糖化血红蛋白（glycated hemoglobin，GHb）测定方法多达 60 余种，主要分为两大类：①基于电荷差异的检测方法，包括离子交换层析、高效液相色谱分析（HPLC）和电泳法等；②基于结构差异的检测方法，包括亲和层析法和免疫法等。21 世纪后，新酶法问世，果糖基缬氨酸氧化酶可作用于糖化的缬氨酸，产生过氧化氢与色原反应，从而测定 HbA1c。临床上多采用免疫比浊法和 HPLC 法。其中 HPLC 法，是国际临床化学联合会（IFCC）推荐的测定糖化血红蛋白的参考方法。

一、检测方法

（一）HPLC 法

用偏酸性的缓冲液处理 Bio-Rex70 阳离子交换树脂，使之带负电荷，与带正电荷的 Hb 有亲和力。HbA 与 HbA_1 均带正电荷，但 HbA_1 的两个 β 链的 N 末端正电荷被糖基清除，正电荷较 HbA 少，造成二者对树脂的附着力不同。用 pH6.7 的磷酸盐缓冲液可首先将带正电荷较少、吸附力较弱的 HbA_1 洗脱下来，用紫外可见分光光度计测定洗脱液中的 HbA_1 占总 Hb 的百分数。

HPLC 法是基于高效液相层析法原理，使用阳离子交换柱通过与不同带电离子作用来将血红蛋白组分分离。利用 3 种不同盐浓度所形成的梯度洗脱液使得包括 HbA_{1c} 在内的血红蛋白中的多种成分很快被分离成 6 个部分，并用检测器对分离后的各种血红蛋白组分的吸光度进行检测。分析结束后，以百分率表示各种血红蛋白组分结果。

1. 手工检测 如下所述。

（1）试剂

①0.2mol/L 磷酸氢二钠溶液：称取无水 Na_2HPO_4 28.396g，溶于蒸馏水并加至1L（即试剂1）。

②0.2mol/L 磷酸二氢钠溶液：称取 $NaH_2PO_4 \cdot 2H_2O$ 31.206g，溶于蒸馏水并加至1L（即试剂2）。

③溶血剂：pH4.62，取 25mL 试剂2，加 0.2mL Triton X-100，加蒸馏水至100mL。

④洗脱剂Ⅰ（磷酸盐缓冲液，pH6.7）：取 100mL 试剂1，150mL 试剂2，于1 000mL 容量瓶内，加蒸馏水至1L。

⑤洗脱剂Ⅱ（磷酸盐缓冲液，pH6.4）：取 300mL 试剂1，700mL 试剂2，加蒸馏水300mL，混匀即成。

⑥Bio-Rex 70 阳离子交换树脂：200～400目，钠型，分析纯级。

（2）操作

①树脂处理：称取 Bio-Rex70 阳离子交换树脂10g，加 0.1mol/L NaOH 溶液30mL，搅匀，置室温30分钟，其间搅拌2～3次。然后，加浓盐酸数滴，调至pH6.7，弃去上清液，用约50mL蒸馏水洗1次，用洗脱剂Ⅱ洗2次，再用洗脱剂Ⅰ洗4次即可。

②装柱：将上述处理过的树脂加洗脱剂Ⅰ，搅匀，用毛细滴管吸取树脂，加入塑料微柱内，使树脂床高度达到30～40mm即可，树脂床填充应均匀，无气泡无断层即可。

③溶血液的制备：将 EDTA 抗凝血或毛细管血20μl，加于2mL生理盐水中，摇匀，离心，吸弃上清液，仅留下红细胞，加溶血剂0.3mL，摇匀，置37℃水浴中15分钟，以除去不稳定的 HbA_1。

④柱的准备：将微柱颠倒摇动，使树脂混悬，然后去掉上下盖，将柱插入 15mm×150mm 的大试管中，让柱内缓冲液完全流出。

⑤上样：用微量加样器取100μl溶血液，加于微柱内树脂床上，待溶血液完全进入树脂床后，将柱移入另一支 15mm×150mm 的空试管中。

⑥层析洗脱：取3mL洗脱剂Ⅰ，缓缓加于树脂床上，注意勿冲动树脂，收集流出物，此即为HbA1（测定管）。

⑦对照管：取上述溶血液50μl，加蒸馏水7.5mL，摇匀，此即为总Hb管。

⑧比色：用紫外可见分光光度计，波长415nm，比色杯光径10mm，以蒸馏水作空白，测定各管吸光度。

⑨微柱的清洗和保存：用过的柱先加洗脱剂Ⅱ3mL，使Hb全部洗下，再用洗脱剂Ⅰ洗3次，每次3mL，最后加洗脱剂Ⅰ3mL，加上下盖，保存备用。

（3）结果计算：HbA1（％）=[测定管 A/（对照管 A×5）]×100%。

2. 自动化分析仪检测 如下所述。

（1）试剂：试剂主要成分参阅手工试剂。各商品试剂组分及浓度存在一定差异。

（2）操作：不同实验室具体反应条件会因所使用的仪器和试剂而异，在保证方法可靠的前提下，应按仪器和实际说明书设定测定条件，进行定标品、质控品和样品分析。

（3）参考区间：成人糖化血红蛋白：

HbA_1（％）5.0%～8.0%；

HbA_{1c}（％）3.6%～6.0%。

3. 注意事项 如下所述。

（1）环境要求：层析时环境温度对结果有较大影响，规定的标准温度为22℃，需要严格控制温度。

（2）标本类型及稳定性：抗凝剂 EDTA 和氟化物不影响测定结果，肝素可使结果增高。标本置于室温超过24小时，可使结果增高，于4℃冰箱可稳定5天。

（3）干扰因素：溶血性贫血患者由于红细胞寿命短，HbA_{1c} 可降低。HbF、HbH 及 Hb BartS 可与 HbA_1 一起洗脱下来，使结果假阳性；有 HbC 和 HbS 的患者，结果会偏低。

（二）亲和层析法

1. 原理 用于分离糖化和非糖化 Hb 的亲和层析凝胶柱，是交联间一氨基苯硼酸的琼脂糖珠。硼酸与结合在 Hb 分子上葡萄糖的顺位二醇基反应，形成可逆的五环化合物，使样本中的糖化 Hb 选择性地结合于柱上，而非糖化的 Hb 则被洗脱。再用山梨醇解离五环化合物以洗脱糖化 Hb，在波长 41nm 处分别测定解析液的吸光度，计算糖化血红蛋白的百分率。

2. 试剂　如下所述。

（1）洗涤缓冲剂（wash buffer，WB）：含 250mmol/L 醋酸铵，50mmol/L 氯化镁，200mg/L 叠氮钠，调节至 pH8.0，贮于室温。

（2）洗脱缓冲剂（elution buffer，EB）：含 200mmol/L 山梨醇，100mmol/L Tris，200mg/L 叠氮钠，调节至 pH8.5，贮于室温。

（3）0.1mol/L 及 1mol/L 盐酸溶液。

3. 操作　如下所述。

（1）标本：静脉采血，EDTA 或肝素抗凝，充分混匀，置 4℃可保存 1 周。

（2）溶血液制备：将抗凝全血离心，吸去血浆、白细胞及血小板层。吸 100μl 压积红细胞至小试管中，加 2mL 蒸馏水充分混匀，静置 5 分钟后，重新混匀，离心，上清液应清亮。

（3）层析柱准备：层析柱装 0.5mL 固相凝胶，保存于 4℃，防止直射阳光。如凝胶变为紫红色应弃去。测定前取出置室温，拔去顶塞，倾去柱中液体，再除去底帽，将层析柱插入试管中，加 2mL 洗涤缓冲剂（WB），让洗涤液自然流出并弃去。当液体水平面在凝胶面上成盘状时即停止。

（4）非结合部分（NB）的洗脱：将上述经平衡洗涤过的层析柱插入 15mm×150mm 标为"NB"的试管中。加 50μl 清亮的溶血液至盘状液面的顶部，让其流出。加 0.5mL WB 液，让其流出。此步应确保样品完全进入凝胶。加 5mL WB 液，让其流出。以上洗脱液总体积为 5.55mL，混合。

（5）结合或糖化部分（B）的洗脱：将上述层析柱转入标为"B"的试管中。加 3mL EB 液，让其流出，混匀。

（6）比色：紫外可见分光光度计，波长 415nm，以蒸馏水调"0"点，分别测定 NB 及 B 管的吸光度。

（7）层析柱的再生：用过的层析柱应尽快再生。加 0.1mol/L HCl 5mL，让其流出并弃去；再加 1mol/L HCl 3mL，让其流出并弃去；最后加 1mol/L HCl 3mL，塞上顶塞，并盖上层析柱尖端的底帽。在层析柱上标注用过的次数，放置 4℃冰箱暗处保存。一般用 5 次后即弃去。详细操作应严格按照试剂盒说明书要求。

4. 结果计算　如下所述。

$$HbA_1（\%）=3.0A_B/（5.55A_{NB}+3.0A_B）\times100\%$$

5. 参考区间　成人糖化血红蛋白：5.0% ~ 8.0%。

6. 注意事项　如下所述。

（1）方法学特点：环境温度对本法影响很小。不受异常血红蛋白的影响。不稳定的 HbA_1 的干扰可以忽略不计。

（2）标本类型及稳定性：抗凝剂选择 EDTA 和肝素均可，于 4℃冰箱可保存一周。

（三）免疫比浊法

1. 原理　利用 TTAB（tetradecyltrimethylammonium bromide，四癸基三甲铵溴化物）作为溶血剂，用来消除白细胞物质的干扰（TTAB 不溶解白细胞）。血液样本不需要去除不稳定 HbA1 的预处理，用浊度抑制免疫学方法测定。先加入抗体缓冲液，样本中的糖化血红蛋白（HbA1C）和其抗体反应形成可溶性的抗原-抗体复合物，因为在 HbA1C 分子上只有一个特异性的 HbA1c 抗体结合位点，不能形成凝集反应。然后，加入多聚半抗原缓冲液，多聚半抗原和反应液中过剩的抗 HbA1c 抗体结合，生成不溶性的抗体-多聚半抗原复合物，再用比浊法测定。

同时在另一通道测定 Hb 浓度，溶血液中的血红蛋白转变成具有特征性吸收光谱的血红蛋白衍生物，用重铬酸盐作标准参照物，进行比色测定 Hb 浓度。根据 Hb 含量和 HbA1c 含量，计算出 HbA1c 的百分比。

2. 试剂　如下所述。

（1）HbA1c 测定试剂

①R1 试剂：0.025mol/L MES（2-morpholinoethanesulfonic acid，2- 吗啉乙基磺酸）缓冲液；0.015mol/

L Tris 缓冲液（pH6.2）；HbA1c 抗体（绵羊血清，≥ 0.5mg/mL）和稳定剂。

②R2 试剂：0.025mol/L MES 缓冲液；0.015mol/L Tris 缓冲液（pH6.2）；HbA1c 多聚半抗原（≥ 8μg/mL）和稳定剂。

③标准液：人血和绵羊血制备的溶血液，9g/LTTAB 和稳定剂。

（2）Hb 测定试剂：0.02mol/L 磷酸盐缓冲液（pH7.4）和稳定剂。

（3）溶血试剂：9g/L TTAB 溶液。

（4）质控物：正常值或异常值两种。

（5）0.9% NaCl。

3. 操作　如下所述。

（1）于小试管中，加溶血试剂 1mL，加入人 EDTA 或肝素抗凝血 10μl，轻轻旋涡混匀，避免形成气泡，待溶血液的颜色由红色变为棕绿色后（大约 1 ~ 2 分钟）即可使用。此溶血液于 15 ~ 25℃可稳定 4 小时，2 ~ 8℃可稳定 24 小时。

（2）根据不同型号生化分析仪及配套试剂设定参数，测定 HbA1c 浓度和测定 Hb 浓度。详细操作程序，必须根据仪器和配套试剂盒的说明书。

4. 结果计算　如下所述。

（1）IFCC 计算方案：HbA1c（%）=（HbA1c/Hb）×100%

（2）DCCT/NGSP 计算方案（糖尿病控制和并发症试验 / 美国糖化血红蛋白标准化方案）：HbA1c（%）=87.6×（HbA1c/Hb）+ 2.27

5. 参考区间　成人 HbA1，如下所述。

IFCC 计算方案：2.8% ~ 3.8%。

DCCT/NGSP 计算方案：4.8% ~ 6.0%。

6. 注意事项　如下所述。

（1）定标：当更换试剂批号、更换比色杯和质控结果失控时需要重新定标。

（2）不需用溶血试剂预处理。

（3）干扰因素：胆红素浓度 <855μmol/L，三酰甘油 <9.12mmol/L，类风湿因子 <750U/mL，抗坏血酸 <2.84mmol/L 时对本法无干扰。

（四）酶法

1. 原理　用直接酶法测定样本中 HbA1c 的百分比，而不需另外检测总血红蛋白，处理后的样本与氧化还原剂反应，去除小分子和高分子干扰物质，变性后的全血样本在蛋白酶作用下分解出氨基酸，其中包括糖化血红蛋白 β 链上的缬氨酸，糖化的缬氨酸作为果糖缬氨酸氧化酶（FVO）的底物，被特异地清除 N- 末端缬氨酸，并且产生 H_2O_2，在过氧化物酶的作用下氧化色原底物而呈色，进行比色法测定。

2. 试剂　试剂主要成分包括：CHES 缓冲剂、还原剂、蛋白酶、FVO 酶、辣根过氧化物酶、底物等。

3. 操作　如下所述。

（1）EDTA 抗凝全血，2 ~ 8℃保存可稳定 24 ~ 36 小时，使用前混匀；将 20μl 全血与 250μl 溶血剂混合，避免产生泡沫，室温孵育 15 ~ 20 分钟，其间轻轻混匀几次，当其变为澄清的深红色液体时，证明全血已完全溶解，处理后的样本要于当天检测，室温可稳定 4 小时。

（2）参数如下

①温度：37℃。

②主波长：700nm。

③反应模式：二点终点法。

不同实验室具体反应条件会因所使用的仪器和试剂而异，在保证方法可靠的前提下，应按仪器和试剂说明书设定测定条件，进行定标品、质控样品和样品分析。

4. 结果计算　如下所述。

HbA1c（%）=（△A 测定 / △A 标准）× 标准液浓度

5. 参考区间　成人 HbA1c:3.6% ～ 6.0%（此参考区间引自《临床生物化学检验》第 5 版）。

6. 注意事项　三酰甘油 <7.6mmol/L，总胆红素 <450μmol/L，血红蛋白 <200g/L，葡萄糖 <75.2mol/L 时对本法无显著干扰，高 HbF（>10%）可能致测定结果不准确。

二、临床意义

1. HbA1c 与红细胞寿命和平均血糖水平相关，是评价糖尿病患者长期血糖控制较理想的指标，可反映过去 2 ～ 3 个月的平均血糖水平，不受每天血糖波动的影响。

2. 与微血管和大血管并发症的发生关系密切。HbA1c 水平升高，糖尿病视网膜病变、肾脏病变、神经病变、心血管事件发生风险均相应增加。

3. HbA1c 对于糖尿病发生有较好的预测能力。

2010 年，美国糖尿病协会（ADA）发布的糖尿病诊治指南中正式采纳以 HbA1c ≥ 6.5% 作为糖尿病的诊断标准之一。HbA1c 水平在 5.7% ～ 6.4% 为糖尿病高危人群，预示进展至糖尿病前期阶段，患糖尿病和心血管疾病风险均升高。2011 年世界卫生组织（WHO）也推荐 HbA1c ≥ 6.5% 作为糖尿病诊断切点。

第四节　糖化血清蛋白测定

血液中的葡萄糖可与血清蛋白的 N 末端发生非酶促的糖基化反应，形成高分子酮胺化合物，其结构类似果糖胺，总称为糖化血清蛋白。由于 70% 以上的糖化血清蛋白是糖化白蛋白，（其中也包含糖化球蛋白和微量糖化脂蛋白等混合物）。因此测定糖化白蛋白更能准确反映血糖控制的水平。临床上可以采用酶联免疫吸附法、高效液相色谱法、果糖胺法、酮胺氧化酶法来测定糖化血清蛋白或糖化白蛋白，其中用果糖胺法测定糖化血清蛋白和采用酮胺氧化酶法测定糖化白蛋白最为常用。

一、检测方法

（一）果糖胺法

1. 原理　血清中的葡萄糖与白蛋白及其他血清蛋白分子 N 末端的氨基酸可形成高分子酮胺结构，该酮胺结构能在碱性环境中与硝基四氮唑蓝（NBT）发生还原反应，生成有色物质甲䐶，以 1- 脱氧 -1- 吗啉果糖（DMF）为标准参照物，进行比色测定。

2. 试剂　如下所述。

（1）0.1mol/L 碳酸盐缓冲液（pH10.8）：无水碳酸钠 9.54g，碳酸氢钠 0.84g；溶于蒸馏水并稀释至 1 000mL。

（2）0.11mol/L NBT 试剂：称取氯化硝基四氮唑蓝 100mg，用上述缓冲液溶解并稀释至 1 000mL，置 4℃ 冰箱保存，至少可稳定 3 个月。

（3）4mmol/L DMF 标准液：称取 DMF 99.6mg，溶于 40g/L 牛血清白蛋白溶液 100mL 中。

3. 操作　测定管加待检血清（血浆）0.1mL，空白管加蒸馏水 0.1mL，各管加 37℃预温的 NBT 试剂 4mL，混匀，置 37℃水浴 15 分钟，立即取出，流水冷却（低于 25℃）。冷却后 15 分钟内，用可见紫外分光光度计波长 550nm，比色杯光径 1.0cm，以空白管调零，读取测定管吸光度。从标准曲线查得测定结果。以果糖胺"mmol/L"报告。

4. 结果计算　取 4mmol/L DMF 标准液，用牛血清白蛋白溶液（40g/L）稀释成 1mmol/L、2mmol/L、3 mmol/L、4mmol/L，并以牛血清白蛋白溶液（40g/L）为空白，与测定管同样操作，读取各浓度 DMF 相应的吸光度。以 DMF 浓度为横坐标，吸光度为纵坐标，制成标准曲线。浓度在 4mmol/L 以内与吸光度呈线性关系，从标准曲线查得测定结果。

5. 参考区间　成人果糖胺：1.65 ～ 2.15mmol/L。

6. 注意事项　如下所述。

（1）方法学特点：该法经济、快速，适用于自动生化分析仪，但 pH、反应温度、反应时间，对本实验影响较大，必须严格予以控制。

（2）干扰因素：当人血白蛋白 <30g/L 或尿蛋白 >1g/L 时，该法结果不可靠。血液中的胆红素、乳糜和低分子物质会对测定造成干扰。因此该法不适用于肾病综合征、肝硬化、异常蛋白血症或急性时相反应后的患者。

（二）酮胺氧化酶法

1. 原理　糖化白蛋白的酮胺键能与酮胺氧化酶发生特异性的酶促反应，释放过氧化氢，在过氧化物酶作用下使色原底物基质发生呈色反应，用紫外可见分光光度计测定吸光度的变化，计算出糖化白蛋白的浓度。再测定出血清中白蛋白的浓度，将糖化白蛋白浓度除以人血白蛋白浓度算出糖化白蛋白的百分比值（%）。

2. 试剂　自动生化分析仪试剂成分及其终浓度如下。

（1）糖化白蛋白试剂

R1 前处理液：酮胺氧化酶，30U/mL；

TODB，2.0mmol/L。

R2 酶液：过氧化物酶，40KU/mL；

4–AA，5.0mmol/L。

（2）白蛋白试剂

R1 前处理液：琥珀酸，120mmol/L；

R2 发色液：BCP，0.13 g/L。

目前各商品试剂与上述试剂相似，试剂组成及各成分浓度存在一定差异。

3. 操作　如下所述。

（1）糖化白蛋白的测定测定过程为血清样品与R1混合，温育，加入R2，在添加R2前和添加后的5分钟，以蒸馏水为对照，在主波长为 546nm/ 副波长为 700nm 时测定吸光度，计算出吸光度的变化。与定标品的值进行对照，计算出样本中的糖化白蛋白浓度。主要反应条件如下。

样品 – 试剂最终比例：1 : 40。

反应温度：37.0℃。

温育时间：10 分钟。

主波长：546nm。

吸光度监测时间：10 分钟。

不同实验室具体反应条件会因所使用的仪器和试剂而异，在保证方法可靠的前提下，应按仪器和试剂说明书设定测定条件，进行定标品、质控样品和血清样品分析。

（2）人血白蛋白的测定。

4. 结果计算　如下所述。

糖化白蛋白（%）=（糖化蛋白浓度 / 血清蛋白浓度）×100%

5. 参考区间　成人糖化白蛋白：10.8% ~ 17.1%（此参考区间引自《临床生物化学检验》第 5 版）。

6. 注意事项　该法可用于自动化生化分析仪，精密度高、准确性好，胆红素对其干扰较小。

二、临床意义

测定糖化血清蛋白水平可以反映患者 2 ~ 3 周前的血糖控制情况，白蛋白的半衰期为 20 天左右，不受临时血糖浓度波动的影响，是判断糖尿病患者在一定时间内血糖控制水平的一个较好指标。同一患者前后连续检测结果的比较更有临床价值。一些特殊情况下，如透析性贫血、肝病、糖尿病并发妊娠、降糖药物调整期等，结合糖化白蛋白能更准确地反映短期内的平均血糖变化，特别是当患者体内有血红蛋白变异体（如 HbS 或 HbC）存在时，会使红细胞寿命缩短，此时糖化白蛋白检测则更有价值。

第六章

激素测定

第一节 垂体激素测定

垂体在组织学上分为神经垂体和腺垂体，各自分泌的激素相应为神经垂体激素和腺垂体激素，这些激素大多为糖蛋白或肽。下丘脑一些特殊分化的神经细胞分泌的多种控制腺垂体激素释放的调节性激素（包括释放激素和抑制激素），通过垂体门静脉系统直接被输送至腺垂体快速发挥作用。本节主要介绍腺垂体激素，主要有促黄体素、尿促卵泡素、泌乳素、促甲状腺激素、生长激素等。

一、促黄体素测定

促黄体素（luteinizing hormone，LH）由腺垂体的促性腺激素细胞分泌。对于女性，卵泡期 LH 与尿促卵泡素（FSH）共同作用，促使卵泡成熟和雌激素的合成，继而引起排卵。排卵后促使卵泡转变为黄体，促进间质生长以及黄体酮合成。对于男性，则能促使睾丸间质细胞增殖并合成雄激素、促进间质细胞分泌睾酮促进精子成熟。在正常情况下，下丘脑通过分泌的促性腺激素释放激素刺激 LH 和 FSH 脉冲式释放，不同时间段释放频率不一，如晚卵泡期 LH 的释放频率每 24 小时可达 17 次，而黄体中期每 24 小时仅 7 次。

LH 测定一般采用化学发光免疫测定（CLIA）法和电化学发光免疫测定（ECLIA）法。

（一）检测方法

1. CLIA 法　如下所述。

（1）原理：采用连续两步酶免法（"夹心法"）测定。将样本和包被有山羊抗小鼠－小鼠抗人 LH 复合物的顺磁性微粒和含蛋白质的 TRIS 缓冲液添加至反应管中。样本中 LH 首先与固相上固定的小鼠抗人 LH 抗体相结合。结合在固相上的复合物置于磁场内被吸附住，而未结合的物质被冲洗除去。随后，添加结合了碱性磷酸酶（ALP）的山羊抗人 LH 抗体，它与之前结合在微粒上的 LH 相结合。进行第二次分离与清洗，除去未结合的物质。将化学发光底物添加到反应管中，它在 ALP 的作用下迅速发光，所产生光的量与样本中 LH 的浓度成正比，通过多点校准曲线确定样本中 LH 的量。

（2）试剂：与分析仪配套的商品化 LH 测定成套试剂盒。

（3）操作：按仪器和试剂说明书设定测定条件，进行定标品、质控品和待测样品的测定。

（4）参考区间

女性：卵泡期：2.12 ~ 10.89IU/L；

排卵期：19.18 ~ 103.03IU/L；

黄体期：1.20 ~ 12.86IU/L；

绝经后：10.87 ~ 58.64IU/L。

男性：成人：1.24 ~ 8.62IU/L。

此参考区间引自商品化试剂说明书。

（5）注意事项

①标本类型及稳定性：血清或肝素抗凝血浆作为检测样本。样本在 2 ~ 8℃可保存 14 小时；在－

20℃可保存 6 个月，避免反复冻融。由于 LH 呈脉冲式分泌，故血液中浓度变化较大，应注意采血时间和采血频次。

②结果报告：在介于检测下限和最高定标品值之间的分析范围内，可进行样本的定量测定。若样本含量低于测定下限，以小于该值报告结果；若样本含量高于最高定标品值，则以大于该值报告结果。也可将样本与"S0"定标品等体积稀释或用配套试剂中的样品稀释液稀释后重新测定。

③干扰因素：应注意患者体内可能存在的嗜异性抗体、某些激素、药物等活性物质对测定结果的影响。

2. ECLIA 法　如下所述。

（1）原理：为双抗体夹心法。待测样本、生物素连接的 LH- 特异性单克隆抗体和钌复合体标记的 LH- 特异性单克隆抗体一起孵育，形成一"三明治"样抗原 – 抗体复合物。添加包被了链霉亲和素的磁珠微粒进行孵育，通过生物素和链霉亲和素的作用使复合物与磁珠结合。将反应液吸入测量池中，通过电磁作用将磁珠吸附在电极表面。未与磁珠结合的物质被去除。电极加压后使复合物产生光信号，通过光电倍增器测量发光强度。由分析仪的定标曲线得到 LH 的测定结果，

（2）试剂：与分析仪配套的商品化 LH 测定成套试剂盒。

（3）操作：按仪器和试剂说明书设定测定条件，进行定标品、质控品和待测样品的测定。

（4）参考区间

女性：卵泡期：2.4 ～ 12.6IU/L;

排卵期：14.0 ～ 95.6IU/L;

黄体期：1.0 ～ 11.4IU/L;

绝经后：7.7 ～ 58.5IU/L。

男性：成人：1.7 ～ 8.6IU/L。

此参考区间引自商品化试剂说明书。

（5）注意事项

①标本类型及稳定性：如果采用枸橼酸钠抗凝的血浆作为检测样本，所得结果必须通过 + 10% 予以校准。将冷藏的试剂和样本在室温中平衡至 20 ～ 25℃再上机测定，避免过度振荡产生泡沫影响测定。

②定标：批号不同的试剂必须进行定标，每批试剂应分别制作标准曲线。同一批号试剂如超过定标稳定时间，应重新定标。

③干扰因素：对于接受高剂量生物素治疗的患者（＞ 5mg/d），必须在末次生物素治疗 8 小时后采集样本。少数病例中极高浓度的待测物特异性抗体、链霉亲和素或钌抗体会影响测定结果。

（二）临床意义

1. LH 与 FSH 的联合测定　是判断下丘脑 – 垂体 – 性腺轴功能的常规检查方法，有关临床意义参见 FSH 测定的相关部分。

2. "LH 峰"　月经中期 LH 快速升高刺激排卵，此时快速增高的 LH 被称为"LH 峰"。绝大多数女性排卵发生在此后的 14 ～ 28 小时后，这个时间段的妇女最易受孕。因此可以通过测定"LH"峰以明确排卵功能是否正常以提高受孕率。

二、尿促卵泡素测定

尿促卵泡素（follicle stimulating hormone，FSH）由腺垂体细胞分泌，和 LH 同为促性腺激素家族成员。与 LH 相同，FSH 在促性腺激素释放激素的调控下也呈脉冲式释放，二者协同促进性腺（卵巢和睾丸）的生长发育并对其功能进行调控。

女性月经周期中 FSH 和 LH 同步变化，促进卵泡细胞生长发育、成熟，使卵泡膜细胞生成的雄激素转化为雌激素，并诱发卵泡 LH 受体的生成，增加卵泡甾体激素合成的能力，为排卵做准备。FSH 在男性中可刺激睾丸支持细胞发育，并促进能结合雄性激素的性激素结合球蛋白的产生，使发育的生殖细胞获得稳定而高浓度的雄性激素促进精子的分化成熟。

FSH 测定一般采用化学发光免疫测定（CLIA）法和电化学发光免疫测定（ECLIA）法。

（一）检测方法

1. CLIA法　如下所述。

（1）原理：采用连续两步酶免法（"夹心法"）测定。将样本和包被有山羊抗小鼠－小鼠抗人FSH复合物的顺磁性微粒和含蛋白质的TRIS缓冲液添加至反应管中。样本中FSH首先与固相上固定的小鼠抗人FSH抗体相结合。结合在固相上的复合物置于磁场内被吸附住，而未结合的物质被冲洗除去。随后，添加标记了碱性磷酸酶（ALP）的山羊抗人FSH抗体，它与之前结合在微粒上的FSH相结合。进行第二次分离与清洗，除去未结合的物质。将化学发光底物添加到反应管中，它在ALP的作用下迅速发光，所产生光的量与样本中FSH的浓度成正比，通过多点校准曲线确定样本中FSH的量。

（2）试剂：与分析仪配套的商品化FSH测定成套试剂盒。

（3）操作：按仪器和试剂说明书设定测定条件，进行定标品、质控品和待测样品的测定。

（4）参考区间

女性：卵泡期：3.85 ~ 8.78IU/L；

排卵期：4.54 ~ 22.51IU/L；

黄体期：1.79 ~ 5.12IU/L；

绝经后：16.74 ~ 113.59IU/L。

男性：成人：1.27 ~ 19.26IU/L。

此参考区间引自商品化试剂说明书。

（5）注意事项

①标本类型及稳定性：血清或肝素抗凝血浆作为检测样本。样本在2 ~ 8℃可保存14小时；在-20℃可保存6个月，避免反复冻融。

②结果报告：在介于检测下限和最高定标品值之间的分析范围内，可进行样本的定量测定。若样本含量低于测定下限，以小于该值表示结果；若样本含量高于最高定标品值，则以大于该值表示结果。或者也可将样本与"S0"定标品等体积稀释或用配套试剂中的样品稀释液稀释后重新测定。

③干扰因素：应注意患者体内可能存在的嗜异性抗体、进行雌激素治疗以及某些化学药物、生物物质会影响FSH的测定结果；妊娠时血中升高的绒毛膜促性腺激素（hCG）水平也会影响测定的准确性。

2. ECLIA法　如下所述。

（1）原理：为双抗体夹心法。待测样本、生物素连接的FSH-特异性单克隆抗体和钌复合体标记的FSH-特异性单克隆抗体一起孵育，形成一"三明治"样抗原－抗体复合物。添加包被了链霉亲和素的磁珠微粒进行孵育，通过生物素和链霉亲和素的作用使复合物与磁珠结合。将反应液吸入测量池中，通过电磁作用将磁珠吸附在电极表面。未与磁珠结合的物质被去除。电极加压后使复合物产生光信号，通过光电倍增器测量发光强度。由分析仪的定标曲线得到FSH的测定结果。

（2）试剂：与分析仪配套的商品化FSH测定成套试剂盒。

（3）操作：按仪器和试剂说明书设定测定条件，进行定标品、质控品和待测样品的测定。

（4）参考区间

女性卵泡期：3.5 ~ 12.5IU/L；

排卵期：4.7 ~ 21.5IU/L；

黄体期：1.7 ~ 7.7IU/L；

绝经后：25.8 ~ 134.8IU/L。

男性成人：1.5 ~ 12.4IU/L。

此参考区间引自商品化试剂说明书。

（5）注意事项

①标本稳定性：样本在2 ~ 8℃可保存14小时；在-20℃可保存6个月，避免反复冻融。将冷藏的试剂和样本在室温中平衡至20 ~ 25℃，避免过度振荡产生泡沫影响测定。

②定标：批号不同的试剂必须进行定标，每批试剂应分别制作标准曲线。同一批号试剂如超过定标

稳定时间，应重新定标。

③干扰因素：对于接受高剂量生物素治疗的患者（>5mg/d），必须在末次生物素治疗8小时后采集样本。少数病例中极高浓度的待测物特异性抗体、链霉亲和素或钌抗体会影响测定结果。

（二）临床意义

1. FSH浓度的测定可以用来说明下丘脑－垂体－卵巢系统的功能障碍。

2. 一般通过测定人体LH和FSH的水平判断下丘脑－垂体－性腺轴功能，如对月经周期、生育及诸如早发性卵巢衰竭、绝经、排卵紊乱和垂体衰竭等青春期发育异常现象进行检查。血中二者均增高的疾病有：垂体促性腺激素细胞腺瘤、卵巢功能早衰、性腺发育不全、精细管发育不全、完全性性早熟等。血中二者水平均降低的疾病一般由下丘脑－垂体病变所致，包括垂体性闭经、下丘脑性闭经、不完全性性早熟等。

3. 男性患无精症时FSH水平会很低。

4. 通过注射促黄体素释放激素（LHRH）观察LH和FSH的浓度变化，能动态地测定垂体LH的储备功能。反应减弱或无反应的疾病有：垂体病变、原发性甲状腺功能减退伴继发性闭经等。反应正常或延迟的疾病有下丘脑功能紊乱等。反应增高的疾病有原发性性功能低下及性早熟征等。

三、泌乳素测定

泌乳素（prolactin，PRL）由腺垂体细胞分泌，能促进其靶器官乳腺组织的生长发育和分化，是乳房正常发育和妇女哺乳期的必需条件。妊娠后PRL逐渐增加，至分娩前达高峰，此时具有调整羊水容量、羊水中离子浓度、胎儿细胞外液量的功能，起到保护胎儿的作用。在雌激素、孕激素、糖皮质激素以及胰岛素等的参与下，PRL能促进乳腺小泡成熟和乳液的分泌，在哺乳期起到维持乳液分泌的作用。如果不用母乳哺养，PRL水平在分娩后三个星期内恢复正常。在睾酮（testosterone，T）的存在下，PRL能促进男性前列腺及精囊的发育，并增强LH对Leydig细胞的作用，使睾酮合成增加。此外，PRL还具有调节肾上腺生成雄激素、参与应激反应等作用。PRL测定一般采用化学发光免疫测定（CLIA）法和电化学发光免疫测定（ECLIA）法。

（一）检测方法

1. CLIA法　如下所述。

（1）原理：采用连续两步酶免法（"夹心法"）测定。将样本和包被有山羊抗小鼠－小鼠抗人PRL复合物的顺磁性微粒和含蛋白质的TRIS缓冲液添加至反应管中。样本中PRL首先与固相上固定的小鼠抗人PRL抗体相结合。结合在固相上的复合物置于磁场内被吸附住，而未结合的物质被冲洗除去。随后，添加标记了碱性磷酸酶（ALP）的山羊抗人PRL抗体，它与之前结合在微粒上的PRL相结合。进行第二次分离与清洗，除去未结合的物质。将化学发光底物添加到反应管中，它在ALP的作用下迅速发光，所产生光的量与样本中PRL的浓度成正比，通过多点校准曲线确定样本中PRL的量。

（2）试剂：与分析仪配套的商品化PRL测定成套试剂盒。

（3）操作：按仪器和试剂说明书设定测定条件，进行定标品、质控品和待测样品的测定。

（4）参考区间

女性绝经前（<50岁）：3.34 ~ 26.72 μg/L；

绝经后（>50岁）：2.74 ~ 19.64 μg/L。

男性成人：2.64 ~ 13.13 μg/L。

此参考区间引自商品化试剂说明书。

（5）注意事项

①标本类型及稳定性：血清或肝素抗凝血浆作为检测样本。样本在2 ~ 8℃可保存14小时；在-20℃可保存6个月，避免反复冻融。

②结果报告：在介于检测下限和最高定标品值之间的分析范围内，可进行样本的定量测定。若样本含量低于测定下限，以小于该值报告结果；若样本含量高于最高定标品值，则以大于该值报告结果。也

可将样本用"S0"定标品或用配套试剂中的样品稀释液以 1 ∶ 9 稀释后重新测定。

③干扰因素：应注意患者体内可能存在的嗜异性抗体、某些激素、药物等活性物质对测定结果的影响。

2. ECLIA 法 如下所述。

（1）原理：采用双抗体夹心法原理测定。将待测样本、生物素抗 PRL 特异性单克隆抗体一起孵育，形成复合物。添加钌复合体标记的 PRL 特异性单克隆抗体和链霉亲和素包被的磁性微粒后，反应生成一"三明治"样抗原 - 抗体复合物，并在生物素和链霉亲和素的作用下形成固相。将反应液吸入测量池中，通过电磁作用将磁性微粒吸附在电极表面，将未与磁性微粒结合的游离物质除去。电极加压后使复合物产生光信号，通过光电倍增器测量发光强度。由分析仪的定标曲线得到 PRL 的测定结果。

（2）试剂：与分析仪配套的商品化 PRL 测定成套试剂盒。

（3）操作：按仪器和试剂说明书设定测定条件，进行定标品、质控品和待测样品的测定。

（4）参考区间

女性（未怀孕）：4.79 ~ 23.3 μg/L。

男性：4.04 ~ 15.2 μg/L。

此参考区间引自商品化试剂说明书。

（5）注意事项

①标本稳定性：样本在 2 ~ 8℃可保存 14 小时；在 -20℃可保存 6 个月，避免反复冻融。需注意样本采集时间，因为泌乳素经垂体分泌，不同时间段分泌的量不同。冷藏的试剂和样本在室温中平衡至 20 ~ 25℃再上机测定，避免过度振荡产生泡沫影响测定。

②定标：批号不同的试剂必须进行定标，每批试剂应分别制作标准曲线。同一批号试剂如超过定标稳定时间，应重新定标。

③高值标本稀释：若样本中泌乳素浓度超过测定范围，可用通用稀释剂稀释样本。推荐稀释比例是 1 ∶ 10，经稀释的样本浓度必须 >2.4 μg/L。

④干扰因素：对于接受高剂量生物素治疗的患者（> 5mg/d），必须在末次生物素治疗 8 小时后采集样本。少数病例中极高浓度的待测物特异性抗体、链霉亲和素或钌抗体会影响测定结果。

（二）临床意义

1. 产后和新生儿的 PRL 水平升高，但是异常的高水平在女性中常伴有闭经泌乳、性功能下降、月经不调等症状。患 PRL 瘤的男性绝大多数性功能低下。因此，对于无生育能力的妇女、闭经泌乳的妇女和男性性功能低下者都应测定 PRL。高 PRL 血症还与卵巢类固醇激素分泌的抑制、卵泡成熟、促黄体激素和促卵泡激素的分泌有关。

2. 高 PRL 血症的病理因素：下丘脑功能和器官疾病、甲状腺功能减退和肾衰竭等。促甲状腺激素释放激素（TRH）分泌增多刺激释放出 PRL 的同时，血清 T_4 水平降低，促甲状腺素浓度升高，导致原发性甲状腺功能减退、血清 PRL 水平升高。

3. 多种药物会对测定结果造成一定的影响，如口服避孕药、西咪替丁等；使用左旋多巴可抑制 PRL 分泌；使用精神药物（吩噻嗪）、抗高血压药物（利血平）等会使 PRL 分泌增多。

4. 正常个体出现泌乳素缺乏的现象很罕见。

四、促甲状腺激素测定

促甲状腺激素（thyroid stimulating hormone，TSH）是由腺垂体细胞分泌的一种糖蛋白，包括 α 和 β 两个亚基，其中 β 亚基是功能亚基。TSH 的分泌受到下丘脑分泌的促甲状腺激素释放激素的调节以及血液循环中甲状腺激素的反馈调节，具有生物节律性。TSH 测定是评估甲状腺功能的初筛试验。游离甲状腺浓度的微小变化就会带来 TSH 浓度向反方向的显著调整。因此，TSH 测定是评估甲状腺功能的非常敏感的特异性参数，特别适合于早期检测或排除下丘脑 - 垂体 - 甲状腺轴功能紊乱。由于 TSH 不与血浆蛋白结合，并且在测定时受其他干扰因素比测定甲状腺激素少，因此国内外均推荐测定血清 TSH 作为甲状腺功能紊乱的首选检查项目。

TSH 的测定一般采用化学发光免疫测定（CLIA）法和电化学发光免疫测定（ECLIA）法。

（一）检测方法

1. CLIA 法 如下所述。

（1）原理：采用双位点酶免法（"夹心法"）测定。将样本添加到含有抗 TSH– 碱性磷酸酶结合物、蛋白缓冲液和包被着抗 TSH 单克隆抗体的顺磁性微粒的反应管中。样本中 TSH 与固定在固相上的抗 TSH 单克隆抗体结合，而抗 TSH– 碱性磷酸酶结合物和 TSH 上不同的抗原位点反应。结合在固相上的复合物置于磁场内被吸附住，而未结合的物质被冲洗除去。随后将化学发光底物添加到反应管中，它在 ALP 的作用下迅速发光，所产生光的量与样本中 TSH 的浓度成正比，通过多点校准曲线确定样本中 TSH 的量。

（2）试剂：与分析仪配套的商品化 TSH 测定成套试剂盒。

（3）操作：按仪器和试剂说明书设定测定条件，进行定标品、质控品和待测样品的测定。

（4）参考区间：成人 TSH:0.34 ～ 5.60mIU/L（此参考区间引自商品化试剂说明书）。

（5）注意事项

①标本类型及稳定性：血清或肝素抗凝血浆作为检测样本。样本在 2 ～ 80℃可保存 14 小时；在 –20℃可保存 6 个月，避免反复冻融。

②干扰因素：应注意患者体内可能存在的嗜异性抗体对测定结果的影响。

③结果报告：在介于功能灵敏度和最高定标品值之间的可报告范围内，可进行样本的定量测定。若样本中含量低于检测的功能灵敏度，以小于该值报告结果；若高于最高定标品值，则以大于该值报告结果，也可用 "S0" 定标品或样本稀释液对样本进行稀释后再测定。

2. ECLIA 法 如下所述。

（1）原理：采用双抗体夹心法原理测定。将待测样本、生物素抗 TSH 特异性单克隆抗体和钌复合体标记的抗 TSH 单克隆抗体一起孵育，反应生成一 "三明治" 样抗原 – 抗体复合物。加入链霉亲和素包被的磁珠微粒后，上述复合物通过生物素与链霉亲和素的相互作用与固相结合。反应液被吸入至测量池中，通过电磁作用将磁珠吸附在电极表面，将未与磁性微粒结合的游离物质除去。电极加压后使复合物产生光信号，通过光电倍增器测量发光强度。由分析仪的定标曲线得到 TSH 的测定结果。

（2）试剂：与分析仪配套的商品化 TSH 测定成套试剂盒。

（3）操作：按仪器和试剂说明书设定测定条件，进行定标品、质控品和待测样品的测定。

（4）参考区间：成人 TSH:0.270 ～ 4.20mIU/L。

此参考区间引自商品化试剂说明书，实验室应评估参考值对相应患者人群（包括儿童、青春期和妊娠妇女）的适用性，必要时建立各自的参考区间。

（5）注意事项

①标本稳定性：样本在 2 ～ 8℃可保存 7 天；在 –20℃可保存 1 个月，避免反复冻融。冷藏的试剂和样本应在室温中平衡至 20 ～ 25℃；避免过度振荡产生泡沫影响测定。

②定标：批号不同的试剂必须进行定标，每批试剂应分别制作标准曲线。同一批号试剂如超过定标稳定时间，应重新定标。

③稀释：若样本中 TSH 浓度超过测定范围，可用配套的稀释剂进行稀释。推荐稀释比是 1 ：10，经过稀释的样本浓度必须 > 10mIU/L。

④干扰因素：对于接受高剂量生物素治疗的患者（> 5mg/d），必须在末次生物素治疗 8 小时后采集样本。少数病例中极高浓度的待测物特异性抗体、链霉亲和素或钌抗体会影响测定结果。自身抗体的存在会产生高分子量复合物（巨大 –TSH），可能会导致 TSH 意外升高。

（二）临床意义

1. 对原发性甲状腺功能减退患者：TSH 测定是最灵敏的指标。此时由于甲状腺激素分泌减少，对垂体的抑制减弱，TSH 分泌增多；甲状腺功能亢进接受 ^{131}I 治疗后、某些严重缺碘或地方性甲状腺肿流行地区的居民中，也可伴有 TSH 升高。

2. 原发性甲状腺功能亢进，T_3、T_4 分泌增多，TSH 水平下降或检测不出。

3. 原发性甲状腺功能减退患者接受 T_4 替代疗法可测定 TSH 作为调节用量的参考。

4. 继发性甲状腺功能减退或亢进患者根据其原发病变部位的不同，TSH 水平亦有变化。

5. 超敏 TSH 测定越来越多地用于确定亚临床或潜在性甲状腺功能减退或甲状腺功能亢进。

五、生长激素测定

生长激素（growth hormone，GH）由腺垂体嗜酸细胞分泌，为单链多肽类激素，以游离形式输送到靶组织发挥作用。GH 最重要的生理作用是促进骨骺软骨细胞 DNA 和 RNA 的合成，使软骨细胞分裂、增殖，蛋白黏多糖合成活跃，骨骺板增厚，身材长高。GH 广泛参与机体代谢，包括：①与促生长相适应的蛋白质同化作用；②促进脂肪水解，血游离脂肪酸升高并向肝脏转移；③与血糖变化有关；④还参与性发育调节。

GH 的分泌主要受下丘脑释放的生长素释放激素（GHRH）和生长素释放抑制激素（GHIH）调控，呈脉冲式分泌，并有明显的昼夜节律。生长激素与生长激素结合蛋白（GHBP）相结合，能够减弱因腺垂体脉冲式分泌引起的 GH 波动。GH 的基础水平在幼儿时期最高，随着年龄的增长逐步下降，在 60 岁时达到最低点。

GH 的测定一般采用化学发光免疫测定（CLIA）法和电化学发光免疫测定（ECLIA）法。

（一）检测方法

1. CLIA 法　如下所述。

（1）原理：采用一步酶免法（"夹心法"）测定。将样本添加到含有抗 GH– 碱性磷酸酶结合物、蛋白缓冲液和包被着抗 GH 单克隆抗体的顺磁性微粒的反应管中。样本中 GH 与固定在固相上的抗 GH 单克隆抗体结合，而抗 GH– 碱性磷酸酶结合物和 GH 上不同的抗原位点反应。结合在固相上的复合物置于磁场内被吸附住，而未结合的物质被冲洗除去。随后将化学发光底物添加到反应管中，它在 ALP 的作用下迅速发光，所产生光的量与样本中 GH 的浓度成正比，通过多点校准曲线确定样本中 GH 的量。

（2）试剂：与分析仪配套的商品化 GH 测定成套试剂盒。

（3）操作：按仪器和试剂说明书设定测定条件，进行定标品、质控品和待测样品的测定。

（4）参考区间

成年男性：0.003 ～ 0.971 μg/L。

成年女性：0.010 ～ 3.607 μg/L。

此参考区间引自商品化试剂说明书。

（5）注意事项

①标本类型及稳定性：以血清或肝素抗凝血浆作为检测样本。样本在 2 ～ 8℃可保存 14 小时；在–20℃可保存 6 个月，避免反复冻融。

②影响因素：由于 GH 主要以脉冲式分泌以及半寿期仅 20 分钟，在不能确定患者是否处于脉冲式分泌期或间隔期采血的情况下，不能仅根据 GH 的测定结果做出相关诊断。环境和诸多因素包括（不仅限于）营养摄入、运动、生理压力、消沉、外伤和年龄等都会影响 GH 的分泌和清除进而影响它在血液中的浓度。

③干扰因素：应注意患者体内可能存在的嗜异性抗体对测定结果的影响。

④结果报告：在介于检测的下限和最高定标品值之间的可分析范围内，可进行样本的定量测定。若样本含量低于检测的下限，以低于该值报告结果，若样本含量高于最高定标品值，则以大于该值报告结果。也可将样本与"S0"定标品或用配套试剂中的样品稀释液等体积稀释后重新测定。

2. ECLIA 法　如下所述。

（1）原理：采用双抗体夹心法原理测定。将待测样本、生物素抗 GH 特异性单克隆抗体和钌复合体标记的抗 GH 单克隆抗体一起孵育，反应生成一"三明治"样抗原 – 抗体复合物。加入链霉亲和素包被的磁珠微粒后，上述复合物通过生物素与链霉亲和素的相互作用与固相结合。反应液被吸入至测量池中，通过电磁作用将磁珠吸附在电极表面，将未与磁性微粒结合的游离物质除去。电极加压后使复合物产生光信号，通过光电倍增器测量发光强度。由分析仪的定标曲线得到 GH 测定结果。

（2）试剂：与分析仪配套的商品化 GH 测定成套试剂盒。

（3）操作：按仪器和试剂说明书设定测定条件，进行定标品、质控品和待测样品的测定。

（4）参考区间

男孩（0 ～ 10 岁）：0.094 ～ 6.29 μg/L；

女孩（0 ～ 10 岁）：0.12 ～ 7.79 μg/L。

男孩（11 ～ 17 岁）：0.077 ～ 10.8 μg/L；

女孩（11 ～ 17 岁）：0.123 ～ 8.05 μg/L。

男性（成年）：0.03 ～ 2.47 μg/L；

女性（成年）：0.126 ～ 9.88 μg/L。

此参考区间引自商品化试剂说明书。

（5）注意事项

①标本类型及稳定性：血清或肝素锂 /EDTA-K$_2$/EDTA-K$_3$ 抗凝的血浆作为检测样本，不可使用有肉眼可见的溶血现象的标本。冷藏的试剂和样本应在室温中平衡至 20 ～ 25℃再上机测定；避免过度振荡产生泡沫影响测定。

②定标：批号不同的试剂必须进行定标，每批试剂应分别制作标准曲线。同一批号试剂如超过定标稳定时间，应重新定标。

③稀释：GH 浓度高于检测范围的样本可用试剂盒中配套的通用稀释液按 1：2 稀释，经稀释样本的浓度必须 >25 μg/L。

④干扰因素：对于接受高剂量生物素治疗的患者（> 5mg/d），必须在末次生物素治疗 8 小时后采集样本。少数病例中极高浓度的分析物特异性抗体、链霉亲和素或钌抗体会影响检测结果。本测定与 TSH，FSH、LH、HCG、PRL 等有不同程度的交叉反应性。本测定不适用于检测怀孕妇女样本中的 GH，因其与胎盘中的 GH 会发生交叉反应性。胎盘中 GH 是脑垂体 GH36 的变异体，在怀孕过程中其血清水平会升高。

（二）临床意义

1. 儿童和青少年、GH 缺乏（包括原发性和继发性）会使纵向生长相比骨龄较为迟缓，导致躯体生长受阻，骨骼发育不全，性器官及第二性征发育受阻。若未伴有甲状腺功能减退，智力大多正常，有别于呆小症。

2. 成人若有严重的 GH 缺乏会出现肌力减退、骨量减少、胰岛素灵敏度下降、腹部肥胖和心血管危险因素升高。

3. GH 的过度分泌会导致巨人症和肢端肥大症，但是二者的起病年龄不一样：在生长发育期 GH 过度分泌可致巨人症，而成年后 GH 过度分泌则可形成肢端肥大症。如果 GH 持续过度分泌，巨人症亦可发展为肢端肥大症。病因多为垂体腺瘤、腺癌或垂体嗜酸细胞异常增生。

4. 由于随机采取的血样测定 GH 水平基本无临床参考价值，故常用标准化的药理或运动激发试验对生长激素缺乏症进行诊断；GH 升高的个体应通过抑制试验确定生长激素是否过多。

第二节　甲状腺激素和甲状腺功能相关测定

甲状腺是人体最大的内分泌腺体，由甲状腺滤泡、滤泡旁细胞及间质组成。甲状腺滤泡是甲状腺的功能单位，负责合成、储存和释放甲状腺激素（thyroid hormones，TH），其中主要的是甲状腺素（T4）和较少量的三碘甲腺原氨酸（T3）。TH 可以作用于心血管、神经、免疫和生殖系统，尤其是脂类代谢和碳水化合物代谢，在机体的代谢、生长及发育过程中起重要作用。甲状腺滤泡旁细胞还分泌降钙素（calcitonin，CT），它在调节机体钙动态平衡中起重要作用，主要影响机体的骨代谢。下丘脑、垂体与甲状腺构成调节轴，共同调节甲状腺功能。下丘脑分泌促甲状腺激素释放激素（TRH），刺激腺垂体分泌促甲状腺激素（TSH），TSH 可刺激甲状腺合成激素并分泌。高水平的血清甲状腺激素会通过经典的负反馈途径抑制 TRH 和 TSH 的分泌。另外，甲状腺球蛋白及某些患者体内存在的自身抗体，如甲状腺球蛋白抗体、抗过氧化物酶抗体、抗促甲状腺素受体抗体等都参与并影响甲状腺功能的调节，在甲状腺功能的评价中具有重要意义。

一、三碘甲状腺原氨酸测定

三碘甲状腺原氨酸（3，5，3'-triiodothyronine，T_3）大部分由甲状腺素经酶脱碘而生成，只有一小部分由甲状腺滤泡细胞合成分泌。分泌入血的 T_3 大部分与甲状腺激素结合蛋白（TBG）、甲状腺结合前白蛋白及白蛋白结合，只有 0.3% 以游离状态存在，而游离状态的 T_3 才具有生物活性。T_3 主要通过与 T_3 受体以及其他相关蛋白质相互作用后，调控靶基因的转录和蛋白质的表达而发挥作用。T_3 生理功能主要有体内的氧化生热作用、促进机体生长发育的作用、调节蛋白质、脂类及碳水化合物合成代谢的作用、调节体内激素和药物代谢的作用等。血液中总 T_3 的测定是反映甲状腺合成分泌甲状腺激素的良好指标，可用于评价机体的甲状腺功能，并为相关疾病的诊断和治疗提供帮助。T_3 的测定主要有 CLIA 法、ECLIA 法和 TrFIA 法。

（一）检测方法

1. CLIA 法　如下所述。

（1）原理：采用两步竞争结合酶免疫法测定。首先，样本和包被抗人 T_3 抗体的磁性颗粒混合反应，结合于甲状腺球蛋白、前白蛋白及白蛋白上的 T_3 被解离出来。游离的 T_3 与抗人 T_3 抗体结合，固定于磁性颗粒上，在磁场作用下通过洗涤将未结合的物质去除。然后吖啶酯标记的 T_3 加入到上述反应体系中，并与抗人 T_3 抗体上剩余的结合位点结合。洗涤去除未结合物质后，依次加入预激发液和激发液，激发吖啶酯发光。产生的光量与样本中总 T_3 的量成反比。

（2）试剂：与分析仪配套的商品化 T_3 测定成套试剂盒。

（3）操作：按仪器和试剂说明书设定测定条件，进行定标品、质控品和待测样品的测定。

（4）参考区间：成人 T_3：$0.58 \sim 1.59\mu g/L$（此参考区间引自商品化试剂说明书）。

（5）注意事项

①标本类型及稳定性：推荐使用血清或血浆（肝素锂、肝素和 EDTA-K_2）样本，避免反复冻融。同一实验室避免使用不同类型样本进行检测。样本在 $2 \sim 8℃$ 下可保存 6 天；如在此期间无法完成检测，样本需在 $-20℃$ 以下保存。样本上机测定前应去除气泡、纤维蛋白、红细胞等颗粒物质。

②试剂在 $2 \sim 8℃$ 下保存，使用前需混匀（磁性颗粒）。避免将不同批号的试剂混合使用。

③结果报告：在介于检测下限和最高定标品值之间的分析范围内，可进行样本的定量测定。若样本含量低于测定下限，以小于该值报告结果；若样本含量高于最高定标品值，则以大于该值报告结果。也可将样本用定标品 1 作 $1 : 2$ 稀释后重新测定。

2. ECLIA 法　如下所述。

（1）原理：采用竞争法测定。样本和钌标记的特异性抗人 T_3 抗体在反应管中一起孵育，反应管中的 8-苯基 -1- 萘磺酸（ANS）可使样本中与结合蛋白结合的 T_3 释放出来，与钌标记的抗人 T_3 抗体反应形成免疫复合物。向此反应系统中添加生物素化的 T_3 衍生物和链霉素包被的磁性微粒，生物素化的 T_3 衍生物与未结合的标记抗体结合，形成抗体 - 半抗原复合物。上述两种复合物通过生物素 - 链霉素之间的反应结合到固相载体上。将反应液吸入测量池中，通过电磁作用将磁珠吸附在电极表面，未与磁珠结合的物质被除去。给电极加以一定的电压，使复合体化学发光，发光强度与样本中的 T_3 含量成反比。

（2）试剂：与分析仪配套的商品化 T_3 测定成套试剂盒。

（3）操作：按仪器和试剂说明书设定测定条件，进行定标品、质控品和待测样品的测定。

（4）参考区间：成人 T_3：$1.3 \sim 3.1nmol/L$（此参考区间引自商品化试剂说明书）。

（5）注意事项

①标本类型及稳定性：血清和血浆均可用于检测；样本 $2 \sim 8℃$ 下可稳定保存 7 天，$-20℃$ 下 1 个月内稳定，避免反复冻融；如果样本中有沉淀，应在测定前离心，检测前确保样本、定标品及质控品平衡至室温（$20 \sim 25℃$）。

②干扰因素

a. 胺碘酮治疗能够导致 T_3 浓度的降低。苯妥英、苯基丁氮酮和水杨酸盐类能够导致结合蛋白结合的

T_3 释放，因此导致总 T_3 浓度的降低，但 FT_3 水平正常。

b. 患者体内若存在甲状腺激素自身抗体会影响检测结果。若结合蛋白发生病理性改变如家族型白蛋白合成障碍性高甲状腺激素血症（FDH）也可能影响检测结果。病理性的结合蛋白水平（TBG、白蛋白）也会导致 T_3 水平超出正常范围，但其甲状腺功能正常（如妊娠、口服避孕药等），这些病例需要检测 FT_3 和 FT_4 水平以明确诊断。

c. 对于接受高剂量生物素治疗的患者（>5mg/d），必须在末次生物素治疗8小时后采集样本。少数病例中极高浓度的分析物特异性抗体、链霉亲和素或钌抗体会影响检测结果。

3. TrFIA 法 如下所述。

（1）原理：采用竞争时间分辨免疫荧光法测定。用二抗包被反应孔。将样本、铕标记 T_3 和抗人 T_3 抗体一起加入反应孔中，振荡。样本中的 T_3 和铕标记 T_3 竞争性地结合抗人 T_3 抗体上的结合位点，形成免疫复合物。同时抗人 T_3 抗体被包被在反应孔上的二抗捕获，固定在反应孔上。通过振荡、洗板将未结合的物质清除。然后，加入增强液将标记在复合物中的铕离子解离产生荧光，荧光强度和样品中的 T_3 浓度成反比。

（2）试剂：商品化 T_3 测定成套试剂盒，主要成分如下。

①96微孔反应板：已包被第二抗体。

② T_3 标准品：浓度分别为0nmol/L、0.5nmol/L、1.0nmol/L、2.0nmol/L、4.0nmol/L、/10nmol/L。

③抗人 T_3 抗体：1瓶（0.7mL）。

④铕标记 T_3：1瓶（冻干品）。

⑤缓冲液：1瓶（50mL）。

⑥浓缩洗液（25×）：1瓶（40mL）。

⑦增强液：1瓶（50mL）。

（3）操作

①试剂准备

a. 洗涤液：40mL浓缩洗液加960mL蒸馏水混合使用。

b. 铕标记 T_3：在铕标记 T_3 冻干品中加入0.7mL去离子水，复溶30分钟。

c. 铕标记 T_3 稀释液：使用前1小时用孵育缓冲液以1∶100的比例稀释铕标记 T_3，按需要量配制，备用。

d. 抗人 T_3 抗体稀释液：用分析缓冲液以1∶100的比例稀释抗人 T_3 抗体，按需要量配制，备用。

②样本测定：洗板1次，拍干备用。吸取50μl的标准品或待测样本，按顺序加入微孔反应板的孔中，每孔分别加入100μl铕标记 T_3 稀释液和抗人 T_3 抗体稀释液，室温下慢速振荡90分钟。洗板4次，拍干。每孔加入200μl增强液，慢速振荡5分钟。将微孔反应板置时间分辨荧光测定仪上检测。

③结果显示：以试剂盒内6个标准品中 T_3 的浓度为横坐标，其各自对应的荧光强度为纵坐标，绘制标准曲线。根据待测样本反应后的荧光强度，在标准曲线上换算出样本中 T_3 的浓度。

（4）参考区间：成人 T_3：1.3 ~ 2.5nmol/L（此参考区间引自商品化试剂说明书）。

（5）注意事项：操作及环境要求。

①实验室环境干净无尘，对于实验成功有决定性意义。试剂和待检样本使用前应恢复至室温（20 ~ 25℃）。每次检测时最好用复孔制备参考曲线。

②洗板机应定期进行检查，保证管道通畅。洗涤时确认微孔注满洗液，洗涤完成后保证微孔残留液不超过5μl，并将微孔板倒扣于无尘吸水纸上拍干。

③添加增强液及铕标记物时使用专用吸头，避免污染。吸头应悬空，避免接触小孔边缘及其中的试剂。

④使用干净一次性容器配制铕标记物，不同试验的铕标记物不可混用。避免铕标记稀释液进入铕标记物原液中。

（二）临床意义

总 T_3 测定的主要临床意义在于对甲状腺功能紊乱的鉴别诊断。

1. 甲状腺功能亢进症　弥漫性毒性甲状腺肿、毒性结节性甲状腺肿时，T_3 水平显著升高，且早于 T_4；而 T_3 型甲状腺功能亢进，如功能亢进性甲状腺腺瘤、缺碘所致的地方性甲状腺肿与 T_3 毒血症等血中 T_3 水平也较 T_4 明显升高。此外，血中 T_3 明显升高还可见于亚急性甲状腺炎、过量使用甲状腺制剂治疗、甲状腺结合球蛋白结合力增高症等。

2. 甲状腺功能减退症　轻型甲状腺功能减退时，血中 T_3 下降不如 T_4 明显。黏液性水肿、呆小症、慢性甲状腺炎、甲状腺结合球蛋白结合力下降、非甲状腺疾病的低 T_3 综合征等患者血中 T_3 水平均明显降低。

3. T_3 浓度下降　妊娠时血中 T_3 水平可升高而某些药物（如丙醇、糖皮质激素、胺碘酮）及重症非甲状腺疾病时，会导致 T_4 向 T_3 的转化减少而引起 T_3 浓度的下降。

二、甲状腺素测定

甲状腺素（thyroxine，3，5，3′5′-tetraiodothyronine，T_4）是由甲状腺滤泡上皮细胞合成分泌的主要甲状腺激素，但其生物活性较 T_3 低 4～5 倍，一般作为前体物质或激素原。T_4 在外周组织（如肝脏）经酶作用脱碘，形成 T_3 和反 T_3（reverse T_3，rT_3）。血液循环中的 T_4 主要结合于甲状腺结合蛋白、甲状腺结合前白蛋白和白蛋白，只有 0.03% 以游离状态存在，发挥生物学作用。T_4 主要通过脱碘产生 T_3，与 T_3 受体及相关蛋白质的作用产生生物学功能。测定血液中总 T_4 水平可以评价甲状腺合成分泌甲状腺激素的状况，反映甲状腺的功能，为相关疾病的诊断和治疗提供助。

血液中总 T_4 的测定主要用 CLIA 法、ECLIA 法和 TrFIA 法。

（一）检测方法

1. CLIA 法　如下所述。

（1）原理：采用两步竞争结合酶免疫法测定。首先，样本和包被抗人 T_4 抗体的磁性颗粒混合反应，样本中结合于甲状腺激素结合蛋白、前白蛋白及白蛋白上的 T_4 被解离出来，游离的 T_4 与抗人 T_4 抗体结合，固定于磁性颗粒上，在磁场作用下通过洗涤将未结合的物质去除。然后吖啶酯标记的 T_4 加入到上述反应体系中，吖啶酯标记的 T_4 与抗人 T_4 抗体上剩余的结合位点结合。洗涤去除未结合物质，依次加入预激发液和激发液，激发吖啶酯发光，产生的光量与样本中总 T_4 的量成反比。

（2）试剂：与分析仪配套的商品化 T_4 测定成套试剂盒。

（3）操作：按仪器和试剂说明书设定测定条件，进行定标品、质控品和待测样品的测定。

（4）参考区间：成人 T_4：4.87～11.72 μg/dl（此参考区间引自商品化试剂说明书）。

（5）注意事项

①标本类型及稳定性：推荐使用血清或 $EDTA-K_2$ 抗凝血浆作为样本，避免反复冻融。同一实验室避免使用不同类型样本进行检测。样本在 2～8℃ 下可保存 6 天；如在此期间无法完成检测，样本需在 -20℃ 以下保存。

②样本上机检测前应去除气泡、纤维蛋白、红细胞等颗粒物质；试剂在 2～8℃ 下保存，磁性颗粒使用前需混匀。避免将不同批号的试剂混合使用。

③结果报告：在介于检测下限和最高定标品值之间的分析范围内，可进行样本的定量测定。若样本含量低于测定下限，以小于该值报告结果；若样本含量高于最高定标品值，则以大于该值报告结果。也可将样本用定标品 1 作 1：2 稀释后重新测定。

2. ECLIA 法　如下所述。

（1）原理：采用竞争法测定。样本和钌标记的特异性抗人 T_4 抗体在反应管中一起孵育，反应管中的 8-苯基-1-萘磺酸（ANS）可使样本中与结合蛋白结合的 T_4 释放出来，同钌标记的抗人 T_4 抗体反应形成免疫复合物。在此反应体系中添加生物素化的 T_4 衍生物和链霉素包被的磁珠微粒，前者将与未结合的标记抗体结合，形成抗体-半抗原复合物。上述两种复合物通过生物素-链霉素之间的反应结合到固相载体上。将反应液吸入测量池中，通过电磁作用将磁珠吸附在电极表面，未与磁珠结合的物质被除去。给电极加以一定的电压，使复合体化学发光，发光强度与样本中的 T_4 含量成反比。

（2）试剂：与分析仪配套的商品化 T_4 测定成套试剂盒。

（3）操作：按仪器和试剂说明书设定测定条件，进行定标品、质控品和待测样品的测定。

（4）参考区间：成人 T_4：66 ~ 181nmol/L（此参考区间引自商品化试剂说明书）。

（5）注意事项

①标本类型及稳定性：血清和血浆均可作为检测样本。用枸橼酸钠和氟化钠 / 草酸钾抗凝时，结果分别较血清测定结果低 10% 和 26%。样本在 2 ~ 8℃可稳定保存 7 天，在 –20℃下 1 个月内稳定，避免反复冻融。如果样本中有沉淀，应在检测前离心。确保样本、定标品及质控品平衡至室温（20 ~ 25℃）后再上机测定。

②采血前准备：患者在接受含有 D–T_4 成分降脂药物治疗时不能检测 T4。如果需要对这类患者进行甲状腺功能的检测，必须停药 4 ~ 6 周，使生理状态恢复正常后方能进行。

③干扰因素：患者体内若存在甲状腺激素自身抗体会影响检测结果。结合蛋白发生病理性改变（如 FDH 时）也可影响检测结果。对于接受高剂量生物素治疗的患者（>5mg/d），必须在末次生物素治疗 8 小时后采集样本。少数病例中极高浓度的分析物特异性抗体、链霉亲和素或钌抗体会影响检测结果。

3. TrFIA 法　如下所述。

（1）原理：采用竞争时间分辨免疫荧光法测定。二抗包被反应孔。将样本、铕标记 T_4 和抗人 T_4 抗体一起加入反应孔中，振荡。样本中的 T_4 和铕标记 T_4 竞争性地结合抗人 T_4 抗体上的结合位点，形成免疫复合物。同时抗人 T_4 抗体被包被在反应孔上的二抗捕获而固定在反应孔上，通过振荡、洗板将未结合的物质清除。随后加入增强液将标记在复合物中的铕离子解离产生荧光，荧光强度和样品中的 T_4 浓度成反比。

（2）试剂：商品化 T_4 测定成套试剂盒，主要成分如下。

① 96 微孔反应板：已包被第二抗体。

② T_4 标准品：浓度分别为 0nmol/L，20nmol/L，50nmol/L、100nmol/L、150nmol/L、300nmol/L。

③抗人 T_4 抗体：1 瓶（0.75mL）。

④铕标记 T_4：1 瓶（0.75mL）。

⑤缓冲液：1 瓶（30mL）。

⑥浓缩洗液（25×）：1 瓶（40mL）。

⑦增强液：1 瓶（50mL）。

（3）操作

①试剂准备

a. 洗涤液：40mL 浓缩洗液加 960mL 蒸馏水混合使用。

b. 铕标记 T_4 稀释液：使用前 1 小时用孵育缓冲液以 1 ： 100 的比例稀释铕标记 T_4，按需要量配制，备用。

e. 抗人 T_4 抗体稀释液：用分析缓冲液以 1 ： 100 的比例稀释抗人 T_4 抗体，按需要量配制，备用。

②样本测定：洗板 1 次，拍干备用；吸取 25μl 的标准品或待测样本，按顺序加入反应板的微孔中；每孔分别加入 200μl 的铕标记 T_4 稀释液和抗人 T_4 抗体稀释液，室温下慢速振荡 90 分钟（不能超过 2 小时）；洗板 4 次，拍干。每孔中加入 200μl 增强液，慢速振荡 5 分钟。微孔反应板置于时间分辨荧光测定仪上检测。

③结果显示：以试剂盒内 6 个标准品中 T_4 的浓度为横坐标，其各自对应的荧光强度为纵坐标，绘制标准曲线。根据待测样本反应后的荧光强度，在标准曲线上即可换算出样本中 T_4 的浓度。

（4）参考区间：成人 T_4：69 ~ 141nmol/L（此参考区间引自商品化试剂说明书）。

（5）注意事项：操作及环境要求。

①实验室环境干净无尘，对于实验成功有决定性意义。试剂和待检样本使用前应恢复至室温（20 ~ 25℃）。每次检测时最好用复孔制备参考曲线。

②洗板机应定期进行检查，保证管道通畅。洗涤时确认微孔注满洗液，洗涤完成后保证微孔残留液不超过 5μl，并将微孔板倒扣于无尘吸水纸上拍干。

③添加增强液及铕标记物时，使用专用吸头避免污染。吸头应悬空，避免接触小孔边缘及其中的试剂。

④使用干净一次性容器配制铕标记物，不同试验的铕标记物不可混用。避免铕标记稀释液进入铕标

记物原液中。

（二）临床意义

1. 甲状腺功能紊乱症的鉴别诊断：甲状腺功能亢进症、T_3 毒血症、慢性甲状腺炎急性恶化期等患者血中 T_4 水平显著升高；原发或继发性甲状腺功能减退，如黏液性水肿、呆小症时血中 T_4 水平显著降低。

2. 血液循环中大部分（>99%）的总甲状腺素（T_4）以与其他蛋白质结合的形式存在，结合蛋白质的状况对 T_4 水平具有较大的影响。甲状腺结合球蛋白结合力增高征患者血中 T_4 水平显著升高；而结合力降低的患者，血中 T_4 则水平显著降低。另外，妊娠、服用雌激素或患肾病综合征时也能引起体内结合蛋白的水平变化，影响 T_4 的测定。

3. 个体服用某些药物，如大量服用甲状腺素时血中 T_4 水平明显升高；而服用抗甲状腺药物、苯妥英钠、柳酸制剂等时血中 T_4 水平显著降低。

4. TSH 抑制治疗的监测。

三、游离三碘甲状腺原氨酸测定

人体中大部分 T_3 与结合蛋白以结合状态存在，只有 0.3% 左右的具有生物活性的游离三碘甲状腺原氨酸（free triiodothyronine，FT_3）。血液循环中 FT_3 的水平与甲状腺功能状态密切相关，且 FT_3 的测定不受血液循环中结合蛋白浓度和结合特性变化的影响。正常情况下，甲状腺结合球蛋白（TBG）和 FT_3 是与总 T_3 水平相联系的。当总 T_3 水平由于甲状腺激素结合球蛋白的变化，尤其是 TBG 的改变或者低白蛋白浓度发生改变时，FT_3 的测量具有重要意义。FT_3 的测定有许多种方法，其中平衡透析法和超滤法是 FT_3 测定的参考方法。

临床实验室时中常用的 FT_3 测定方法有 CLIA 法、ECLIA 法和 TrFIA 法。

（一）检测方法

1. CLIA 法　如下所述。

（1）原理：采用两步竞争结合酶免疫法测定。首先将样本和包被抗人 FT_3 抗体的磁性颗粒混合反应，样本中游离的 FT_3 与抗人 FT_3 抗体结合，固定于磁性颗粒上。在磁场作用下通过洗涤将未结合的物质去除。随后将吖啶酯标记的 FT_3 加入到上述反应体系中。吖啶酯标记的 FT_3 与抗人 FT_3 抗体上剩余的结合位点结合。洗涤去除未结合物质，依次加入预激发液和激发液，激发吖啶酯发光。产生的光量与样本中 FT_3 的量成反比。

（2）试剂：与分析仪配套的商品化 FT_3 测定成套试剂盒。

（3）操作：按仪器和试剂说明书设定测定条件，进行定标品、质控品和待测样品的测定。

（4）参考区间：成人 FT_3：1.71 ～ 3.71ng/L（此参考区间引自商品化试剂说明书）。

（5）注意事项

①标本类型及稳定性：推荐使用血清或肝素锂、$EDTA-Na_2$ 和 $EDTA-K_2$ 抗凝血浆作为样本，避免反复冻融。同一实验室避免使用不同类型样本进行检测。样本在 2 ～ 8℃下可保存 6 天，如在此期间无法完成检测，需将样本置 –20℃保存。

②样本上机检测前应去除气泡、纤维蛋白、红细胞等颗粒物质。

③试剂应在 2 ～ 8℃下保存，磁性颗粒使用前需混匀；避免将不同批号的试剂混合使用。

④结果报告：在介于检测下限和最高定标品值之间的分析范围内，可进行样本的定量测定。若样本含量低于测定下限，以小于该值报告结果；若样本含量高于最高定标品值，则以大于该值报告结果。不能将样本稀释后再测定。

2. ECLIA 法　如下所述。

（1）原理：采用竞争法测定。样本和钌标记的特异性抗人 FT_3 抗体在反应管中一起孵育，样本中 FT_3 同钌标记的抗人 FT_3 抗体反应形成免疫复合物。向此反应体系中添加生物素化的 FT_3 衍生物和链霉素包被的磁珠微粒，前者与未结合的标记抗体结合，形成抗体－半抗原复合物。上述两种复合物通过生物素－链霉素之间的反应结合到固相载体上。将反应液吸入测量池中，通过电磁作用将磁珠吸附在电极表面，未与磁珠结合的物质被除去。给电极加以一定的电压，使复合体化学发光，发光强度与样本中的FT_3含量成反比。

（2）试剂：与分析仪配套的商品化FT_3测定成套试剂盒。

（3）操作：按仪器和试剂说明书设定测定条件，进行定标品、质控品和待测样品的测定。

（4）参考区间

成人：3.1～6.8pmol/L。

儿童：4～30天：3.0～8.1pmol/L；

2～12个月：2.4～9.8pmol/L；

2～6岁：3.0～9.1pmol/L；

7～11岁：4.1～7.9pmol/L；

12～19：3.5～7.7pmol/L。

此参考区间引自商品化试剂说明书。

（5）注意事项

①标本类型及稳定性：血清和血浆均可作为检测样本。样本2～8℃下可稳定保存7天，在-20℃下1个月内稳定，避免反复冻融。如果样本中有沉淀，应在检测前离心。样本、定标品及质控品应平衡至室温（20～25℃）再上机测定。

②干扰因素：对于接受高剂量生物素治疗的患者（＞5mg/d），必须在末次生物素治疗8小时后采集样本。少数病例中极高浓度的分析物特异性抗体、链霉亲和素或钌抗体会影响检测结果。每日接受治疗剂量的呋塞米会使测定结果升高；患者体内若存在甲状腺激素自身抗体会影响检测结果；FDH时对FT_3的测定也有影响。

3. TrFIA法　如下所述。

（1）原理：采用竞争性的时间分辨免疫荧光分析法。用二抗（抗鼠IgG）包被反应孔，样本和抗人FT_3抗体一起加入反应孔中，样本中的FT_3与抗人FT_3抗体上的结合位点结合，形成免疫复合物。同时抗人FT_3抗体被包被在反应孔上的二抗捕获而固定在反应孔上。温育后洗涤去除未结合物质。随后加入铕标记FT_3，它能与抗人FT_3抗体上剩余的结合位点结合。通过振荡、洗涤将未结合的物质清除。加入增强液将标记在复合物中的铕离子解离产生荧光，荧光强度和样本中的FT_3浓度成反比。

（2）试剂：商品化FT_3测定成套试剂盒，主要成分如下。

①96微孔反应板：已包被第二抗体。

②FT_3标准品：浓度分别为0pmol/L、2.2pmol/L、3.5pmol/L、8.0pmol/L、25pmol/L、60pmol/L。

③抗人FT_3抗体：1瓶（0.8mL）。

④铕标记FT_3：1瓶（冻干品）。

⑤分析缓冲液：1瓶（30mL）。

⑥孵育缓冲液：1瓶（30mL）。

⑦浓缩洗液（25×）：1瓶（40mL）。

⑧增强液：1瓶（50mL）。

（3）操作

①试剂准备

a. 洗涤液：40mL浓缩洗液加960mL蒸馏水混合后使用。

b. 标准品：在每瓶标准品中加入1.1mL去离子水，使用前30分钟复溶。

c. 铕标记FT_3：在铕标记FT_3冻干品中加入0.8mL的去离子水，复溶30分钟。

d. 铕标记FT_3稀释液：使用前1小时用孵育缓冲液以1：100的比例稀释铕标记FT_3，按需要量配制，备用。

e. 抗人FT_3抗体稀释液：用分析缓冲液以1:100的比例稀释抗人FT_3抗体，按需要量配制，备用。

②样本测定：洗板1次，拍干备用。吸取50μl标准品或待测样本，按顺序加入反应板的微孔中。每

孔中加入 $200\mu l$ 抗人 FT_3 抗体稀释液，室温下慢速振荡 2 小时。洗板 4 次，拍干。每孔加入 $200\mu l$ 铕标记 FT_3 稀释液，4℃下静置 30 分钟。洗板 6 次，拍干。每孔加入 $200\mu l$ 增强液，慢速振荡 5 分钟。微孔反应板置于时间分辨荧光测定仪上检测。

③结果显示：以试剂盒内 6 个标准品中 FT_3 的浓度为横坐标，其各自对应的荧光强度为纵坐标，绘制标准曲线。根据待测样本反应后的荧光强度，在标准曲线上即可换算出样本中 FT_3 的浓度。

（4）参考区间：成人 FT_3：4.6 ~ 7.8pmol/L（此参考区间引自商品化试剂说明书）。实验室应评估参考值对相应患者人群的适用性，必要时建立各自的参考区间。

（5）注意事项：操作及环境要求。

①实验室环境干净无尘，对于实验成功有决定性意义。试剂和待检样本使用前应恢复至室温（20 ~ 25℃）。每次检测时最好用复孔制备参考曲线。

②洗板机应定期进行检查，保证管道通畅。洗涤时，确认微孔注满洗液；洗涤完成后保证微孔残留液不超过 $5\mu l$；并将微孔板倒扣于无尘吸水纸上拍干。

③添加增强液及铕标记物时，使用专用吸头，避免污染。吸头应悬空，避免接触小孔边缘及其中的试剂。

④使用干净一次性容器配制铕标记物，不同试验的铕标记物不可混用。避免铕标记稀释液进入铕标记物原液中。

（二）临床意义

1. FT_3 明显升高：主要见于甲状腺功能亢进、弥漫性毒性甲状腺肿（Graves 病）、初期慢性淋巴细胞性甲状腺炎（桥本甲状腺炎）等患者血中；缺碘也会引起 FT_3 浓度的代偿性升高。

2. FT_3 明显降低：主要见于甲状腺功能减退、低 T_3 综合征、黏液性水肿、晚期桥本甲状腺炎等患者中。

3. 个体应用糖皮质激素、苯妥英钠、多巴胺等药物治疗时可出现 FT_3 的降低。

四、游离甲状腺素测定

虽然人体中甲状腺素（T_4）含量较高，但绝大部分 T_4 以结合状态存在，只有约 0.03% 具有生物学活性的游离甲状腺素（free thyroxine，FT_4）存在于血液循环中。FT_4 测定不受血液循环中结合蛋白浓度和结合力特性的影响，更能反映机体甲状腺功能状况。FT_4 测定有许多方法，其中平衡透析 –RIA 法是参考方法，此方法可在测定前将 FT_4 和与蛋白结合的 T_4 相分离。但是这种方法比较烦琐，且对技术要求较高，难以在临床实验室中广泛应用。

临床实验室中 FT_4 的测定主要用 CLIA 法、ECLIA 法和 TrFIA 法。

（一）检测方法

1. CLIA 法 如下所述。

（1）原理：采用两步竞争结合酶免疫法测定。首先将样本和包被抗人 FT_4 抗体的磁性颗粒混合反应，样本中游离的 FT_4 与抗人 FT_4 抗体结合，固定于磁性颗粒上。在磁场作用下通过洗涤将未结合的物质去除。随后将吖啶酯标记的 FT_4 加入到上述反应体系中，吖啶酯标记的 FT_4 与抗人 FT_4 抗体上剩余的结合位点结合。洗涤去除未结合物质，依次加入预激发液和激发液，激发吖啶酯发光。产生的光量与样本中游离 FT_4 的量成反比。

（2）试剂：与分析仪配套的商品化 FT_4 测定成套试剂盒。

（3）操作：按仪器和试剂说明书设定测定条件，进行定标品、质控品和待测样品的测定。

（4）参考区间：成人 FT_4：0.70 ~ 1.48ng/dl（此参考区间引自商品化试剂说明书）。

（5）注意事项

①标本类型及稳定性：推荐使用血清或肝素锂、$EDTA-Na_2$ 和 $EDTA-K_2$ 抗凝血浆作为样本，避免反复冻融，同一实验室避免使用不同类型样本进行检测。样本在 2 ~ 8℃下可保存 6 天。如在此期间内无法完成测定，样本应在 –20℃下保存。

②样本上机测定前应去除气泡、纤维蛋白、红细胞等颗粒物质。

③试剂应在 2 ~ 8℃下保存，磁性颗粒使用前需混匀。避免将不同批号的试剂混合使用。

④结果报告：在介于检测下限和最高定标品值之间的分析范围内，可进行样本的定量测定。若样本含量低于测定下限，以小于该值报告结果；若样本含量高于最高定标品值，则以大于该值报告结果。不能将样本稀释后再测定。

2. ECLIA 法　如下所述。

（1）原理：采用竞争法测定。样本和钌标记的特异性抗人 FT_4 抗体在反应管中一起孵育，样本中的 FT_4 同钌标记的抗人 FT_4 抗体反应形成免疫复合物。向反应体系中添加生物素化的 FT_4 衍生物和链霉素包被的磁珠微粒，前者与未结合的标记抗体结合，形成抗体 – 半抗原复合物。上述两种复合物通过生物素 – 链霉素之间的反应结合到固相载体上。将反应液吸入测量池中，通过电磁作用将磁珠吸附在电极表面，未与磁珠结合的物质被除去。给电极加以一定的电压，使复合体化学发光，发光强度与样本中的 FT_4 含量成反比。

（2）试剂：与分析仪配套的商品化 FT_4 测定成套试剂盒。

（3）操作：按仪器和试剂说明书设定测定条件，进行定标品、质控品和待测样品的测定。

（4）参考区间：成人 FT_4：12 ~ 22pmol/L（此参考区间引自商品化试剂说明书）。

（5）注意事项

①标本类型及稳定性：血清和血浆均可用于测定 FT_4。样本在 2 ~ 8℃下可稳定保存 7 天，在– 20℃下 1 个月内稳定，避免反复冻融。样本中有沉淀，应在测定前离心。

②样本、定标品及质控品应平衡至室温（20 ~ 25℃）再上机测定。

③干扰因素：对于接受高剂量生物素治疗的患者(＞5mg7d)，必须在末次生物素治疗 8 小时后采集样本。少数病例中极高浓度的分析物特异性抗体、链霉亲和素或钌抗体会影响检测结果。患者体内若存在甲状腺激素自身抗体会影响检测结果。若结合蛋白发生病理性改变（FDH）也会影响检测结果。每日接受治疗剂量的呋塞米者会使 FT_4 结果升高。接受含有 D–T_4 成分降脂药物治疗的患者不能检测 FT_4，如果需要对这类患者进行甲状腺功能的检测，必须停药 4 ~ 6 周，使生理状态恢复正常后方能进行。

3. TrFIA 法　如下所述。

（1）原理：采用竞争性时间分辨免疫荧光分析法。用二抗包被反应孔，抗人 FT_4 抗体加入至反应孔中孵育。抗人 FT_4 抗体被包被在反应孔上的二抗所捕获而固定在反应孔上，洗涤去除未结合物质。将样本加入反应孔中，样本中的 FT_4 结合于抗人 FT_4 抗体上的结合位点，形成免疫复合物。孵育后洗涤去除未结合物质，再向反应孔中加入铕标记 FT_4，它与抗人 FT_4 抗体上剩余的结合位点结合。通过振荡、洗涤将未结合的物质清除。加入增强液将标记在复合物中的铕离子解离产生荧光，荧光强度和样本中的 FT_4 浓度成反比。

（2）试剂：商品化 FT_4 测定成套试剂盒，主要成分如下。

① 96 微孔反应板：已包被第二抗体。

② FT_4 标准品：浓度分别为 0pmol/L、2.8pmol/L、6.8pmol/L、15.4pmol/L、36pmol/L、80pmol/L。

③抗人 FT_4 抗体：1 瓶（0.75mL）。

④铕标记 FT_4：1 瓶（0.75mL）。

⑤分析缓冲液：1 瓶（30mL）。

⑥孵育缓冲液：1 瓶（30mL）。

⑦浓缩洗液（25×）：1 瓶（40mL）。

⑧增强液：1 瓶（50mL）。

（3）操作

①试剂准备：a. 洗涤液：40mL 浓缩洗液加 960mL 蒸馏水混合使用；b. 铕标记 FT_4 稀释液：使用前 1 小时用孵育缓冲液以 1：100 的比例稀释铕标记 FT_4，按需要量配制，备用；c. 抗人 FT_4 抗体稀释液：用分析缓冲液以 1：100 的比例稀释抗人 FT_4 抗体，按需要量配制，备用。

②样本测定：每孔中加入 200μl 抗人 FT_4 抗体稀释液，慢速振荡 70 分钟。吸取 25μl 标准品或待测样本，按顺序加入微孔反应板的孔中，慢速振荡 60 分钟。洗板 1 次，拍干。每孔加入 200μl 铕标记 FT_4 稀释液，4℃

下静置 30 分钟。洗板 4 次，拍干。每孔加入 200μl 增强液，慢速振荡 5 分钟。微孔反应板置于时间分辨荧光测定仪上检测。

③结果显示：以试剂盒内 6 个标准品中 FT_4 的浓度为横坐标，其各自对应的荧光强度为纵坐标，绘制标准曲线。根据待测样本反应后的荧光强度，在标准曲线上即可换算出样本中 FT_4 的浓度。

（4）参考区间：成人 FT_4：8.7 ~ 17.3pmol/L（此参考区间引自商品化试剂说明书）。

（5）注意事项：操作及环境要求。

①实验室环境干净无尘，对于实验成功有决定性意义。试剂和待检样本使用前应恢复至室温（20 ~ 25℃）。每次检测时最好用复孔做参考曲线。

②洗板机应定期进行校正，保证管道通畅。洗涤时，确认微孔注满洗液；洗涤完成后保证微孔残留液不超过 5μl；并将微孔板倒扣于无尘吸水纸上拍干。

③添加增强液及铕标记物时，使用专用吸头，避免污染。吸头应悬空，避免接触小孔边缘及其中的试剂。

④使用干净一次性容器配制铕标记物，不同试验的铕标记物不可混用。避免铕标记稀释液进入铕标记物原液中。

（二）临床意义

1. FT_4 明显升高：主要见于甲状腺功能亢进（包括甲状腺功能亢进危象）、多结节性甲状腺肿、弥漫性毒性甲状腺肿、初期桥本甲状腺炎、部分无痛性甲状腺炎等。

2. 甲状腺功能减退、黏液性水肿、晚期桥本甲状腺炎等患者中 FT_4 的降低较 FT_3 更为明显。

3. 某些非甲状腺疾病，如重症感染发热、危重患者可见 FT_4 升高；而部分肾病综合征患者可见 FT_4 水平降低。

4. 服用药物治疗（如肝素、胺碘酮等）会引起 FT_4 的升高，而应用抗甲状腺药物、苯妥英钠、糖皮质激素等患者体内 FT_4 水平降低。

五、甲状腺球蛋白

绝大多数的甲状腺球蛋白（thyroglobulin，TG）是由甲状腺细胞合成并释放进入甲状腺滤泡残腔中的一种大分子糖蛋白，是甲状腺激素分子的前体。因 TG 含有酪氨酸，在甲状腺过氧化物酶（TPO）和碘的存在下，通过碘化作用使一部分 TG 形成单 – 碘酪氨酸和双 – 碘酪氨酸（MIT 和 DIT）。MIT 和 DIT 可在 TG 基质上进一步耦联形成 T_3 和 T_4。TSH、甲状腺体内碘缺乏和甲状腺刺激性免疫球蛋白等因素可刺激 TG 的产生。

TG 主要存在于甲状腺滤泡的胶质中，少量可进入血液循环，正常健康人血清中可检测到少量 TG。疾病因素刺激甲状腺体时，导致部分 TG 释放入血液循环中，使得在血液循环中的浓度较正常状态下明显升高。因此，血液循环中 TG 水平能反映分化型甲状腺组织的大小、甲状腺体的物理伤害或炎症以及 TSH 刺激的程度，在甲状腺相关疾病的诊断、治疗及预后评估中具有重要意义。TG 的测定主要用 CLIA 法和 ECLIA 法。

（一）检测方法

1. CLIA 法　如下所述。

（1）原理：采用一步酶免疫法（夹心法）测定。将样本、生物素化抗人 TG 单克隆抗体、抗人 TG 单克隆抗体 –ALP 结合物及包被着链霉亲和素的磁性微粒一起添加到反应管中。生物素化抗体与样本中的 TG 结合，并通过生物素 – 链霉亲和素系统结合于磁性微粒上。抗人 TG 单克隆抗体 –ALP 结合物和 TG 分子上的不同抗原位点反应。在反应管内完成温育后，结合在此微粒上的物质在磁场内被吸住，而未结合的物质将被冲洗除去。然后，将化学发光底物添加到反应管内，它在 ALP 的作用下迅速发光，产生的光量与样本内 TG 的浓度成正比。

（2）试剂：与分析仪配套的商品化 TG 测定成套试剂盒。

（3）操作：按仪器和试剂说明书设定测定条件，进行定标品、质控品和待测样品的测定。

（4）参考区间：成人 TG:1.15 ~ 130.77μg/L（此参考区间引自商品化试剂说明书）。

（5）注意事项

①标本类型：推荐使用血清或肝素抗凝血浆，避免反复冻融。

②结果报告：在介于检测下限和最高定标品值之间的分析范围内，可进行样本的定量测定。若样本含量低于测定下限，以小于该值报告结果；若样本含量高于最高定标品值，则以大于该值报告结果。也可将样本用样本稀释液作 5 倍或 10 倍稀释后重新测定。

③干扰因素：样本中若含 TG 抗体（TGAb）会影响检测结果，因此所有样本都要检查是否含有 TGAb。TGAb 阳性则说明样本中 TG 的实际含量比测得的值大。应注意某些患者体内可能存在的异嗜性抗体对测定结果的影响。

2. ECLIA 法　如下所述。

（1）原理：采用双抗体夹心法原理测定。样本、生物素化的抗人 TG 单克隆抗体和钌标记的抗人 TG 单克隆抗体一起添加在反应管中，样本中 TG 与抗人 TG 单克隆抗体反应形成免疫复合物。加入链霉亲和素包被的磁珠微粒后，该复合物通过生物素－链霉亲和素的相互作用与固相结合。将反应液吸入测量池中，通过电磁作用将磁珠吸附在电极表面，未与磁珠结合的物质通过清洗除去。给电极加以一定的电压，使复合物化学发光，产生的光量与样本中 TG 的浓度成正比。

（2）试剂：与分析仪配套的商品化 TG 测定成套试剂盒。

（3）操作：按仪器和试剂说明书设定测定条件，进行定标品、质控品和待测样品的测定。

（4）参考区间：成人 TG:1.4 ～ 78 μg/L（此参考区间引自商品化试剂说明书）。

（5）注意事项

①标本类型及稳定性：血清或血浆样本均可用于检测。样本在 2 ～ 8℃下可稳定保存 3 天，−20℃下 1 个月内稳定。避免反复冻融。如果样本中有沉淀，应在测定前离心。

②干扰因素：患者血清中可能存在的抗甲状腺球蛋白抗体（TGAb）会影响 TG 测定结果，应通过 TG 回收试验核实测定结果，或通过 TGAb 测定进行检验。对于接受高剂量生物素治疗的患者（>5mg/d），必须在末次生物素治疗 8 小时后采集样本；少数病例中极高浓度的分析物特异性抗体、链霉亲和素或钌抗体会影响检测结果。

（二）临床意义

1. 所有类型的甲状腺功能亢进症：包括 Graves 病、毒性结节性甲状腺肿、亚急性甲状腺炎和淋巴细胞甲状腺炎等患者血中 TG 水平升高。TG 检测有助于鉴别诊断外源性甲状腺激素（医源性或人为的）和内源性因素引起的甲状腺功能亢进症。

2. 良性的甲状腺结节和恶性的甲状腺癌患者体内 TG 水平均明显升高。TG 在对不同甲状腺癌患者治疗过程中是非常有用的指标，全部或几乎全部切除甲状腺和残留甲状腺组织放射碘切除手术成功后，TG 水平会下降到非常低或者无法检测出的水平。

3. 先天性甲状腺功能减退患者：TG 测定有助于鉴别甲状腺完全缺失、甲状腺发育不全或其他病理状况。TG 测定也可用于鉴别诊断亚急性甲状腺炎和假性甲状腺毒症，后者因 TSH 的抑制作用而使 TG 含量降低。某些应用甲状腺激素的患者，通常也会引起血中 TG 水平的降低。

六、甲状腺球蛋白抗体测定

甲状腺球蛋白抗体（thyroglobulin autoantibodies，TGAb）是一类针对甲状腺球蛋白（TG）的自身抗体，主要存在于自身免疫性甲状腺病患者和非甲状腺自身免疫性疾病患者体内。在大约 10% 的健康个体尤其是老年人中也可以检测到 TGAb，女性中 TGAb 的阳性率要比男性中高（分别为 18% 和 5%）。因此，在甲状腺功能紊乱的诊断上，TGAb 测定并无较大的特殊意义。但是动态地监测 TGAb 水平，可以了解自身免疫性甲状腺的病变进程，并辅助诊断自身免疫性甲状腺炎。

TGAb 的测定主要用 CLIA 法和 ECLIA 法。

（一）检测方法

1. CLIA 法　如下所述。

（1）原理：采用连续两步酶免疫法（夹心法）测定。将样本和包被有 TG 的磁性微球加入反应管中孵育，样本中的 TGAb 与磁性微球表面的 TG 结合，形成免疫复合物。温育后，在磁场的作用下，结合于固相上的物质与未结合的物质分离。加入 TG-ALP 结合物，结合于磁性微球上的 TGAb 与 TG-ALP 结合物结合，在磁场作用下清洗去除未结合物质。加入化学发光底物，它在 ALP 的作用下迅速发光，产生的光量与样本中 TGAb 的含量成正比，通过多点校准曲线来确定样本中 TGAb 的浓度。

（2）试剂：与分析仪配套的商品化 TGAb 测定成套试剂盒。

（3）操作：按仪器和试剂说明书设定测定条件，进行定标品、质控品和待测样品的测定。

（4）参考区间：成人 TGAb：<4IU/mL（此参考区间引自商品化试剂说明书）。

（5）注意事项

①标本类型：推荐使用血清、肝素或 EDTA 抗凝血浆，避免反复冻融。

②结果报告：在介于检测下限和最高定标品值之间的分析范围内，可进行样本的定量测定。若样本含量低于测定下限，以小于该值报告结果；若样本含量高于最高定标品值，则以大于该值报告结果。也可将样本用"S0"定标品作 10 倍稀释后重新测定。

③干扰因素：应注意某些患者体内可能存在的异嗜性抗体对测定结果的影响。

2. ECLIA 法　如下所述。

（1）原理：采用竞争法测定。将样本和生物素化的 TG 一起孵育，样本中的抗 TG 抗体和 TG 结合。将钌标记的抗 TG 抗体和链霉亲和素包被的磁性微粒加入到反应管中，钌标记的抗 TG 抗体与剩余的生物素化 TG 结合，形成免疫复合物。该复合物生物素 – 链霉亲和素的作用下被固定于磁性微粒上。将反应液吸入测量池中，通过电磁作用将磁性微粒吸附在电极表面，未与磁性微粒结合的物质通过清洗除去。给电极加以一定的电压，使复合物化学发光，产生的光量与样本中抗 TG 抗体含量成反比。

（2）试剂：与分析仪配套的商品化 TGAb 测定成套试剂盒。

（3）操作：按仪器和试剂说明书设定测定条件，进行定标品、质控品和待测样品的测定。

（4）参考区间：<115IU/mL（妊娠妇女、儿童、青春期者不适用）（此参考区间引自商品化试剂说明书）。

（5）注意事项

①标本类型及稳定性：推荐使用血清或肝素 –Na、EDTA 抗凝血浆样本进行检测，避免使用肝素锂或枸橼酸钠抗凝血的浆样本。样本在 2 ～ 8℃下可稳定保存 3 天，–20℃下 1 个月内稳定。避免反复冻融。如果样本中有沉淀，应在检测前离心。

②干扰因素：对于接受高剂量生物素治疗的患者（> 5mg/d），必须在末次生物素治疗 8 小时后采集样本；少数病例中极高浓度的分析物特异性抗体、链霉亲和素或钌抗体会影响检测结果。若患者样本中 TG 浓度 >2 000ng/mL 可导致抗 TGAb 浓度假性升高。样本不可稀释后测定，自身抗体属异质性，会产生非线性稀释现象。

（二）临床意义

1. TGAb 浓度升高常见于甲状腺功能紊乱的患者。慢性淋巴细胞浸润性甲状腺炎患者中，TGAb 阳性率约 70% ～ 80%；Graves 病患者中，TGAb 阳性率约 30%。在某些甲状腺瘤或甲状腺癌中，TGAb 的阳性率也会升高。

2. TGAb 浓度升高也可见于非甲状腺自身免疫性疾病。如 1 型糖尿病患者 TGAb 阳性率为 20%，艾迪生病为 28%，恶性贫血为 27%。

3. TGAb 测定对于慢性淋巴细胞浸润性甲状腺炎的病程监测和鉴别诊断具有重要意义。在疾病的缓解期或漫长的病程之后原先升高的 TGAb 可能逐渐降低转为阴性，如果 TGAb 在缓解之后再次升高，提示可能复发。

4. TG 测定时会受患者体内存在的 TGAb 影响。因此，在 TG 测定时一般要求同时检测 TGAb，以排除 TGAb 对 TG 检测结果的干扰。

5. 在部分正常健康个体中也观察到会有 TGAb 水平的升高。

七、甲状腺过氧化物酶抗体测定

甲状腺过氧化物酶（thyroid peroxidase，TPO）是一类大分子膜结合糖蛋白，仅在甲状腺细胞中表达。在甲状腺球蛋白的协同作用下，TPO 在 L-酪氨酸的碘化和单碘、双碘酪氨酸的化学偶联以及生物合成甲状腺激素 T_4、T_3、和 rT_3 等方面具有重要作用。TPO 是一种潜在的自身抗原，甲状腺过氧化物酶抗体（thyroid peroxidase autoantibodies，TPOAb）是机体针对 TPO 而产生的自身抗体。TPOAb 主要存在于自身免疫性甲状腺病患者和非甲状腺自身免疫性疾病患者体内，但是也可在部分健康人尤其是老年人体内检测到。并且在老年女性中的阳性率明显高于老年男性。

甲状腺过氧化物酶抗体测定的主要方法有 CLIA 法和 ECLIA 法。

（一）检测方法

1. CLIA 法 如下所述。

（1）原理：采用连续二步酶免疫法（夹心法）测定。反应管中含包被有 TPO 的磁性微粒，样本加入反应管中后，样本中的 TPOAb 与 TPO 结合。在反应管内温育后，结合在磁性微球上的物质在磁场内被吸住，而未结合的物质被冲洗除去。反应管中添加蛋白 A-ALP 结合物，该结合物与 TPOAb 相结合。在第二次温育后，结合在磁性微球上的物质在磁场内被吸住，而未结合的物质被冲洗除去。将化学发光底物添加到反应管内，它在 ALP 作用下迅速发光，所产生的光量与样本内的 TPOAb 浓度成正比。

（2）试剂：与分析仪配套的商品化 TPOAb 测定成套试剂盒。

（3）操作：按仪器和试剂说明书设定测定条件，进行定标品、质控品和待测样品的测定。

（4）参考区间：<9IU/mL（此参考区间引自商品化试剂说明书）。

（5）注意事项

①标本类型：推荐使用血清或肝素锂、EDTA 抗凝血浆样本，避免使用溶血或脂血样本。样本避免反复冻融。

②结果报告：在介于检测下限和最高定标品值之间的分析范围内，可进行样本的定量测定。若样本含量低于测定下限，以小于该值报告结果；若样本含量高于最高定标品值，则以大于该值报告结果。也可将样本用样本稀释液作 10 倍或 100 倍稀释后重新测定。

③干扰因素：应注意某些患者体内可能存在的异嗜性抗体对测定结果的影响。

2. ECLIA 法如下所述。

（1）原理：采用竞争法测定。样本和钌标记的 TPO-Ab 一起孵育。添加生物素化的 TPO 和包被链霉亲和素的磁性微粒，样本中的 TPOAb 与钌标记的 TPOAb 竞争结合生物素化的 TPO，形成免疫复合物。然后免疫复合物在生物素-链霉亲和素的作用下结合到磁性颗粒上。将反应液吸入测量池中，通过电磁作用将磁珠吸附在电极表面，未与磁珠结合的物质通过洗涤除去。给电极加以一定的电压，使复合物化学发光，所产生的光量与样本中 TPOAb 的浓度成反比。

（2）试剂：与分析仪配套的商品化 TPOAb 测定成套试剂盒。

（3）操作：按仪器和试剂说明书设定测定条件，进行定标品、质控品和待测样品的测定。

（4）参考区间：<34IU/mL（妊娠期妇女、儿童、青春期者不适用）（此参考区间引自商品化试剂说明书）。

（5）注意事项

①标本类型及稳定性：血清或血浆样本均可作为测定样本。样本在 2~8℃下可稳定保存 3 天，-20℃下可稳定 1 个月。避免反复冻融。如果样本中有沉淀，应在检测前离心。样本、试剂和质控品均应平衡至室温（20~25℃）再上机测定。

②干扰因素：对于接受高剂量生物素治疗的患者（>5mg/d），必须在末次生物素治疗 8 小时后采集样本；少数病例中极高浓度的分析物特异性抗体、链霉亲和素或钌抗体会影响检测结果。TPOAb 浓度高于测量范围的样本可采用通用稀释液作 1：5 稀释后再测定。稀释样本的浓度必须 >200IU/mL。

（二）临床意义

1. 在约 65% Graves 病患者、95% 的桥本甲状腺炎或先天性黏液腺瘤患者、19% 的分化型甲状腺癌患者和 11% 的其他混合型非自身免疫甲状腺疾病患者体内可检测到 TPOAb 水平的升高。

2. 患者体内 TPOAb 水平升高是诊断慢性自身免疫性甲状腺疾病诊断的金标准。虽然与其他甲状腺抗体（TGAb、TRAb）同时检测可以增加敏感性，但是 TPOAb 阴性结果不能排除自身免疫性疾病的可能性。

3. 测定患者体内 TPOAb 水平可排除甲状腺肿大或非自身免疫导致的甲状腺功能减退症。如果患者体内出现 TPOAb 以及 TSH 水平升高，每年有 3% ~ 4% 的风险发展为甲状腺功能减退症。

4. 部分健康个体中也能检测到 TPOAb 水平的升高。

八、促甲状腺素受体抗体测定

促甲状腺素受体抗体（thyrotropin receptor autoantibodies，TRAb）为一组抗甲状腺细胞膜上 TSH 受体的自身抗体，其功能具有高度异质性。有些 TRAb 可刺激 TSH 受体并与 Graves 病导致的甲状腺功能亢进相关，如长效甲状腺刺激素（long-acting thyroid stimulator，LATS）和甲状腺刺激免疫球蛋白（thyroid-stimulating immunoglobulin，TSI）。TSI 可保护 LATS 免遭血清中相应抗体的中和，亦可 TSH 受体结合发挥持久 TSH 样作用，而另一些 TRAb 则为 TSH 受体抑制剂，可拮抗 TSH 作用或破坏 TSH 受体。TRAb 的测定主要采用 ECLIA 法。

1. 原理：采用竞争法测定。将样本和预处理缓冲液及预处理试剂缓冲液一起孵育，预处理缓冲液和预处理试剂缓冲液由可溶性猪 TSH 受体的前体物和生物素化鼠抗猪 TSH 受体单克隆抗体形成免疫复合物。样本中 TRAb 与 TSH 受体复合物发生反应。在反应体系中加入缓冲液，TRAb 进一步与 TSH 受体复合物反应。加入链霉亲和素包被的磁性微粒和钌标记的人甲状腺刺激性单克隆抗体 M22，根据它们对钌标记的 M22 结合的抑制能力来测定结合的 TRAb。整个复合物在生物素—链霉亲和素的作用下结合到固相载体上。将反应液吸入测量池中，通过电磁作用将磁性微粒吸附在电极表面，未与磁性微粒结合的物质通过清洗被除去。给电极加以一定的电压，使复合体化学发光。通过分析仪的定标曲线得到 TRAb 的测定结果。

2. 试剂：与分析仪配套的商品化 TRAb 测定成套试剂盒。

3. 操作：按仪器和试剂说明书设定测定条件，进行定标品、质控品和待测样品的测定。

4. 参考区间：成人 TRAb：1.22 ~ 1.58IU/L（此参考区间引自商品化试剂说明书）。

5. 注意事项

（1）标本类型及稳定性：推荐使用血清样本，样本 2 ~ 8℃ 下可稳定保存 3 天，-20℃ 下 1 个月内稳定，避免反复冻融。接受肝素治疗患者的样本不可用于 TRAb 的测定。如果样本中有沉淀，应在检测前离心。样本、定标品和质控品应在平衡至室温（20 ~ 25℃）再上机测定。

（2）干扰因素：对于接受高剂量生物素治疗的患者(>5mg/d)，必须在末次生物素治疗 8 小时后采集样本；少数病例中极高浓度的分析物特异性抗体、链霉亲和素或钌抗体会影响检测结果。

6. 临床意义

（1）自身免疫性甲状腺功能亢进的诊断或排除、与功能自主性甲状腺多发结节的鉴别诊断。TRAb 存在提示患者甲状腺功能亢进是由于自身免疫引起而不是毒性结节性甲状腺肿。这类抗体能与 TSH 受体结合，通过刺激作用能诱发 braves 病。因此在 95% 的患者中可检测到。

（2）监测 braves 病患者治疗和复发：Graves 病患者抗甲状腺药物治疗期间 TRAb 浓度常下降。药物治疗后 TRAb 浓度降低或消失可能提示疾病缓解，可以考虑终止治疗。

（3）由于 TRAb 是 IgG 类抗体，可通过胎盘并引起新生儿甲状腺疾病。有甲状腺疾病史的患者在怀孕期间测定 TRAb 对于评估新生儿甲状腺疾病危险程度非常重要。

九、甲状腺素摄取试验

甲状腺素（T_4）作为甲状腺循环的生理学部分，对人体综合代谢具有调节作用。T_4 浓度的检测对于甲状腺功能正常、甲状腺功能亢进和甲状腺功能减退的鉴别尤为关键。血液循环中，99% 以上的 T_4 与载体蛋白相结合，而不到 1% 的 T_4 以游离状态存在。因此，只有当血液循环中 T_4 的蛋白结合能力正常时，其检测结果才可靠。甲状腺结合球蛋白（TBG）浓度的变化会影响蛋白结合激素的水平，而游离激素水平可保持不变。甲状腺素摄取试验（thyroid uptake）可测量 T_4 的蛋白结合能力，与总 T_4 联合测定还可计算游离甲状腺素指数（FTI），间接地反映出样本中游离 T_4 的相对量，反映甲状腺的功能状况。甲状腺素摄取试验一般采用 CLIA 法和 ECLIA 法。

（一）检测方法

1. CLIA 法 如下所述。

（1）原理：采用竞争结合酶免疫法测定。将样本和测定用缓冲液添加到含有抗 T_4 抗体、T_4-ALP 结合物（含未标记的 T_4），以及包被着山羊抗小鼠捕获抗体的磁性微粒的反应管中。结合物试剂中未标记的 T_4 被样本内的游离 TBG 所结合。而剩余的、未标记的 T_4 与 T_4-ALP 结合物竞争性地与一定数量的抗 T_4 抗体上的结合位点结合。产生的抗原－抗体复合物被山羊抗小鼠捕获抗体所结合。在反应管内温育后，结合在固相上的物质在磁场内被吸住，而未结合的物质被冲洗除去。然后，将化学发光底物添加到反应管内，它在 ALP 作用下迅速发光，产生的光量与 TBG 上的结合位点数成正比（与甲状腺摄取值成反比）。

（2）试剂：与分析仪配套的商品化 TBC 测定成套试剂盒。

（3）操作：按仪器和试剂说明书设定测定条件，进行定标品、质控品和待测样品的测定。

（4）参考区间：0.32 ~ 0.48（此参考区间引自商品化试剂说明书）。

（5）注意事项

①标本类型及稳定性：推荐使用血清或肝素抗凝血浆样本，避免使用溶血或脂血样本，不可使用稀释过的样本。样本在 2 ~ 8℃下可放置 2 天，若 2 天内不能完成检测，应在 ≤ –20℃下冷冻保存，避免反复冻融。

②干扰因素：应注意某些患者体内可能存在的异嗜性抗体对测定结果的影响。

2. ECLIA 法 如下所述。

（1）原理：采用竞争法测定。将样本、外源性 T_4 和生物素化的 T_4 半抗原一起孵育。T_4 与样本中空闲结合位点结合。加入钌标记的抗人 T_4 单克隆抗体，生物素化 T_4 半抗原与钌标记的抗人 T_4 单克隆抗体反应形成复合物，形成的复合物与剩余的外源性 T_4 的量成反比。随后加入链霉亲和素包被的磁性微粒，免疫复合物通过生物素－链霉素的作用与磁性微粒结合。将反应液吸入测量池中，通过电磁作用将磁性微粒吸附在电极表面，未与其结合的物质通过清洗被除去。给电极加以一定的电压，使复合体发光，产生的光量与样本中甲状腺素摄取力成反比。

（2）试剂：与分析仪配套的商品化 TBC 测定成套试剂盒。

（3）操作：按仪器和试剂说明书设定测定条件，进行定标品、质控品和待测样品的测定。

（4）参考区间：0.8 ~ 1.3（此参考区间引自商品化试剂说明书）。

（5）注意事项

①标本类型及稳定性：血清或血浆样本均可用于检测。样本在 2 ~ 8℃下可稳定保存 8 天，在 –20℃下可稳定 3 个月。避免反复冻融。如果样本中有沉淀，应在检测前离心。样本、试剂和质控品应平衡至室温（20 ~ 25℃）再上机测定。

②干扰因素：对于接受高剂量生物素治疗的患者（> 5mg/d），必须在末次生物素治疗 8 小时后采集样本；少数病例中极高浓度的分析物特异性抗体、链霉亲和素或钌抗体会影响检测结果。接收含有 D-T_4 成分降脂药物治疗的患者不能检测 T_4。如果需要对这类患者进行甲状腺功能的检测，必须停药 4 ~ 6 周，使生理状态回复正常后方能进行。患者体内若存在甲状腺激素自身抗体会影响检测结果。家族型白蛋白合成障碍性高甲状腺激素血症（FDH）也可能影响检测结果。

（二）临床意义

1. 仅凭甲状腺素摄取试验的测定结果不能做出对甲状腺情况的判断，必须同其他甲状腺功能测试结合使用。

2. 甲状腺功能减退患者中甲状腺摄取值减小；甲状腺功能亢进患者中甲状腺摄取值增加。

3. 在 TBG 合成减少（雄激素或类固醇激素使用）、低蛋白血症（肝病、肾病、营养失调）、药物应用（苯妥英钠、水杨酸盐）、肢端肥大症及遗传性 TBG 缺乏等状态时甲状腺摄取值增加。

4. 在 TBG 合成增加（怀孕、雌激素服用、口服避孕药）、高蛋白血症、药物应用（吩噻嗪的持久服用）、肝脏疾病及遗传性 TBG 增高等状态时甲状腺摄取值减小。

第七章

电解质和渗透压检验

第一节　电解质

一、血清钠（serum sodium，natrium；Na）

1. **测定方法**　火焰光度法、离子选择电极法、酶化学法。反应原理如下。

（1）火焰光度法：钠火焰经光电池转变为光电流，电流强度与钠浓度成正相关。为经典法，特异性、敏感性均较高，但比较费工费时。

（2）离子选择电极法：钠电极由锂 – 氧化铝 – 硅酸盐玻璃制成，其内充满钠离子参比液，由一银丝与电极外层相连。样品 Na^+ 在电极外层水化膜聚集，与电极内层形成离子浓度差，产生微电位和微电流。根据 Nernst 公式计算钠离子浓度，简便快速，精密度高。

$E= C+Slg\,[Na^+]$ 式中，E 为微电动势；C 为电离常数；S 为斜率。

（3）偶联酶化学法：由半乳糖苷酶（β–Galactosidase）催化邻硝基苯 –β–D– 吡喃半乳糖苷（ONPG）与钠离子反应，置换出邻硝基酚（ONP），405nm 测定吸光度增加。反应式如下。

$ONPG + Na^+ \rightarrow ONP + Galactose$　由半乳糖苷酶催化

2. **标本准备**　用血清，静脉血 3 ~ 5ml 不抗凝，或红帽、黄帽真空管采血；急查用肝素锂血浆，浅绿帽真空管采血，防止溶血，供钠、钾、氯、二氧化碳同时测定。取血后在 2 小时内分离血清或血浆，室温放置不超过 8 小时，2 ~ 8℃放置不超过 48 小时。

3. **参考范围**　135 ~ 145mmol/L。

小于 130mmol/L 为低钠血症，临床决定水平 <120mmol/L。

大于 150mmol/L 为高钠血症，临床决定水平 >160mmol/L。

4. **临床意义**　钠的主要生理功能为维持神经肌肉的兴奋性、调节细胞内外的渗透压、调节细胞外液的酸碱平衡。经肠管吸收，主要由肾脏排泄（0.1mmol/min），汗排泄不到1%；由醛固酮调节肾小管重吸收。用于失水程度判定，水、电解质、血浆渗透压、酸碱失衡诊断和肾上腺皮质功能评价。细胞外液的渗透压活性物质 95% 以上为钠离子及与其相对应的阴离子氯和碳酸氢根离子，在保持水、电解质、渗透压和酸碱平衡方面起主要作用。维持和调节内环境的相对恒定是现代医学的基础治疗。钠、钾、氯和碳酸氢根测定（和血气分析）是急危重症鉴别诊断、病理生理评价和治疗监测的重要指标。

（1）增高——高钠血症

①水缺乏性高钠血症：水摄取不足如昏迷、吞咽困难、渴感觉中枢障碍；失水如严重呕吐、腹泻、胃肠造漏、尿崩症、渗透性利尿、非酮症性高渗性糖尿病昏迷、过度出汗或高温下不显性出汗增加等，是高渗透性失水的病理生理基础和诊断依据。

②钠过多性高钠血症：盐皮质激素或糖皮质激素分泌过多，如皮质酮增多症、皮质醇增多症、原发性醛固酮增多症、长期皮质激素治疗，氯化钠摄取或静脉输注过多等。

③特发性高钠血症：由于下丘脑病变引起渗透压调节障碍，渗透压感受器定标在高水平，口渴阈值

升高，高钠而无口渴，补水不能纠正。

（2）减低——低钠血症：高蛋白血症、高脂血症和高糖血症，由于血浆固形成分增加，水分增加，相对低钠，血浆渗透压正常，是谓假性低钠血症。真性低钠血症是由于钠相对减少或水相对增加，细胞外液可减少、正常或增多，随病因而异。

①细胞外液减少性低钠血症：见于长期钠摄取极度减少或钠丢失增加：①肾脏丢失，如肾上腺皮质功能减退症、垂体功能减退症、失钠性肾炎、间质性肾炎肾小管障碍、利尿剂使用、酮症酸中毒；②消化管丢失，如呕吐、腹泻、胃肠减压或造口；③皮肤丢失，如严重灼伤、过度出汗或不显性出汗增多；④血浆转移，如急性胰腺炎或急性腹膜炎腹水等浆膜腔积液。低血容量单纯补水或补糖液是低渗透性失水的病理生理基础和诊断依据。

②细胞外液正常性低钠血症：如急性水中毒、垂体功能减退症（由于糖皮质醇分泌不足）、使用抗利尿激素分泌增多或作用增强的药物（如氯磺丙脲、尼古丁、巴比妥等）、抗利尿激素不适当分泌综合征（SIADH）、甲状腺功能减退症、无症状性低钠血症等。

③细胞外液增加性低钠血症：各种水肿性疾病如肝硬化、心力衰竭、肾病综合征、急性或慢性肾炎、尿毒症，为稀释性低钠血症。

④Fanconi 综合征、Batter 综合征：因多尿，钾、钠排出增多导致血容量减低，引起 ADH 分泌增加，水重吸收增多致低钠和低钾血症。

二、尿钠（urine sodium；natrium，Na）

1. 测定方法　同血清钠。

2. 标本准备　留取 24 小时定量尿，麝香草酚异丙醇防腐，或石油醚或二甲苯防腐，或容器置 2~8℃ 或置冰盒中收集。记录尿量，混合取 5 ~ 10ml 送检。

3. 参考范围　130 ~ 220mmol/d（3 ~ 5g/24h）或 43 ~ 220mmol/d（1 ~ 5g/24h）。

注：1mmol=0.023g，1g= 43.48mmol。

4. 临床意义　用于肾上腺皮质功能和原发性醛固酮增多症的评价。

（1）增多：高钠膳食、酮症酸中毒、排钠利尿剂、肾上腺皮质功能减退症、垂体功能减退症、失盐性肾炎。

（2）减少：低钠膳食、皮质醇增多症、醛固酮增多症、心力衰竭、肝硬化、少尿；严重呕吐、腹泻、过度出汗、胃肠造口；严重灼伤等。

三、血清钾（serum potassium；kalium，K）

1. 测定方法　火焰光度法、离子选择电极法、酶化学法。反应原理有以下几种。

（1）火焰光度法：钾火焰经光电池转变为光电流，电流强度与钾浓度成正相关。为经典法，特异性、敏感性均较高，但比较费工费时。

（2）离子选择电极法：钾离子电极的尖端由缬氨霉素（valinomycin）膜构成。其分子间隙与 K 离子直径近似，样品 K⁺ 导入，与 Valinomycin 形成复合物引起电极膜电阻改变，膜内外形成电位差和微电流，根据 Nernst 公式计算钾离子浓度，简便快速，精密度高。

$E=C+Slg[K^+]$ 式中，E 为微电动势；C 为电离常数；S 为斜率。

（3）偶联酶化学法：以磷酸烯醇式丙酮酸（PEP）为底物，由丙酮酸激酶（PK）催化，生成丙酮酸（pyruvate）。PK 为 K⁺ 依赖性，其活性与 K⁺ 浓度成正相关；丙酮酸经乳酸脱氢酶（LDH）催化生成乳酸（lactate），还原型多情辅酶 I（NADH）与 pyruvate 等分子消耗转化为氧化型脱氢辅酶 I（NAD⁺），因而也与 K⁺ 浓度成正相关。反应式如下。

PEP + ADP →丙酮酸 +ATP　试剂 PK 催化

丙酮酸 +NADH +H⁺ →乳酸 +NAD⁺

340nm 测定每分钟吸光度减低（−△ A/min）。

2. 标本准备　同血清钠，红帽或黄帽真空管采血。白细胞和/或血小板增多症或急诊用肝素锂血浆，浅绿帽真空管采血。与 Na、CL、CO_2 测定共用一份检样。取血后应在 2 小时内分离血清，不宜与血细胞长时间接触。急诊用肝素锂抗凝血可立即离心分离血浆。室温放置不超过 8 小时，2～8℃不超过 48 小时，溶血标本不能使用。

3. 参考范围 3.6～5.0mmol/L，儿童有时可稍高于成人。

小于 3.6mmol/L 为低钾血症，临床决定水平 3.0mmol/L，危险水平 <2.5mmol/L。

大于 5.0mmol/L 为高钾血症，临床决定水平 5.5mmol/L，危险水平 ≥ 6.5mmol/L。

标本溶血（肉眼可见的或不可见的）红细胞内钾离子释出；或白细胞或血小板显著增多（如白血病或血小板增多症），血液凝固时白细胞或血小板收缩，细胞内钾离子逸出，可致血清钾假性升高，此时使用肝素血浆（肝素锂抗凝）则可避免。

4. 临床意义　用于休克、酸中毒、强心苷、利尿剂治疗的钾代谢评价和心脏保护性监测，周期性瘫痪鉴别诊断和低钾性疾病如低钾性高血压、原发性醛固酮增多症、Bartter 综合征等的发现线索。钾由食物供给，经肠管吸收，主要由肾脏排泄。钾离子 98% 分布在细胞内液，仅 2% 在细胞外液，红细胞钾浓度约是血浆的 35 倍。血钾水平的恒定靠肾脏排泄和细胞内外重新分布调节，醛固酮促进肾小管钾排泌，血钾水平对醛固酮分泌也起调节作用。主要生理功能为保持细胞静息膜电位，维持神经肌肉兴奋性；参与物质代谢为维持细胞内酶活性所必需，与蛋白质和糖代谢密切相关；调节渗透压和酸碱平衡。血钾过高或过低均可造成神智障碍、骨骼肌无力和麻痹、心电图改变、严重心律失常甚至心搏骤停。低钾血症可引起横纹肌融解、麻痹性肠梗阻、糖代谢异常、酸碱紊乱。持续性低钾可导致近曲小管和集合管上皮细胞空泡变性，尿浓缩功能降低，多尿和口渴；对感染的敏感性增加，易患肾盂肾炎。

（1）增高——高钾血症

①钾负荷量过多：大量摄食钾盐，静脉过多输注钾盐或含钾药物，大量输注陈旧血液。

②钾排泄量减少：慢性肾功能不全、尿毒症、肾上腺皮质功能减退症、低肾素性醛固酮增多症、先天性肾上腺皮质增生症（21-羟化酶缺陷症、3-β-羟类固醇脱氢酶缺乏症）、保钾利尿剂如氨苯蝶啶、阿米洛利、螺内酯（antisterone）等长期使用。

③细胞内钾向细胞外转移：酸中毒（H^+ 进入细胞内置换 K^+）、严重组织损伤、横纹肌融解症和血管内溶血、药物（如琥珀酰胆碱、洋地黄、β 受体阻滞剂）、高钾性周期性麻痹。

（2）减低——低钾血症

①钾摄取减少：昏迷或进食障碍、禁食或神经性厌食、偏食、酗酒、钾长期摄入不足。

②钾丢失增加：呕吐、腹泻或胃肠减压、滥用泻剂或洗肠、过度出汗；皮质醇增多症、去氧皮质酮增多症、原发性醛固酮增多症、假性醛固酮增多症（如 Liddle 综合征）、Bartter 综合征、17α-羟化酶缺陷症、17β-羟化酶缺陷症；继发性醛固酮增多症、肾血管性高血压、恶性高血压、皮质醇异位内分泌肿瘤；肾小管性酸中毒、噻嗪类或吲哒帕胺（indapamide）等排钾利尿剂、皮质类固醇激素长期使用；酒精中毒或叶酸缺乏的某些病例。

③细胞外钾向细胞内转移：低钾性碱中毒、低钾性周期麻痹、糖尿病酮症酸中毒时胰岛素治疗或酸中毒时碳酸氢钠使用等。

四、尿钾（urine potassium；kalium，K）

1. 测定方法　同血清钾。

2. 标本准备　准确留取 24 小时尿，麝香草酚异丙醇或石油醚或二甲苯防腐，或容器置 2～8℃或冰盒中收集尿标本；记录尿量，混合后取 5～10ml 送检。

3. 参考范围 51～102mmol/d（2～4g/24h）。

注：1mmol=0.039 1g，　1g=25.58mmol。

4. 临床意义

（1）增多：钾摄取过多、皮质醇增多症、原发性醛固酮增多症、失钾性肾病、排钾利尿剂、溶血、酮症酸中毒、肾小管性酸中毒、Bartter 综合征。

（2）减少：钾摄入不足、禁食或厌食、胃肠道丢失、肾功能不全、尿毒症、肾上腺皮质功能减低、各种原因的少尿。

五、血清氯，氯化物（serum chlorine，chloride；Cl）

1. 测定方法　离子选择电极法、电化学法、偶联酶化学法、化学法。

（1）离子选择电极法：氯离子电极尖端由 Ag 和 AgCL 构成，$AgCL \rightarrow Ag^+ + Cl^-$，溶度积为常数（Ksp）。样品 Cl^- 导入与电极表面 Ag^+ 结合形成 AgCL 沉淀，Ksp 被破坏；当重新建立 Ksp 时电极表面的 $[Ag^+]$ 和 $[Cl^-]$ 发生改变，与参比电极间产生微电位和微电流，按 Nernst 公式计算氯离子浓度，简便快速，精密度高。公式为如下。

$AgCL \rightarrow Ag^+ + Cl^-$

$Ksp=[Ag^+][Cl^-]/[AgCL]=[Ag^+][Cl^-]$

$E=C+Slg[Cl^-]$ 式中，E 为微电动势；C 为电离常数；S 为斜率。

（2）偶联酶化学法：淀粉酶（$\alpha-AMY$）活性与氯离子浓度成正相关，以 2-氯-4-硝基酚-β-D-麦芽庚糖苷（2-chloro-4-nitrophenol-β-D-maltoheptaoside，CNP-β-G_7）为底物，经 Cl^- 激活的 α-淀粉酶催化，生成 2-氯-4-硝基酚低聚糖，再经葡萄糖苷酶作用生成 2-氯-4-硝基酚（2-chloro-4-nitrophenol，CNP）和葡萄糖，CNP 在 405nm 波长有最大光吸收。反应式如下。

Ca-EDTA + a-AMY（无活性）$\rightarrow$ EDTA+ Ca-AMY（有活性）为 Cl^- 依赖性。

$3CNP-\beta-G_7 + 3H_2O \rightarrow CNP-\beta-G_2 + CNP-\beta-G_3 + CNP-\beta-G_4 + G_3 + G_4 + G_5$ 由活性 Ca-a-AMY 催化。

$CNP-\beta-G_2 + CNP-\beta-G_3 + 2H_2O \rightarrow 2CNP-\beta-G + 2G_2$ a-葡萄糖苷酶（a-Glucosidase）催化。

$2CNP-\beta-G + 2H_2O \rightarrow 2CNP + 2\beta-G$ 由 β-葡萄糖苷酶催化，405nm 测吸光度增加根据 $\triangle$ A/min 即可计算出氯离子浓度。

（3）硫氰酸汞光度法：氯离子与硫氰酸汞反应，生成氯化汞和硫氰酸根离子（CNS^-），后者与硝酸铁反应生成红棕色硫氰酸铁，吸收峰 460nm 测定光密度。

2. 标本准备　用血清，红帽或黄帽真空管采血；急诊可用肝素锂血浆，浅绿帽真空管采血。与钠、钾、二氧化碳测定共用一份检样。取血后在 2 小时内分离血清或血浆，室温放置不超过 2 小时，2～8℃放置不超过 48 小时。

3. 参考范围 98～112mmol/L。

（1）离子选择电极法：100～112mmol/L；

（2）偶联酶化学法：98～108mmol/L；

（3）硫氰酸汞光度法：98～110mmol/L。

小于 96mmol/L 为低氯血症，医学决定水平 ≤ 80mmol/L。

大于 112mmol/L 为高氯血症，医学决定水平 ≥ 120mmol/L。

4. 临床意义　用于钠钾紊乱，酸碱失衡评价。体内总氯量 70% 在细胞外，30% 在细胞内，以红细胞为最高。由食物和食盐供给，80% 随尿排出，5% 随粪排出，其余经皮肤排泄。肾小球滤过的氯 99% 在肾小管重吸收。为维持细胞外液电中性，钠重吸收必须与等量的氯和碳酸氢根重吸收；后二者一方增多，另一方必减少。对维持机体内环境恒定和水、电解质、渗透压、酸碱平衡起重要作用。血清氯参与胃盐酸合成，餐后胃酸分泌增加，血氯减少，血碳酸氢根代偿性增加，是谓碱潮。此外氯离子参与肾素分泌调节，球旁器致密斑氯离子浓度增高肾素分泌抑制，反之亦然。血清氯单独异常少见，多与钠代谢异常、酸碱紊乱相关。临床除脑脊髓液（CSF）氯化物外，一般与 Na^+、K^+、HCO_3^-（或 CO_2）联合测定。

（1）增高——高氯血症

①伴高钠高氯血症：水摄取不足或失水，为高渗性失水。

②氯负荷过量：大量输注生理盐液、Ringer 液体，这些液体的氯与钠的比例为 1：1，高于血浆

的 1 : 1.4；或大量输注含氯氨基酸制剂。

③代谢性酸中毒：阴离子间隙正常的酸中毒如肾小管性酸中毒、腹泻、输尿管结肠瘘或碳酸酐酶抑制剂、氯化铵使用血清氯增高，碳酸氢根代偿性减低，是谓高氯性酸中毒。

④呼吸性碱中毒：由于换气过度，二氧化碳分压降低，碳酸氢根代偿性减少，氯离子代偿性重吸收增多，是谓高氯性碱中毒。

（2）减低——低氯血症

①伴低钠的低氯血症：①长期食盐摄入不足或各种原因的失水，经口单纯补水或经静脉单纯补葡萄糖液，是谓低渗性失水；②肝硬化、肾病综合征、慢性充血性心力衰竭、抗利尿激素不适当分泌综合征（SIADH），为稀释性低钠低氯血症。

②肾丢失增加：肾上腺皮质功能不全、急性肾功能衰竭多尿期、噻嗪类利尿剂使用、失钠性肾病等。

③代谢性碱中毒：由胃液丢失引起，如频繁呕吐或胃减压引流，除有钠钾丢失外，大量盐酸丢失，血氯比血钠减少更明显，碳酸氢根代偿性增加，是谓低氯性碱中毒。

④代谢性酸中毒：阴离子间隙增大的酸中毒如肾功能不全尿毒症、酮症酸中毒、乳酸性酸中毒等，血清氯不增高，此时由于增加的无机酸根或有机酸根取代了氯离子的地位，是谓低氯性酸中毒。

⑤呼吸性酸中毒：慢性呼吸性酸中毒由于碳酸蓄积，碳酸氢根离子代偿性增加，氯离子排出增多，是谓低氯性酸中毒。

六、尿氯，氯化物（chlorine，urine；chloride；Cl）

1. 测定方法　电极法、电化学法、酶法、化学法。

2. 标本准备　同尿钠测定，24 小时定量尿标本麝香草酚异丙醇防腐，记录尿量，取 5 ~ 10ml 送检。随时尿标本应在 2 小时内测定，定时尿标本容器应在 2 ~ 8℃或置冰盒中收集，冷藏或冷冻可保持 7 ~ 10 天。

3. 参考范围　110 ~ 250mmol/d（4 ~ 9g/24h），以 NaCl 计为 6 ~ 15g/24h。

注：1mmol=0.035 5g，　1g=28.21mmol。

4. 临床意义　一般与尿钠平行。

（1）增多：见于氯化物摄入过多、肾上腺皮质功能不全、碱中毒、利尿剂使用、多尿。

（2）减少：见于氯化物摄取减少、呕吐、过度出汗、少尿、肾上腺皮质功能亢进、肺炎。

第二节　渗透压

1. 测定方法　渗透压计法（冰点降低法或蒸汽压法）或计算法。计算法公式如下。

$mOsm/L = 2Na^+ + GLU + BUN$（mmol/L）（1）

$mOsm/L = 2（Na^+K）+ GLU + BUN$（mmol/L）（2）

单位为毫渗透摩尔（$mOsm/kgH_2O$）用 L 代替 kg，可视为二者几无差别。

2. 标本准备　血清或血浆，二者结果稍有差别，但不影响临床评价。用红帽、黄帽真空管静脉采血、急症用浅绿帽真空管静脉采血，小儿可用足跟穿刺采血。计算法根据血清或血浆钾、钠、血糖和尿素氮测定值，不另取血。

3. 参考范围　临床常用计算法，计算公式不同参考范围略有差异。

公式（1）为 270 ~ 300mOsm/L，公式（2）为 280 ~ 310mOsm/L。

大于 320mOsm/L 为渗透压升高。

4. 临床意义　渗透压用于水、电解质平衡和肾功能监测，糖尿病高渗并发症诊断。渗透摩尔是渗透压单位，通常用每升毫渗透摩尔（mOsm/L）表示，或称为毫渗透摩拉（mOsmolar）。血浆渗透摩尔临床习惯称为渗透压，包括胶体渗透压和晶体渗透压。胶体渗透压所占比例较小，主要功能为维持血管内外水分平衡。通常测定和计算的是不包括胶体渗透压的晶体渗透压，故又称为渗透压间隙或渗透摩拉间隙（OG）。计算值与测定值有非常良好相关（γ = 0.96）。在紧急情况下计算值可提供非常有用的信息和节约时间，但在乳糜血症、高免疫球蛋白血症和未测定溶质增加的情况如休克、肾功能衰竭时，计算值与测定值差别增大。

（1）增高：脱水、高钠血症、糖尿病酮症酸中毒（DKA）或非酮症高渗性昏迷（NKHC）、慢性肾功能衰竭（CRF）、渗透性利尿剂使用、饮酒或甲醇中毒等。

（2）减低：休克、水中毒、低钠血症、抗利尿激素不适当分泌（SIADH，多见于肺症）、高免疫球蛋白血症、高乳糜血症等。

微信扫码
◆临床科研
◆医学前沿
◆临床资讯
◆临床笔记

第八章

放射免疫技术

标记免疫技术是利用多种标记技术与免疫学技术相结合而建立的分析技术体系。在当前各种免疫诊断技术中，标记免疫技术是发展最快、最具活力的检测技术。免疫技术是以抗原抗体特异性免疫反应原理为基础，对样品中相应抗体或抗原进行检测的方法，其最主要的特点是抗原抗体反应的高度特异性。标记免疫技术是将多种可微量或超微量检测的示踪物（如荧光素、放射性核素、酶、化学或生物发光剂等）对抗原或抗体进行标记制成标记抗原或抗体，并加入到抗原抗体反应体系中与相应未标记抗体或抗原进行反应，使免疫反应结果可以通过检测标记物而灵敏地进行分析。在标记免疫分析中，测定的不是免疫复合物本身，而是对标记物进行检测即可以确定待测物质的含量。

1959 年，美国科学家 Berson 和 Yalow 首先以放射性碘标记胰岛素测定血清中的胰岛素含量，使体外检测超微量物质成为可能。放射免疫技术即是以放射性核素作为示踪物，同时结合抗原抗体反应的特异性而创立的一类标记免疫分析技术。基于体外竞争性或非竞争性放射结合的免疫分析原理，放射免疫分析技术可以分为放射免疫分析（radioimmunoassay，RIA）和免疫放射分析（immunoradio-metric as-say，IRMA）；根据放射性核素标记物是否可与特异性的受体进行结合，又衍生出放射受体分析（radio-receptor assay，RRA），也称为放射配体结合分析（radioligand binding assay，RBA）。

第一节　概述

放射免疫技术是基于抗原抗体结合反应的特异性，运用放射示踪原理对待测物浓度进行检测的一种超微量分析技术。放射免疫技术的基本试剂主要包括放射性核素标记的示踪物、标准品、特异性结合物质（抗体）及分离剂，这些基本试剂与放射免疫技术的准确性、精确性、特异性囊灵敏度等质量控制指标的优劣密切相关。由于利用放射免疫技术可对各种微量蛋白质、激素、小分子药物和肿瘤标志物进行定量检测，目前该技术广泛应用于内分泌学、免疫学、药理学、微生物学、生物化学等多个领域，在临床诊断和科研工作中发挥重要作用。但是放射免疫技术的最大弊端在于它的放射性污染，因此该项技术有逐渐被其他免疫标记技术取代的趋势。

一、基本类型及原理

1. RIA　是经典的放射免疫技术。它是以放射性核素标记的抗原与反应系统中未标记抗原竞争结合特异性抗体为基本原理来测定待测样本中抗原量的分析方法。

2. IRMA　是用放射性核素标记过量抗体与待测抗原直接结合，并采用固相免疫吸附载体分离结合部分与游离部分的非竞争放射免疫分析方法。

3. RRA　是用放射性核素标记配体，在一定条件下与相应受体结合，形成配体-受体复合物。由于两者的结合是表示配体与受体之间的生物学活性而非免疫学活性，因此具有更高的特异性。主要用于测定受体的亲和常数、解离常数、受体结合数以及定位分析等。

二、常用的放射性核素

放射性核素是指原子核能自发产生能级变迁，生成另一种核素，同时伴有射线的发射。放射性核素依衰变方式可分为 α、β、γ 三种。

放射免疫技术常用的放射性核素有 ^{125}I、^{131}I、^3H 和 ^{14}C 等。^3H、^{14}C 在衰变过程中产生 β 射线，β 射线虽然易于防护，但是半衰期长，标记过程复杂，测定 β 射线需要液体闪烁计数器，不适合在一般实验室进行。目前，临床上最常用的是核素标记物是 ^{125}I，其具有以下特点：① ^{125}I 化学性质活泼，容易用简单的方法制备标记物；②其衰变过程中不产生电离辐射强的 β 射线，对标记的多肽和蛋白质等抗原分子的免疫活性影响较小；③ ^{125}I 释放的 γ 射线测量方法简便，易于推广应用；④ ^{125}I 的半衰期（60d）、核素丰度（>95%）及计数率与 ^{131}I（半衰期 8d，核素丰度仅 20%）相比更为合适。

三、标记物制备及鉴定

放射性核素标记物是通过直接或间接的化学反应将放射性核素连接到被标记分子上所形成的化合物。制备高纯度和具有完整免疫学活性的标记物是进行高质量放射免疫分析的重要条件。用于标记的化合物要求纯度大于 90%，具有完整的免疫活性，以避免影响标记物应用时的特异性和灵敏度测定；如果需要在待标记化合物中引入其他基团时，应注意引入的基团不能遮盖抗原抗体反应的特异性结合位点。以 ^{125}I 为例介绍标记物的制备和鉴定。

采用放射性碘（如 ^{125}I）制备标记物的基本原理是放射性碘原子可以通过取代反应置换被标记物分子中酪胺残基或组胺残基上的氢原子。因此，在结构中含有上述基团的蛋白质、肽类等化合物均可以用放射性碘直接进行标记。对于不含上述基团的甾体类激素或药物分子，则需要在分子结构上连接相应的基团后进行放射性核素标记。

（一）标记方法及类型

标记 ^{125}I 的方法可分两大类：直接标记法和间接标记法。

1. 直接标记法　通过化学或酶促氧化反应直接将 ^{125}I 结合到被标记蛋白质分子中的酪氨酸残基或组胺残基上。此法优点是：操作简便，仅需一步即可以将 ^{125}I 结合到待标记蛋白质分子上，得到比放射性较高的标记物。但此法只能用于标记含酪氨酸残基或组胺残基的化合物。值得注意的是：如果标记的酪氨酸残基或组胺残基决定了该蛋白质的特异性和生物活性，则该蛋白会因为标记而受到损伤。该方法常用于肽类、蛋白质和酶的碘化标记。

几种常用的标记方法如下。

（1）氯胺T（Ch-T）法：Ch-T是对甲苯磺基酰胺的N-氯衍生物钠盐，在水溶液中逐渐分解形成次氯酸（强氧化剂），将 ^{125}I 氧化成带正电荷的 $^{125}I^+$，后者取代被标记物分子中酪氨酸残基苯环上的氢原子，形成二碘酪氨酸，使蛋白质或多肽被碘化。

（2）乳过氧化物酶法：乳过氧化物酶（lactoperoxidase，LPO）催化过氧化氢释放氧，氧使 ^{125}I 离子活化成 $^{125}I_2$，取代标记物中暴露的酪氨酸残基苯环上的氢原子。该标记方法反应温和，可减少对被标记物免疫活性的损伤；同时酶活性有限，稀释即可终止反应，易于控制反应强弱。

2. 间接标记法（又称联接法，Bolton-Hunter法）　将用 Ch-T 法预先标记的 ^{125}I 化酯（市售 Bolton-Hunter 试剂）与待标记物混合反应后，^{125}I 化酯的功能基团即与蛋白质分子上的氨基酸残基反应，从而使待标记物被碘化。Bolton-Hunter 法是最常用的间接碘标记法。尽管该方法操作较复杂，标记蛋白质的比放射性要显著低于直接法，但是该方法避免了标记反应中氧化/还原试剂对待标记物免疫活性的损伤，因此尤其适用于对氧化敏感的肽类化合物，缺乏酪氨酸残基的蛋白质（如半抗原、甾体类化合物、环核苷酸、前列腺素等）和酪氨酸残基未暴露在分子表面的化合物的碘标记。此种标记反应较为温和，可以避免因蛋白质直接加入 ^{125}I 引起的生物和免疫活性的丧失，但是，由于添加了基团可能会使标记蛋白质的免疫活性受到影响，标记过程较直接法复杂，因此碘标记蛋白质的比放射性和碘的利用率低。该方法主要用于标记甾体类化合物等缺乏可供碘标记部位的小分子化合物。标记物的化学损伤和自身辐射损伤是放射性核素标记中的重要问题。化学损伤是由标记过程中所使用的试剂对被标记物造成的损伤，因此标记时应采取比较温和的反应条件。自身辐射损伤是标记物贮存过程中，由于标记放射性核素原子所发出的射线对标记物造成的损伤，因此，试剂一旦溶解不宜长期保存。

（二）放射性核素标记物的纯化

标记反应后，应将标记物进行分离纯化，去除游离的 ^{125}I 和其他试剂，通常标记的是蛋白质，因此可以用纯化蛋白质的方法纯化被标记物，如凝胶过滤法、离子交换层析法、聚丙烯酰胺凝胶电泳法以及高效液相色谱法等。标记抗原在贮存过久后，会出现标记物的脱碘以及自身辐射使蛋白质抗原性发生变化，因此需要对标记物进行重新标记。

（三）放射性核素标记物的鉴定

1. 放射化学纯度　指单位标记物中，结合于被标记物上的放射性占总放射性的百分率，一般要求大于95%。常用的测定方法是利用三氯醋酸将待测样品中所有蛋白质沉淀，离心后测定沉淀物的放射性并计算其占待测样品总放射性的百分率。该项参数是观察在贮存期内标记物脱碘程度的重要指标。

2. 免疫活性（immunoreactivity）　反映标记过程中被标记物免疫活性受损情况。方法：用少量的标记物与过量的抗体反应，然后测定与抗体结合部分（B）的放射性，并计算与加入标记物总放射性（T）的百分比（B/T%）。此值应在80%以上，该值越大，表示抗原损伤越少。

3. 比放射性（specific radioactivity）　指单位化学量标记物中所含的放射性强度，即每分子被标记物平均所挂放射性原子数目，常用 Ci/g（或 Ci/mmol）表示。标记物比放射性高，所需标记物越少，检测的灵敏度越高，但是比放射性过高时，辐射自损伤大，标记物免疫活性易受影响，且贮存稳定性差。

标记抗原的比放射性计算是根据放射性碘的利用率（或标记率）：

^{125}I 标记率（利用率）= 标记抗原的总放射性 ÷ 投入的总放射性 ×100%

长度（μCi/μg）=（投入的总放射性 × 标记率）÷ 标记抗原量

如：5μg 人生长激素（hGH）用 2m CiNa^{125}I 进行标记，标记率为40%，则：

比放射性 =20μCi×40% ÷ 5μg=160μCi/μg

（四）抗血清的鉴定

用于放射免疫分析的抗体通常是以抗原免疫动物获得的多克隆抗血清（多克隆抗体）。抗血清的质量直接影响分析方法的灵敏度和特异性。检测抗血清质量的指标主要有亲和力、特异性和滴度等参数。

1. 亲和力（affinity）　在特定的抗原抗体反应系统中，亲和力常数 Ka 是正 / 逆向反应速度常数的比值，单位为 mol/L，即表示需将 1mol 抗体稀释至多少升溶液中时，才能使抗原抗体结合率达到50%。抗血清 Ka 值越大，放射免疫分析的灵敏度、精密和准确度越好。通常抗血清的 Ka 值要求达到 10^9 ~ 10^{12}mol/L 才适用于放射免疫分析。

2. 特异性（specificity）　是一种抗体识别相应抗原决定簇的能力。抗原之间常有结构相似的类似物，针对某一抗原决定簇具有特异性的抗血清也能识别该抗原的类似物，如抗甲状腺激素的三碘甲状腺原氨酸（T$_4$）抗体可能与四碘甲状腺原氨酸（T$_4$）发生交叉反应，抗雌激素的雌二醇（E$_2$）抗体可能与雌三醇（E$_3$）发生交叉反应等。常用交叉反应率来鉴定抗体的特异性。交叉反应率是将反应最大结合率抑制并下降50% 时特异性抗原与类似物的剂量之比。交叉反应率越低，特异性越强。

3. 滴度（titer）　能指抗血清能与抗原发生有效反应的最高稀释倍数。通常将一株抗血清做系列稀释并与标记抗原反应，计算不同稀释度时抗体与标记抗原的结合率，绘制抗体稀释度曲线。放射免疫技术中滴度一般是指结合50% 标记抗原时的抗血清的稀释倍数。

第二节　放射免疫分析

RIA 是以放射性核素标记已知抗原，并与样品中待测抗原竞争结合特异性抗体的免疫分析方法，主要用于样品中抗原的定量测定。由于放射核素测量的灵敏度和抗原抗体反应的特异性，因此，RIA 具有高度的灵敏度和特异性，特别适用于激素、多肽等含量微少物质的定量检测。放射免疫分析技术由 Yalow

和 Berson 于 1959 年首创，用于检测血浆中胰岛素水平。此项技术的问世使人类首次可以利用体外的方法检测血中激素水平，同时该技术被广泛推广，应用于生物医学的各个领域，极大促进了相关学科的发展。1977 年，该技术创始人之一——美国学者 Yalow 获得诺贝尔生理医学或医学奖。

一、基本原理

经典 RIA 利用放射性核素标记抗原（Ag*）与非标记抗原（Ag）竞争结合有限量的特异性抗体（Ab），反应式为：

$$Ag^* + Ab = Ag^*Ab$$
$$+$$
$$Ag$$
$$\|$$
$$Ag\,Ab$$

在该反应体系中，作为试剂的 Ag* 和特异性 Ab 的量是固定的，即要求 Ag* 是定量的，特异性 Ab 是限量的，同时 Ag* 和 Ag（标准抗原或待测抗原）与特异性抗体的结合效率相同，并分别形成 Ag*Ab 复合物和 AgAb 复合物。当定量的 Ag* 和 Ag 的数量大于 Ab 的结合数目时，Ag* 和 Ag 即可通过竞争方式与 Ab 结合。因此，Ag 的量越大则该反应体系中 Ag* 与 Ab 结合的概率就越低，形成的 Ag* Ab 复合物就越少，测定时的放射量就越低，因此，Ag*Ab 复合物的含量与 Ag 在一定范围内呈现反比关系。若以 F 代表未结合的 Ag*，B 代表 Ag* Ab 复合物，则 B/F 或 B/（B + F）与 Ag 存在函数关系。

因此，RIA 方法利用定量的 Ag*，限量的 Ab 以及一系列已知浓度的标准 Ag 共同反应平衡后，将 Ag*Ab 复合物（B）和游离的 Ag*（F）分离，测定各自放射性强度，并计算出相应反应参数 B/F 或 B/（B + F）结合率；以标准抗原浓度为横坐标，反应参数为纵坐标，绘制标准曲线（也称为剂量 - 反应或竞争 - 抑制曲线）。待测样品就可以通过查找标准曲线来确定含量。样品中待测抗原的含量与所测放射性呈反比（图 8-1）。

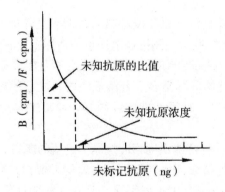

图 8-1 计量 - 反应（竞争 - 抑制）曲线 cpm: 记数 / 每分钟

二、技术要点

RIA 的操作主要有三个步骤，其要点如下。

（一）抗原抗体反应

分别将未标记抗原（标准品或待测样本）、标记抗原和血清按顺序定量加入反应管中，在一定条件（温度、时间及介质 pH）下进行竞争抑制反应。不同质量的抗体和不同含量的抗原对孵育的温度和时间有不同的要求。反应温度和时间可根据待测抗原的理化特点和所用抗体 Ka 大小等进行选择，如待测标本中抗原性质稳定且含量高，抗体的亲和力大，可选择室温或者 37℃ 短时间（数小时）反应；抗原性质不稳定（如某些小分子多肽）或含量甚微，抗体的 Ka 较低，则应选择低温（4℃）做较长时间 20 ~ 24h 反应，以形成牢固的抗原抗体复合物。

（二）B、F 分离技术

在 RIA 反应中，标记抗原和特异性抗体的含量极微，形成的抗原抗体复合物（B）不能自行沉淀，因此需加入适当的沉淀剂才能将其彻底沉淀，经过离心后完成与游离标记抗原（F）的分离。另外，对于某些小分子抗原，也可以采取吸附法分离 B 和 F。

B 和 F 分离过程是 RIA 实验误差的主要原因，可影响方法的灵敏度和测定的准确性。理想的分离方法：①操作简单易行、重复性好，适用于大批量样品分析；②B、F 分离彻底、迅速，非特异性结合低；③试剂来源容易、价格低廉、稳定性好，可长期保存；④分离试剂和分离过程不影响反应平衡，而且效果不受反应介质因素的影响；⑤适合自动化分析的要求。目前 RIA 常用的分离方法有以下几种。

1. 第二抗体沉淀法　RIA 中最常用的分离方法。其原理是将产生特异性抗体（第一抗体）的动物（如兔）的 IgG 免疫另一种动物（如羊），获得羊抗兔 IgG 血清（第二抗体）。由于在本反应系统中采用第一、第二两种抗体，故称为双抗体法。在抗原与特异性抗体反应后加入第二抗体，形成由抗原 – 第一抗体 – 第二抗体组成的双抗体复合物。但是由于第一抗体浓度极低，其复合物亦极少，无法进行离心分离，为此在分离时加入一定量的与一抗同种动物的血清或 IgG，使之与第二抗体形成可见的沉淀物，与上述抗原的双抗体复合物形成共沉淀。经离心即可使含有结合态抗原（B）的沉淀物沉淀，与上清液中的游离标记抗原（F）分离。若将第二抗体结合在颗粒状的固相载体上即成为固相第二抗体，利用固相第二抗体分离 B、F，操作更简便、快速。

2. 聚乙二醇沉淀法　不同浓度聚乙二醇（PEG）能非特异性沉淀相对分子质量大小不同的蛋白质，因此，特定浓度的 PEG 可以沉淀抗原抗体复合物而不沉淀小分子抗原。利用此特性，PEG 作为沉淀剂被广泛应用于 RIA 实验中。其优点：沉淀完全，经济实惠，使用方便；缺点：非特异性结合率较高，受温度影响较大，当温度高于 30℃时，沉淀物易于复溶。

3. PR 试剂法　是将二抗先与 PEG 按一定比例混合制成混悬液，将二抗法和 PEG 沉淀原理相结合的一种方法。此方法保留了两者的优点，节省了两者的用量，且分离迅速、操作简便。

4. 清蛋白（或葡聚糖衣）活性炭吸附法　活性炭具有吸附小分子抗原和半抗原的性质，而对抗体、抗原抗体复合物等大分子物质没有吸附能力，如在活性炭表面涂上一层葡聚糖，使它表面具有一定孔径的网眼，效果更好。因此，在抗原抗体发生特异性反应后，若加入葡聚糖—活性炭颗粒，游离的标记抗原则可以吸附到活性炭颗粒上，通过离心沉淀活性炭颗粒，则上清液中为含有标记抗原抗体的复合物。该方法主要用于测定小分子抗原，如类固醇激素、强心苷等药物。

5. 固相分离法　将抗体或抗原包被在固相载体上，如磁性颗粒、聚苯烯试管或珠子等，利用固相抗体或抗原分离 B 和 F。该方法具有简便、缩短沉淀时间、沉淀易于分离，适合自动化分析等特点，已经逐渐取代了液相分离的方法。

（三）放射性测量及数据处理

B、F 分离后，即可以对标记抗原抗体复合物（B）进行放射性强度测量，也可以根据 RIA 实验方法和目的，测定游离标记抗原（F）的放射性强度。核射线检测仪由射线探测器和后续的电子学单元两大部分组成。核射线探测器即能量转化器，检测原理是当射线作用于闪烁体，闪烁体吸收了射线的能量而引起闪烁体中原子或分子激发，当激发的原子或分子回复基态时，发出的光子进入光电倍增管，形成电脉冲。用于放射性物质放射性强度测定的仪器主要有用于测量 β 射线的液体闪烁计数仪（如 ^3H、^{32}P、^{14}C 等）和用于测量 γ 射线的晶体闪烁计数仪（如 ^{125}I、^{131}I、^{57}Cr 等）。液体闪烁计数仪是在闪烁杯内进行的。放射性样品主要被溶剂和闪烁剂分子包围，射线能量首先被溶剂分子吸收，受到激发的溶剂分子在向基态恢复的过程中，释放出能量并激发闪烁剂而产生光子，在光电倍增管的电场作用下，形成脉冲信号。目前临床上 RIA 项目主要以 125I 作为核素标记物。

闪烁计数仪是以电脉冲数代表放射性强度，以计数 / 分钟（counts per minute，cpm）为单位；若要计算放射性核素的衰变，则以衰变 / 分钟或衰变 / 秒钟（disintegration per minute，dpm 或 disintegration per second，dps）为单位，但是需要了解仪器的探测效率（η）。与其他标记分析方法一样，每一批 RIA 实验均需要做标准曲线。标准曲线是以标准抗原的不同浓度为横坐标，以标准抗原在测定中得到的相应放射性强度为纵坐标作图。除直接用放射性强度作为纵坐标外,还可以用计算参数作为纵坐标,如B/(B + F),B/F 或者 B/BO;此外,为了使曲线易于直线化,标准品浓度常以对数值表示。样品管就可以通过测量值或计算数值对照标准曲线查出相应的待测抗原浓度(图 8-2)。

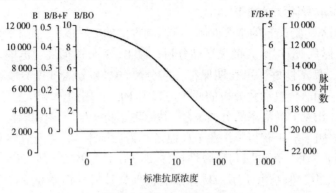

图 8-2 RIA 标准曲线

三、放射免疫分析中造成测量误差的可能因素

1. 仪器因素 实验过程中要保证各种设备的稳定性,避免由于污染等原因造成的实验误差。产生误差的可能因素有:①放射性测量仪器的稳定性、效率,样品试管的材料和均匀性,及被测物的放射性强度等;②样品的自吸收、本底校正、测定时间、可能的污染等;③实验中所用的移液管、微量取样器以及天平的刻度、校准和使用方法等;④反应试管、移液管以及测定用试管等表面清洁度和所引起的不同吸附性等,都可以对测定结果带来误差。

2. 试剂因素 试剂的纯度、质量和稳定性也是造成误差的重要因素。如标记抗原的比度、纯度,辐射自分解,抗体的稳定性,以及分离剂、阻断剂及缓冲液的质量等。

3. 人员因素 由于工作人员技术熟练程度不同,在放射免疫分析中一些基本操作,如取样(操作移液管垂直程度、下流速度等)、提取、沉淀、分离不规范,以及保温条件不适当等造成的误差。操作者不按规程操作,造成提取及层析分离过程中免疫复合物的丢失等也易造成误差。

4. 样品因素 样品的收集方法、贮存温度、放置条件、微量样品取样的准确度、样品可能造成的污染以及样品的变性(如免疫反应活性的降低、蛋白质的变性等)也都能造成测量的误差。

四、方法评价

RIA 具有以下优点:敏感度高、特异性强;准确性、重复性好,批间和批内误差小;用血量少。缺点:有放射性核素污染,放射性核素易于衰变以及放射性标记物不稳定,导致试剂有效期短。

第三节 免疫放射分析

IRMA 是在 RIA 的基础上发展的一种核素标记免疫分析方法。IRMA 是待测抗原与过量标记抗体的非竞争结合反应,然后加入固相的抗原免疫吸附剂以结合游离的标记抗体,离心除去沉淀,测定上清液中放射性强度,从而推算出待测样品中抗原含量。1968 年,Miles 和 Heles 应用放射性核素标记的抗胰岛素抗体检测牛血清胰岛素获得成功,为了区别经典的 RIA,将其称为 IRMA。与经典的 RIA 方法不同,IRMA 是以放射性核素标记过量的抗体与待测抗原进行非竞争性抗原抗体结合反应,用固相免疫吸附剂对 B 或 F 进行分离,其灵敏度和可测范围均优于 RIA,操作程序较 RIA 简单。IRMA 较少受到抗体亲和常数的限制,当单克隆抗体的亲和力较低时,也能满足试验要求。同时一个抗原分子可以结合多个标记抗体分子,使 IRMA 的灵敏度明显高于 RIA。

一、基本原理

IRMA 属于非竞争性免疫结合反应，其将放射性核素标记在抗体上，用过量的标记抗体与待测抗原反应，待充分反应后，除去游离的标记抗体（F），检测抗原与标记抗体复合物（B）的放射性强度。放射性强度与待测抗原的含量呈正相关，即 B 的放射性强度越高，待测抗原含量越多；反之，则越低。

二、技术类型

1. 直接法 IRMA（单位点 IRMA）　先将待测抗原与过量的标记抗体进行反应，形成抗原抗体复合物，反应平衡后，用固相抗原结合反应液中剩余的未结合标记抗体（F）并将其分离，测定上清液中抗原与标记抗体结合物（B）的放射量（图 8-3）。根据标准曲线即可得知待测样品中的抗原含量。

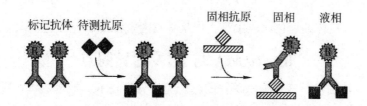

图 8-3　单位点 IRMA 反应原理示意图

2. 双抗体夹心 IRMA（双位点 IRMA）　先用固相抗体与抗原反应结合，然后再用过量的记抗体与已结合于固相的抗原的另一抗原决定簇结合，形成固相抗体 – 抗原 – 标记抗体复合（B），洗涤除去反应液中剩余的标记抗体，测定固相上的放射性（图 8-4）。根据标准曲线求得测样品中的抗原含量。此法仅适用于检测有多个抗原决定簇的多肽和蛋白质抗原。

两种 IRMA 最后测得的放射量均与样品中待测抗原的含量呈正相关。

3. 间接 IRMA 法　此法是在双抗体夹心法的基础上进一步改良，用 ^{125}I 标记抗 Ab2 的抗体（Ab3*），反应形成固相抗体（Ab1）– 抗原 –Ab2– 标记抗体（Ab3 *）的四重免疫复合物。其中 Ab3* 可作为通用试剂，适用于同种 Ab2 的各种 IRMA，省去了标记针对不同抗原的特异性抗体。

4. BAS–IRMA 法　将生物素 – 亲和素系统引入免疫放射分析，建立了新一代 IRMA。此法的最大优点是使用生物素的抗体和以 ^{125}I 标记亲和素为示踪剂，可以通用于甾体类、甲状腺激素、前列腺素等多种分子物质的检测。固相半抗原结合物经过无水乙醇处理，结合非常牢固，可长期保存；反应和测定在同一试管内完成，操作十分简便，适用于 IRMA 技术自动化检测。

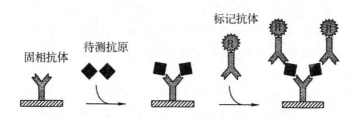

图 8-4　双位点 IRMA 反应原理示意图

三、技术要点

1. 抗原抗体反应　向固相载体中加入的是待测抗原和标记抗体，进行抗原抗体结合反应，在一定的温度下孵育，使反应达到平衡。

2. B/F 分离　洗涤或吸弃上清，以便除去未结合的游离标记抗体。

3. 放射性测定　除去游离抗体后，测定反应管中放射性强度。

4. 数据处理　反应管中放射性强度即代表与抗原结合的标记抗体量。IRMA 中抗原抗体复合物放射性强度与待测抗原呈正比，通过标准曲线即可以得出待测抗原的含量。

四、方法评价

（一）优点

1. 敏感性高：主要是因为：①抗体分子含酪氨酸残基多，可结合多个放射性碘原子；②抗体过量的情况下，一个抗原分子可以结合多个抗体分子，提高了实验的灵敏度。

2. 特异性强：双位点 IRMA 法要求待测物必须同时具备两个表位，才能形成有效的双抗体夹心复合物，因此该方法不易产生严重的交叉反应，具有较高的特异性。

3. 标记物稳定，标记容易。

4. 结果稳定：IRMA 法测定结果的稳定性好，因为标记抗体和固相抗体均过量，不易受外界环境的影响，也不易受实验人员操作误差的影响。

（二）缺点

IRMA 抗体用量大，且抗体的纯化比较困难，但是单克隆抗体可以克服这些缺点。

五、IRMA 与 RIA 的异同点

IRMA 与 RIA 均是以放射性核素作为示踪物的标记免疫分析技术，但是两者在方法学上各具特点。

1. 标记物　RIA 是以放射性核素标记抗原，标记时需要根据抗原的理化性质和化学结构不同选择不同的放射性核素进行标记；IRMA 则是以放射性核素标记抗体，由于抗体是相对分子质量较大的蛋白质，性质稳定，有利于抗体的碘化标记，因此标记抗体的方法基本相同，且标记抗体的比活度高，大大提高了测定分析的灵敏度。

2. 反应速率　反应速度与反应物浓度呈正相关，IRMA 反应中，核素标记抗体是过的，应用亲和力较低的单克隆抗体就可以得到很好的效果，且抗原抗体反应为非竞争的，因此反应速度比 RIA 快速；RIA 反应中，抗体量是微量的，所以一定要用高亲和力的多克隆抗体。

3. 反应模式　RIA 为竞争抑制性结合，反应参数与待测抗原量呈负相关；IRMA 为非竞争性结合，反应参数与待测抗原呈正相关。

4. 特异性　IRMA 采用针对同一抗原不同抗原决定簇的单克隆抗体，其受交叉反应的干扰作用较仅使用单一多克隆抗体的 RIA 低，因此，IRMA 的特异性更高。

5. 灵敏度和检测范围　IRMA 反应中，抗原与抗体属于非竞争结合，微量抗原能够与抗体充分结合；RIA 中标记抗原和待测抗原属于竞争关系，与限量的抗体结合不充分，因此 IRMA 测定的灵敏度高于 RIA。此外，由于抗体量大，能结合较多的抗原量，故 IRMA 用于抗原含量较高标本测定时，结果优于 RIA，同时 IRMA 标准曲线的工作范围比 RIA 宽 1 ~ 2 个数量级。

6. 分析误差　RIA 中加入的抗体和标记抗原都是定量的，加样误差可严重影响测定结果。IRMA 中标记抗体和固相抗体在反应中都是过量的，只有受检标本的加样误差才会影响分析结果。因此，IRMA 的批内和批间变异均比较小。

7. 其他　RIA 所用抗体为多克隆抗体，因此对其亲和力和特异性要求较高，但用量较少；IRMA 为试剂过量的非竞争性结合反应，对抗体亲和力的要求没有 RIA 高，但用量大，一般用来源丰富、特异性较高的单克隆抗体。此外，RIA 可以测定大分子和小分子抗原，而 IRMA 只能测定至少有两个抗原决定簇的抗原。现将 RIA 与 RIMA 异同点总结如（表 8-1）所示。

表 8-1　RIA 与 IRMA 异同点

	RIA	IRMA
标记物质	核素标记抗原	核素标记抗体
反应模式	竞争抑制	非竞争结合
特异性	多克隆抗体，有交叉反应	单克隆抗体，交叉反应低
灵敏度	高	比 RIA 更高

	RIA	IRMA
反应速度	较慢	较快
反应曲线	呈负相关曲线	呈正相关曲线
线性范围	2~3 个数量级	3 个数量级以上
抗体用量	少，限量	多，过量
加样分析误差	严重影响结果	较小影响结果
测定的物质	测定大分子和小分子物质	只能测定具有 2 个以上抗原表位的物质

第四节 放射受体分析技术

应用放射性核素标记可与受体特异性结合的配体，检测待测标本受体的方法，称为放射受体分析（radioreceptor assay，RRA）或放射性配体结合分析（radioligand receptor binding assay，RBA）。配体是与受体呈特异性结合的物质，其不仅局限于化学物质，也可以是光、声、味及嗅觉等。自 20 世纪 60 年代初建立放射配体示踪测定受体的方法以来，极大地推动了受体研究工作。特别是 80 年代以来，由于生物医学技术迅速发展，使受体的研究从间接观测进入了直接检测。RRA 技术已经成为研究神经递质及激素的作用原理、细胞水平的调控机制和受体病及其他疾病发病机制的重要手段。

一、基本原理

RRA 也是放射性核素标记的免疫分析技术。该方法采用放射性核素标记配体，在一定条件下与相应受体结合形成配体 - 受体复合物，经分离后分别测定配体 - 受体复合物或游离标记配体的放射性强度，即可对受体进行定量或定位检测。配体与受体的结合可反应配体与受体间的生物活性关系，而放射性核素标记的免疫分析反映的则是抗原与抗体之间的免疫学活性。

二、技术要点

RRA 测定受体的步骤主要包括配体的选择、受体标本的制备、分析条件选择和配体 - 受体复合物与游离标记配体的分离等重要环节。

（一）配体的选择

配体与受体之间的相互作用是一种分子与分子间的识别过程。对任何一种受体系统而言，通常都有几种可供选择的配体，选择的主要目的就是要找到对靶受体具有特异和适合的分子结构的配体，确保配体与所测受体具有较高特异性和亲和力。

（二）受体标本制备

在 RRA 中，待测受体的标本可以是组织切片、完整的单层培养细胞或游离的活细胞，也可以是纯化的细胞核或细胞膜受体及可溶性受体蛋白等。受体标本的制备原则是在整个制备过程中要保持受体功能的完整性，其测定结果才能真实反映受体的生理学特点。受体标本的纯化过程通常是在低温环境（4℃）和超速离心等条件下进行，标本的制备是 RRA 的重要环节。

（三）分析条件选择

RRA 对实验条件有严格要求，如放射配体的浓度、标本的受体浓度、反应时间、温度及 pH 等均是影响配体与受体结合的重要因素。通常情况下，对单位点饱和试验要求标记配体应与待测受体充分结合，即要求标记配体是过量的；对多位点饱和试验需满足受体的亲和力范围广（Kd 值为 0.1 ~ 10），即满足受体及其各种亚型与标记配体充分结合的要求；对标本受体浓度的选择常需要通过预试验来确定，特异性结合量与样品浓度呈线性范围内的较高受体浓度即可作为选择受体浓度；实验反应的环境温度和 pH 及反应时间则要根据检测目的的不同，通过有关试验选定。

（四）配体 – 受体复合物的分离

RRA 是通过测定受体与配体反应达到平衡时受体结合标记配体的量，来获得受体的数量与解离平衡常数。当受体与标记配体反应达到平衡后，要先分离结合物与游离标记配体，再测定结合物的放射性强度。常用的分离方法有离心法、抽滤法、吸附法、透析法和电泳法等，分离时均在低温（4℃）环境下进行，并尽可能在短时间内完成。

第五节　放射免疫分析技术的应用

放射免疫分析技术由于其测定的灵敏度高、特异性强、精密度好，并且可以用于相对分子质量大的抗原和相对分子质量小的半抗原测定，对仪器设备要求不高，适于在普通实验室推广，因此广泛用于生物医学检验。常用于测定各种激素（如甲状腺激素、性激素、胰岛素等）、微量蛋白质、肿瘤标志物（如AFP、CEA、CA–125、CA–199 等）和药物（如苯巴比妥、氯丙嗪、庆大霉素等）等小分子物质的检测。大多数检验项目具有 RIA 或 IRMA 试剂盒提供，目前仍然是基层单位对超微量物质测定的主要手段。但是由于近年来生物医学的飞速发展，其他非放射性标记免疫测定技术（酶免疫技术、发光免疫技术等）及其自动化分析的应用，以及放射免疫分析使用的放射性核素的放射污染和危害，半衰期短、无法自动化分析等诸多因素，RIA 将逐步被更优秀的标记免疫分析方法取代。RRA 对于某些受体异常的疾病，特别是对遗传性受体病、自身免疫性受体病和继发性受体病的诊断与治疗发挥重要作用。目前，临床实验室可利用 RRA 检测盐皮质激素受体、糖皮质激素受体、促肾上腺皮质激素释放激素受体、褪黑素受体、雄激素受体、环孢素受体、细胞因子受体等。此外，RRA 在药物筛选和临床药物作用机制研究等方面均被广泛采用。

基于 RIA 技术的高灵敏度，近年来该技术又取得重大进展，即第五代 RIA 方法问世。该方法的特点是以纳米磁性微粒子作为载体，经共价结合将抗体结合到磁性微粒载体上，以此最大限度地简化了操作步骤和缩短了反应时间，并为实现完全自动化检测创造了条件，使经典的 RIA 技术又焕发了新的生机和活力。

微信扫码
◆临床科研
◆医学前沿
◆临床资讯
◆临床笔记

第九章

免疫球蛋白、循环免疫复合物与补体检测

免疫球蛋白（immunoglobulin，Ig）是 B 淋巴细胞经抗原诱导、分化为浆细胞后合成和分泌的一类具有抗体活性或抗体样结构的球蛋白，是介导体液免疫反应的主要物质。Ig 有分泌型 Ig（secreted Ig，sIg）和膜型 Ig（membrane Ig，mIg）两种形式，前者主要存在于血液、体液和外分泌液中，约占血浆蛋白总量的 20%，执行各种免疫功能；后者分布于 B 细胞膜表面。Ig 分子由 2 条相同的重链（heavy chain，H）和 2 条相同的轻链（light chain，L）通过二硫键（–S·S–）组成一"Y"形四肽结构。重链分为 γ、α、μ、δ 和 ε，对应 IgG、IgA、IgM、IgD 和 IgE 5 类 Ig；轻链分 K（kappa）和 λ（lambda）2 型，各类 Ig 的轻链相同。

第一节　IgG、IgA 和 IgM 检测

IgG 分子量约 150kD，多为单体，少为多聚体，有 IgG1 ~ IgG4 4 个亚类，在正常人体内含量最多且分布广泛，是机体再次免疫应答的主要抗体，亦是自身抗体的主要类型。IgA 分子量约 160kD，血清型 IgA 为单体，有 IgA1、IgA2 两个亚类，含量 2 ~ 2.5g/L，约占总 Ig 的 10%。分泌型 IgA 在局部（如呼吸道、消化道、泌尿生殖道黏膜）免疫中发挥重要作用。IgM 又称巨球蛋白，属五聚体，有 IgM1、IgM2 两个亚类，血清含量 1 ~ 1.25g/L，主要功能是凝集病原体和激活补体经典途径，在早期抗感染免疫中发挥重要作用。

IgG、IgA 和 IgM 的检测方法有单向环状免疫扩散法（single radial immunodiffusion，SRID）和免疫比浊法（immunoturbidimetry）。

一、单向环状免疫扩散法检测 IgG、IgA 和 IgM

（一）原理

将抗体（抗 Ig）与热溶解的琼脂糖凝胶混匀，倾注平板，凝固后，在适当的位置打孔，孔内加入待测血清（含 IgG、IgA 或 IgM），血清中的 Ig 在含抗体的琼脂内呈辐射状扩散并形成可见沉淀环。在一定浓度范围内，沉淀环直径与血清中 Ig 含量呈正相关。

（二）试剂

专用商品化试剂盒，内含抗 Ig 血清琼脂板和已知浓度的 IgG、IgA 或 IgM 标准品等配套试剂；亦可以自己浇注琼脂糖凝胶平板。

（三）操作

按试剂盒使用说明书或实验室制定的 SOP 进行操作，主要操作流程如下：抗体琼脂板的准备→稀释标准品及待测血清→打孔→加样→温育（扩散反应）→观察结果。

（四）结果判定

1. 用游标卡尺准确测量沉淀环直径；椭圆形环时，则取最大直径与最小直径的均值。

2. 以不同 Ig 含量的标准品为纵坐标，沉淀环直径为横坐标，绘制标准曲线。

3. 依据待测孔直径从标准曲线查出相应待测血清的 Ig 含量，乘以稀释倍数即待测血清中 Ig 的实际含量。

（五）注意事项

1. 方法学特点：SRID 法不需要特殊设备，但该法敏感度较低，检测耗时，重复性差，每次试验须同时做参考血清的标准曲线。

2. 严格按照试剂盒说明书或 SOP 操作。不同厂家、不同批号的试剂不可混用，并必须在有效期内使用。

3. 加样力求准确，勿溢出孔外，避免孔内产生气泡。

4. 扩散时琼脂板应保持水平，以防扩散圈产生偏移。

5. 必须准确测量沉淀环直径，若沉淀环不清晰，可用 1% 鞣酸浸泡 10 分钟。

6. 每批实验应同时制备标准曲线，以保证结果准确。

二、免疫比浊法检测 IgG、IgA 和 IgM

（一）原理

免疫比浊法是目前临床检测 IgG、IgA 和 IgM 最为常用的方法。该法是利用沉淀反应的基本原理，即可溶性抗原、抗体能在特殊的缓冲液中特异性结合，并可在抗体稍过量以及增浊剂作用的情况下，形成免疫复合物，使溶液浊度发生变化，在一定范围内，其混浊程度与待测抗原含量呈正相关。免疫比浊法可分为免疫透射比浊法、免疫散射比浊法和胶乳增强免疫比浊法，其中免疫散射比浊法又分为终点法和速率法，其中后者最常用。

（二）试剂

购买与仪器配套的专用商品化试剂盒，主要包括以下几点。

1. 标准品　使用能够量值溯源至国际或国内上一级参考物质的标准血清。

2. 质控品　含配套的两个浓度的质控品。

3. 抗血清　选用高效价、高亲和力、高特异性的多克隆抗 Ig（IgG、IgA、IgM）血清，一般选用 R 型抗血清。经滤膜过滤或高速离心除去颗粒物质。

4. 稀释液　用于稀释血清样本，主要成分为 NaCl 和 NaN_3，用 3 号玻璃滤器过滤备用。

5. 缓冲液　除稀释液外含促聚剂（如 PEG、Tween-20、NaF），经 3 号玻璃滤器过滤备用。

（三）操作

按仪器和试剂盒操作说明书或按实验室制定的 SOP 设定参数，仪器全自动化运行。

（四）结果计算

以 Ig 标准品的浓度为横坐标，相应的光散射值为纵坐标，制备标准曲线。待测血清中各类 Ig 浓度可从标准曲线获得，通常由仪器直接打印报告。

（五）参考区间

见（表 9-1）。

表 9-1　各年龄组健康人群血清中 IgG、IgA、IgM 的参考区间（g/L）

年龄	IgG	IgA	IgM
新生儿	6.6~17.5	0.01 ~ 0.06	0.06~0.21
3 个月	2.0 ~ 5.5	0.05~0.34	0.17 ~ 0.66
6 个月	2.6~6.9	0.08~0.57	0.26~1.00
9 个月	3.3~8.8	0.11~0.76	0.33~1.25
1 岁	3.6~9.5	0.14~0.9	0.37~1.50
2 岁	4.7~12.3	0.21~1.45	0.41~1.75
4 岁	5.4~13.4	0.30~1.88	0.43~1.93

年龄	IgG	IgA	IgM
5 岁	5.9~14.3	0.38~2.2	0.45~2.08
8 岁	6.3~15.0	0.46~2.51	0.47~2.20
10 岁	6.7~153	0.52~2.74	0.48~2.31
12 岁	7.0~15.5	0.58~2.91	0.49~2.40
14 岁	7.1~15.6	0.63~3.04	0.50~2.48
16 岁	7.2~15.6	0.67~3.14	0.50~2.55
18 岁	7.3~15.5	0.70~3.21	0.51~2.61
成人	7.0~16.0	0.70~5.00	0.40~2.80

（六）注意事项

1. 定期校准：每年一次由生产厂家专业工程师提供校准服务，对影响结果的仪器的关键部分，如光源系统、温育系统和加样系统进行校准，以确定仪器处于正常的工作状态。

2. 定期维护保养：定期做好仪器的每日、每周和每月保养，确保仪器处于正常的工作状态，保证仪器的寿命。

3. 定标和质控：按照仪器说明书的要求，定时做好仪器的定标和质控，确保质控在控，发现失控应及时纠正。

4. 不同厂家、不同批号试剂不可混用，并须在有效期内使用，特别注意开启后的试剂应在开瓶稳定期内使用。使用新批号的试剂需要重新定标。

5. 轻度溶血、脂血、黄疸的标本不影响本法的测定。

6. 应注意干扰物（如凝块、颗粒等）对检测结果的影响。

7. 抗原过量导致的钩状效应可引起 Ig 检测结果偏低，具有抗原过量检测功能的仪器可以避免钩状效应。

（七）临床意义

1. 年龄与性别　不同年龄、性别组血中 Ig 含量不同。新生儿可通过胎盘获得母体 IgG，故血清含量较高，近于成人水平，婴幼儿其体液免疫系统尚未成熟，Ig 含量低于成人。女性稍高于男性。

2. 血清 Ig 降低　有原发性降低和继发性降低 2 种类型。原发性降低见于体液免疫缺陷和联合免疫缺陷病：一种是各类 Ig 全部减少，见于 Bruton 型无 Ig 血症，血中 IgG 常 <1g/L，IgM 与 IgA 含量也显著降低；另一种情况是三种 Ig 中缺一种或两种，或仅缺少某一亚类，如缺乏 IgG 易患化脓性感染；缺乏 IgA，患者易出现呼吸道反复感染；缺乏 IgM 易患革兰染色阴性细菌引起的败血症。引起继发性降低的原因较多，如淋巴系统肿瘤（如恶性淋巴肉瘤和霍奇金病等）、有大量蛋白丢失的疾病（剥脱性皮炎、肾病综合征等）、免疫损伤或免疫抑制治疗患者、AIDS 等。

3. 血清 Ig 增高　多克隆性增高常见于肝脏疾病（慢性活动性肝炎、原发性胆汁性肝硬化、隐匿性肝硬化）、结缔组织病、各种慢性感染及某些自身免疫性疾病等。单克隆性增高见于多发性骨髓瘤、巨球蛋白血症、浆细胞瘤等单克隆 Ig 增殖病。

三、血清 IgG 亚类检测

（一）原理

IgG 亚类的检测方法有免疫比浊法、酶联免疫吸附测定（enzyme-inked immunosorbent assay，ELISA）、单向环状免疫扩散法等，原理可参见本篇相关章节。临床上常采用速率散射比浊法进行检测。

（二）试剂

使用与仪器配套的专用商品化试剂盒，内含缓冲液、系列标准品、稀释液、抗血清等。

（三）操作

按仪器和试剂盒操作说明书或按实验室制定的 SOP 操作，仪器全自动化运行。

（四）结果计算

以 IgG （IgG1 ～ IgG4）标准品浓度为横坐标，相应的吸光度（光散射值）为纵坐标，制备标准曲线。待测血清中各类 IgG 浓度可从标准曲线获得，通常由仪器直接打印报告。

（五）参考区间

IgG 亚类的检测结果随年龄组、种族及检测方法的不同而有所差异，因此需建立自己实验室的参考区间。速率散射比浊法检测 IgG 亚类的参考区间见（表 9-2）。

表 9-2　各年龄组健康人群 IgG 亚类参考区间（g/L）

年龄	IgG1	IgG2	IgG3	IgG4
0~1 个月	2.4~10.6	0.87~4.1	0.14~0.55	0.04~0.55
1~4 个月	1.8~6.7	0.38~2.1	0.14~0.70	0.03~0.36
4~6 个月	1.8~7.0	0.34~2.1	0.15~~0.80	0.03~0.23
6~12 个月	2.0~7.7	0.34~2.3	0.15~0.97	0.03~0.43
1~1.5 岁	2.5~8.2	0.38~2.4	0.15~1.07	0.03~0.62
1.5~2 岁	2.9~8.5	0.45~2.6	0.15~1.13	0.03~0.79
2~3 岁	3.2~9.0	0.52~2.8	0.14~1.20	0.03~1.06
3~4 岁	3.5~9.4	0.63~3.0	0.13~1.26	0.03~1.27
4~6 岁	3.7~10.0	0.72~3.4	0.13~1.33	0.03~1.58
6~9 岁	4.0~10.8	0.85~4.1	0.13~1.42	0.03~1.89
9~12 岁	4.0~11.5	0.98~4.8	0.15~1.49	0.03~2.10
12~18 岁	3.7~12.8	1.06~6.1	0.18~1.63	0.04~2.30
18 岁以上	4.9~11.4	1.50~6.4	0.20~1.10	0.08~1.40

（六）注意事项

1. 仪器的定期校准、定标和质控、定期维护保养、性能验证等同 IgG 等的测定。

2. 不同年龄患者的参考区间不同，应向患者和医生提供相应年龄的参考区间；实验室应该对试剂盒提供的参考区间进行验证。

3. 不同厂家、不同批号试剂不可混用，并须在有效期内使用，特别注意开启后的试剂应该在开瓶稳定期内使用。每批试剂均需严格定标。

4. 需注意干扰物（如凝块、颗粒等）对检测结果的影响。

5. 抗原过量导致的钩状效应可引起 Ig 检测结果偏低，具有抗原过量检测功能的仪器可以避免钩状效应。

（七）临床意义

IgG 亚类缺陷与年龄和性别有关，儿童期男童比女童多 3 倍，以 IgG2 缺陷最常见；青春期男女发病比例约为 4：2，以 IgG1 和 IgG3 缺陷最常见；IgG 亚类缺陷常见于反复的细菌感染（如肺炎、鼻窦支气管综合征、脑膜炎等）、支气管扩张、内源性支气管哮喘、抗支气管哮喘治疗、抗癫痫治疗、免疫性缺陷性疾病等，也可见于卡马西平、磺胺类、类固醇治疗后复发的患者；IgA 缺乏症者常伴 IgG2 缺陷；糖尿病患者和肾病综合征患者以 IgG，下降最为常见。IgG 亚类异常升高见于慢性抗原刺激。HIV 感染 IgG1、IgG3 显著升高；一些超敏性疾病、自身免疫性胰腺炎和自身免疫性肝炎患者血清 IgG4 升高。过敏性肺泡炎常伴 IgG2 升高。

四、脑脊液 IgG 鞘内合成率 /24 小时检测

脑脊液（cerebrospinal fluid，CSF）IgG 鞘内合成率（IgG synthesis，IgG–Syn）/24 小时是指中枢神经系统在 24 小时内合成的 IgG 量，IgG–Syn 是衡量 IgG 鞘内合成的定量指标。

（一）原理

IgG–Syn 的检测方法有免疫比浊法、免疫扩散法和免疫电泳法等。详细原理可参见相关章节：IgG 和抗 IgG 抗体在凝胶内或缓冲液中形成免疫复合物，根据凝胶内沉淀环直径或缓冲液浊度的变化定量检测 IgG 含量。需要注意的是，CSF 中的 IgG 浓度较血清低，因此在自动化仪器上检测时应设置不同的稀释倍数。

（二）试剂

使用 IgG 和清蛋白（Alb）的专用商品化试剂盒。免疫比浊法试剂盒内含缓冲液、系列标准品、稀释液、抗血清等。

（三）操作

按仪器和试剂盒操作说明书或按实验室制定的 SOP 操作，仪器全自动化运行。

（四）结果计算

以 IgG 标准品浓度为横坐标，相应的光散射值为纵坐标，制备标准曲线，血清和 CSF 中的 IgG 浓度可从标准曲线获得。IgG–Syn 的推算尚需同时检测血清和 CSF 中 Alb 含量（见本规程 Alb 检测），按 Tourtellotte 公式计算：

$$IgG – Syn = [（IgGCSF – IgGs/369）–（AlbCSF – Albs/230）×（IgGs/AlbS）× 0.43] × 5$$

注：IgGCSF: CSF 中的 IgG；IgGs：血清中的 IgG；AlbCSF: CSF 中的 Alb；Albs：血清中的 Alb。

（五）参考区间

健康人 24 小时 IgG 鞘内合成率（IgG–Syn）<7mg/24h。

（六）注意事项

1. 留取脑脊液的试管应清洁干燥，采集后应立即送检。

2. Tourtellotte 公式适用于 IgG 及轻微血脑屏障功能障碍，不适用于 IgA 或 IgM 及严重血脑屏障功能障碍的检测。

3. 注意采集同一时间点的脑脊液和血清标本，使用相同的方法检测血清和脑脊液的 IgG 和 Alb。

（七）临床意义

鞘内合成 IgG 的检测是基于脑脊液和血清合成 IgG 的比较。IgG–Syn 可提示中枢神经系统感染或中枢神经系统自身免疫性疾病的存在。导致其增加的可能因素有：①神经系统免疫异常，如多发性硬化、吉兰 – 巴雷综合征等；②中枢神经系统感染，如化脓性脑膜炎、病毒性（HIV、疱疹病毒等）脑膜炎、结核性脑膜炎和神经梅毒等。

第二节　IgD 检测

血清 IgD 的含量较低，生物学功能尚不明确，检测的临床意义较小。膜表面 IgD（smIgD）是 B 细胞分化成熟的标志。

IgD 分子量约 175kD，血清中含量约为 0.04 ~ 0.4g/L，仅占总 Ig 的 0.2%，半衰期 2.8 天。循环中 IgD 无抗感染作用，但可能与某些超敏反应有关。一般采用 ELISA 进行检测。

（一）原理

为双抗体夹心法：先将抗人 IgD 包被在聚苯乙烯反应板微孔内，加入待测血清或标准品后，再加酶标记抗人 IgD 抗体，在固相微孔上形成抗体－抗原（IgD）－酶标记抗体复合物，洗涤除去未结合物，最后加入酶底物溶液进行呈色反应，根据呈色强度定量检测血清中 IgD 水平。

（二）试剂

专用商品化试剂盒，包含已包被抗人 IgD 反应板、系列标准品、质控血清、酶标记抗人 IgD 单克隆抗体、缓冲液、洗涤液、显示液和终止液等。

（三）操作

按试剂盒使用说明书或实验室制定的 SOP 进行操作，主要流程如下：准备试剂→加标准品及待测血清→温育→洗板→加酶标试剂→温育→洗板→加酶底物溶液→洗板→显色→终止→测定。

（四）结果计算

以 IgD 标准品浓度为横坐标，相应的吸光度为纵坐标，制备标准曲线。待测血清中 IgD 含量可根据所测的吸光度从标准曲线获得。

（五）参考区间

健康人血清中 IgD 含量波动范围较大，文献报道的参考区间也很不相同，如 0.003 ~ 0.140g/L、0.003 ~ 0.03 g/L 等。各实验室应采用相应的方法和试剂盒，通过调查本地区一定数量的不同年龄、性别人群，建立自己的参考区间。如用文献或说明书提供的参考区间，使用前应加以验证。

（六）注意事项

1. 试剂盒自冰箱取出后应平衡至室温（20 ~ 25℃）。需集中检测的标本宜以 –20℃冻存。取出时应在室温中自然融化并温和混匀，切忌强烈振摇。

2. 每批实验均需用标准品制备标准曲线。不同厂家、不同批号试剂不可混用；试剂应在有效期和开瓶稳定期内使用。

3. 健康人血清 IgD 含量波动范围较大，故一次检测获得的 IgD 结果较难确定其临床意义，最好连续监测，动态观察其变化情况。

（七）临床意义

IgD 含量升高主要见于 IgD 型多发性骨髓瘤、高 IgD 血症与周期性发热、慢性感染、大量吸烟者、妊娠末期及某些超敏反应等。IgD 降低的临床意义不十分明确，常见于先天性无丙种球蛋白血症、硅沉着病（矽肺）患者、系统性红斑狼疮（systemic lupus erthematosus，SLE）和类风湿关节炎等。

第三节　IgE 检测

IgE 又被称为反应素或亲细胞抗体，为单体，分子量约 190kD，仅次于 IgM，半衰期 2.5 天。其合成部位主要在呼吸道、消化道黏膜，故血清 IgE 浓度并不能代表体内 IgE 整体水平。IgE 可通过其 Fc 段与肥大细胞和嗜碱性粒细胞表面相应的 Fc 受体（FC8R I）结合，使机体处于致敏状态。当同一过敏源再次进入机体时，可与致敏靶细胞上的两个及两个以上相邻的 IgE 抗体 Fc 受体结合，发生 FC8R I 交联，导致细胞脱颗粒，释放多种生物活性物质，引发 I 型超敏反应（哮喘、过敏性肠炎、过敏性皮炎等）。此外，IgE 还有抗寄生虫感染作用。

IgE 是血清中含量最低的 Ig，IgE 有两种单位，一种以 ng/ml 表示，另一种以国际单位（IU/ml）表示（11U/ml 相当于 2.4ng/ml）。IgE 检测包括血清中总 IgE（total IgE）及特异性 IgE（specific IgE，sIgE）检测，前者作为初筛试验，而后者可用于确定特异性过敏源。

一、总 IgE 检测

（一）检测方法

1. ELISA　如下所述。

（1）原理：双抗体夹心法：先将羊抗人 IgE 抗体包被于聚苯乙烯反应板微孔，加入待测血清或标准品，再加入酶标记抗人 IgE 抗体，形成抗体 – 抗原（IgE）– 酶标记抗体复合物，洗涤除去未结合物，最后加入酶底物溶液显色。根据显色强度计算检测血清中 IgE 含量。

（2）试剂：专用商品化试剂盒，包含已包被羊抗人 IgE 反应板、系列标准品、质控血清、酶标记抗人 IgE 单克隆抗体、缓冲液、洗涤液和终止液等。

（3）操作：按试剂盒说明书或实验室制定的 SOP 进行操作，主要流程如下：准备试剂→加标准品及待测血清→温育→洗板→加酶标试剂→温育→洗板→加酶底物溶液→洗板→显色→终止→测定。

（4）结果计算：以 IgE 标准品浓度为横坐标，相应吸光度为纵坐标，制备标准曲线。待测血清中 IgE 含量可根据所测吸光度从标准曲线得出。通常由酶标仪自动打印报告。

（5）参考区间：男：31 ~ 5 500 μg/L，或 503 ~ 759U/ml；女：31 ~ 2 000 μg/L，或 277 ~ 397U/ml（IU =2.4ng）。

（6）注意事项：参见本章第二节 IgD 检测。

2. 免疫比浊法如下所述。

（1）原理：参见本章第一节 IgG、IgA 和 IgM 检测。

（2）试剂：专用商品化试剂盒，内含标准品、质控品、缓冲液、稀释液等。

（3）操作：按仪器和试剂盒操作说明书或按实验室制定的 SOP 操作，仪器全自动化运行。

（4）结果计算：以 IgE 系列标准品浓度为横坐标，相应的光散射值为纵坐标，制备标准曲线。待测血清中 IgE 浓度可从标准曲线获得。

（5）参考区间：IgE 的检测结果随年龄组、种族及检测方法的不同而有所差异，各实验室应采用相应的方法和试剂盒，通过调查本地区一定数量的不同年龄、性别健康人群，建立自己的参考区间。如用文献或说明书提供的参考区间，使用前应加以验证。免疫比浊法检测 IgE 的参考区间见（表 9-3）。

表 9-3　各年龄组健康人群 IgE 参考区间（IU/ml）

年龄	IgE
0~1 个月	< 1.3
1~12 个月	< 15
1~5 岁	< 60
6~9 岁	< 90
10~15 岁	< 200
成人	< 100

（6）注意事项

①参见本章第一节 IgG、IgA 和 IgM 检测，做好仪器的校准、定标与质控等。

② ELISA 简便快速、敏感性和特异性均较好，适合基层医疗机构临床实验室应用，如使用全自动酶联免疫系统，其自动化程度高，从样本稀释、加样、温育、洗涤、显色到结果计算、报告打印等过程均可实现全自动化，检测时间短，适合于临床实验室开展。

③速率散射比浊法是检测抗原 – 抗体反应的动力学变化，即测定单位时间内免疫复合物形成的速率与其产生的散射光强度的关系。其检测速度快、结果准确、敏感性高、特异性强，稳定性好，已在临床实验室广为使用。但应注意抗体质量、抗原 – 抗体比例、增浊剂的使用以及伪浊度等因素对检测结果的影响。

（二）临床意义

总 IgE 升高常见于 I 型超敏反应性疾病（如过敏性哮喘、过敏性肠炎、花粉症、变应性皮炎和荨麻疹等），也见于寄生虫感染、IgE 型骨髓瘤、高 IgE 血症、SLE 和胶原病等非超敏反应性疾病。总 IgE 减低见于 AIDS、原发性无丙种球蛋白血症及免疫抑制剂治疗后等。血清总 IgE 检测作为一种初筛试验，在鉴别超敏与非超敏反应性疾病有一定的参考价值。但其检测无特异性，且受遗传、种族、性别、年龄、地域、环境和吸烟史等多因素影响。另外，部分过敏性疾病患者总 IgE 可正常甚至偏低，因此总 IgE 升高不一定是过敏患者，过敏患者总 IgE 不一定升高。故在分析总 IgE 结果时，尚需结合患者临床资料、特异性过敏源检测以及当地人群的实际情况等才能做出合理解释。

二、特异性 IgE 检测

超敏反应性疾病重在预防，血清过敏源特异性 IgE（specific IgE，sIgE）的检测对 I 型超敏反应的诊断和预防具有重要参考价值。目前，临床实验室采用酶、放射性核素、荧光或化学发光等标记免疫分析技术进行检测。

（一）检测方法

1. 放射性过敏源吸附试验法　如下所述。

（1）原理：放射性过敏源吸附试验（radio allergyabsorbent test，RAST）是将纯化的过敏源吸附于固相载体上，加入待测血清，若血清中含有针对该过敏源的 sIgE，则可与之形成抗原 – 抗体复合物，再与放射性核素（如 125I）标记的抗人 IgE 抗体反应，形成"过敏源 – 固相载体 –sIgE– 放射性核素标记的抗人 IgE 抗体"复合物，最后用 γ 计数仪检测放射活性。放射活性与 sIgE 含量呈正相关。

（2）试剂：专用商品化试剂盒，内含放射性核素标记的抗人 IgE 抗体、标准品和固相载体等。

（3）操作：按试剂盒说明书或实验室制定的 SOP 进行操作。

（4）结果计算：以 IgE 标准品浓度为横坐标，相应的放射活性为纵坐标，制备标准曲线。待测血清中 sIgE 含量可根据所测放射活性从标准曲线得出。以放射活性大于正常人均值加 3 个标准差为阳性。

（5）参考区间：采用试剂盒说明书提供的参考区间，或通过调查本地区一定数量的不同年龄、性别的健康人群，建立自己实验室的参考区间。如用文献或说明书提供的参考区间，使用前应加以验证。

（6）注意事项

①方法学特点：RAST 检测成本费用较高、有放射性核素污染、需要特殊检测设备，适合于条件较好的实验室。

②并非所有的过敏源都适用，如细菌和药物等并不适用。

③血清中存在的某些非 IgE 抗体，也可与过敏源结合，干扰实验结果。

2. 免疫印迹法如下所述。

（1）原理：免疫印迹法（immunoblotting test，IBT）原理是将多种纯化的过敏源吸附于纤维素膜条上，加入待测血清，若血清中含有针对过敏源的 sIgE，则可与之形成免疫复合物，用酶标记抗人 IgE 抗体作为示踪二抗，最后加入酶底物溶液使区带呈色，参比标准膜条即可判断过敏源种类，还可通过过敏源检测仪读取检测结果。

（2）试剂：专用商品化试剂盒，内含吸附有过敏源的纤维素膜条、酶标记抗人 IgE 抗体、底物和洗液等。

（3）操作：按试剂盒说明书或实验室制定的 SOP 进行操作。

（4）结果计算：膜条上出现的阳性区带与标准膜条比较，确定过敏源种类，也可对比其显色强弱扫描后进行半定量，亦能通过过敏源检测仪的量化分析结果与内标曲线对比，对之进行分级（以 ≥ 1 级为阳性）。

（5）参考区间：免疫印迹法检测健康人血清 sIgE 的参考区间为 0 ~ 0.35IU/ml。其含量与分级标准的关系见（表 9–4）。

表 9-4　血清 sIgE 含量与分级标准之间的关系

sIgE 含量 (1U/ml)	分级		定性结果
	数字分级	中文分级	
< 0.35	0	无	阴性
0.35~0.70	1	低	阳性

续　表

sIgE 含量 (1U/ml)	分级		定性结果
	数字分级	中文分级	
0.70~3.5	2	增加	阳性
3.5~17.5	3	显著增加	阳性
17.5~50	4	高	阳性
50~100	5	较高	阳性
> 100	6	极高	阳性

（6）注意事项

①免疫印迹法无放射性污染、无须特殊设备、操作简单、能一次性确定多种过敏源，目前已在国内广泛应用。

②不同厂家生产的试剂盒其包被的过敏源种类不尽相同，无论选用哪种试剂盒，均无法覆盖所有过敏源，因此需结合本地区实际选择最合适的试剂盒。

3. ELISA　如下所述。

（1）原理：先将纯化的过敏源包被在聚苯乙烯反应板微孔内，加入待测血清，若血清中含有针对该过敏源的 sIgE，即可形成抗原—抗体复合物，再与酶标记的抗人 IgE 抗体反应，最后加入酶底物溶液进行呈色反应，根据呈色强度定性或定量检测血清中 sIgE 水平。

（2）试剂：专用商品化试剂盒，内含微孔板、酶标记的抗人 IgE 抗体、底物、洗液和标准品等。

（3）操作：试剂盒说明书或实验室制定的 SOP 进行操作。

（4）结果计算：以 sIgE 标准品浓度为横坐标，相应的吸光度为纵坐标，制备标准曲线。待测血清中 sIgE 含量可根据所测吸光度从标准曲线获得。

（5）参考区间：采用试剂盒说明书提供的参考区间，或通过调查本地区一定数量的不同年龄、性别的健康人群，建立自己实验室的参考区间。如用文献或说明书提供的参考区间，使用前应加以验证。

（6）注意事项

①方法学特点：ELISA 法检测 sIgE 方便、快速、无放射性污染、无需特殊仪器，自动化程度高，敏感性特异性均较好，而且价廉实用，应用较为普遍。

②试剂盒自冰箱取出后应平衡至室温（20 ~ 25℃）。

③不同厂家、不同批号试剂不可混用；试剂应在有效期和开启稳定期内使用。每批实验均需用标准品制备标准曲线。

④避免使用反复冻融及被污染的标本。

⑤不能使用经加热灭活、脂血及黄疸的标本。

⑥不受症状和治疗药物的影响，但影响免疫系统的药物需注意。

4. 酶联荧光免疫分析　如下所述。

（1）原理：酶联荧光免疫分析（fluorescent enzyme Immunoassays，FEIA）原理与 RAST 相似。其固相载体为一内置有多孔性、弹性以及亲水性纤维素微粒的帽状塑料。将多种纯化的过敏源吸附于纤维素微粒上，加入待测血清及参考标准品，若血清中含有针对过敏源的 sIgE，即可形成抗原 – 抗体复合物，冲洗除去未结合物，再与 β – 半乳糖苷酶标记的抗人 IgE 抗体反应，形成"过敏源 – 固相载体 –sIgE–β – 半乳糖苷酶标记的抗人 IgE 抗体"复合物，加入 4– 甲基伞酮 –β – 半乳糖苷荧光底物，使之产生荧光，最后用荧光分光光度计测量荧光强度。荧光强度与 sIgE 含量呈正相关。

（2）试剂：专用商品化试剂盒，内含固相载体、β – 半乳糖苷酶标记的抗人 IgE 抗体、洗液、底物和标准品等。

（3）操作：按试剂盒说明书或实验室制定的 SOP 进行操作。

（4）结果计算：以 sIgE 标准品浓度为横坐标，相应的荧光强度为纵坐标，制备标准曲线。待测血清中 sIgE 含量可根据所测荧光强度从标准曲线获得。

（5）参考区间：各实验室最好根据本室使用的检测系统，检测一定数量的不同年龄、性别的健康人群，建立自己的参考区间。如用文献或说明书提供的参考区间，使用前应加以验证。

（6）注意事项

①目前采用 FEIA 方法商品检测系统可以起到很好的初筛作用，阳性结果提示对几种过敏源中的一种或者几种过敏，要具体明确何种过敏源尚需进一步进行单项 sIgE 检测。

②虽然目前采用 FEIA 方法商品检测系统包被的过敏源种类较全面，但也必须考虑其是否遗漏本地区常见的过敏源。

（二）临床意义

血清 sIgE 的检测有助于寻找特定过敏源，可为超敏反应性疾病的诊断和治疗提供帮助。但自然界中可引起过敏的物质种类繁多（包括吸入过敏源、食入过敏源、接触过敏源、输注过敏源等），任何检测手段均无法面面俱到，因此，未检测到 sIgE 并不能排除过敏反应，只能说明本试验中所选用的过敏源与疾病无关。脱敏疗法的患者血清 sIgE 水平下降，故 sIgE 的检测亦可用于疗效的监测。特异性过敏源具有地域差异，不同自然环境有所不同，目前国内采用的特异性过敏源检测试剂盒多为进口，其配套的过敏源可能与国内过敏源的实际情况不一致，从而造成检测结果与临床资料有所出入。

第四节　游离轻链检测

Ig 轻链根据其恒定区差异分为 K 和 λ 2 个型别。K 只有 1 型，λ 则有 λ1、λ2、λ3 和 λ4 型。正常人血清 K 与 λ 的比例约为 2 ∶ 1。

游离轻链（free light chains，FLC）能自由通过肾小球滤过，但绝大部分被肾小管重吸收回到血液循环，故正常人尿中只存在少量轻链。当代谢紊乱或多发性骨髓瘤（multiple myeloma，MM）时，血中游离轻链浓度升高，并由尿液排出，称本 - 周蛋白（Bence-Jones protein，BJP）。临床采用免疫比浊法检测游离轻链。

一、原理

参见本章第一节 IgG、IgA 和 IgM 检测。

二、试剂

专用商品化试剂盒，内含缓冲液、系列标准品、稀释液、抗血清等。

三、操作

按仪器与试剂盒说明书或实验室制定的 SOP 操作，仪器全自动化运行。

四、结果计算

以 FLC 标准品浓度为横坐标，相应的光散射值为纵坐标，制备标准曲线。待测血清或尿中 K 或 λ 型 FLC 浓度可根据所测的光散射值从标准曲线获得。

五、参考区间

免疫比浊法检测健康成年人血清轻链的参考区间：K 为 1.7 ~ 3.7g/L；λ 为 0.9 ~ 2.1g/L；K/λ 比值为 1.35 ~ 2.65。健康成年人尿液轻链含量应小于检测下限，K/λ 比值为 0.75 ~ 4.5。不同的试剂盒提供的参考区间差异较大。如用文献或说明书提供的参考区间，使用前应加以验证。

六、注意事项

1. 游离轻链尚无国际参考品，检测方法也不统一，故不同厂家试剂盒的检测结果无可比性。

2. 在诊断单克隆免疫球蛋白增殖病（monoclonalgammapathy）时，免疫比浊法的定量结果不能取代免疫电泳或免疫固定电泳，应结合其他检测数据和临床表现综合分析。

3. 若 K 和 λ 同时存在异常，K/λ 比值可能在正常参考区间内。

七、临床意义

1. 多克隆免疫球蛋白血症：如自身免疫性疾病、肾脏疾病、慢性感染等 K 和 λ 型值均增高。

2. 单克隆免疫球蛋白血症：如多发性骨髓瘤、原发性巨球蛋白血症、轻链病、浆细胞瘤等疾病，仅 K 或 λ 型值增高。

3. K 或（和）λ 值降低见于低免疫球蛋白血症。

4. 对单克隆免疫球蛋白增殖病的敏感性为 88% ~ 98%；对非分泌型骨髓瘤（nonsecretory myeloma，NSM）的敏感性为 65% ~ 70%，有助于单克隆轻链病、原发性系统性淀粉样变性的早期诊断，也可用于化疗或自身外周血干细胞移植后是否复发的监测。

第五节 冷球蛋白检测

冷球蛋白（cryoglobulin，CG）即冷免疫球蛋白（cryoimmunoglobulin），是血清中一种在 37℃ 以下（一般 0 ~ 4℃）易发生沉淀、37℃ 时可再溶解的病理性免疫球蛋白。CG 与冷纤维蛋白原（cryofibrinogen，CF）有所区别，后者属于另一种冷沉淀蛋白，是由纤维蛋白、纤维蛋白原和纤维连接蛋白等组成的复合物。

CG 在血清和血浆中均能发生沉淀，而 CF 在血清中不发生沉淀，因此，检测 CF 需用 EDTA 抗凝血浆，CF 在低于 37℃ 时沉淀，升温复溶解后加入凝血酶可发生凝固。①1 型：为单克隆型冷球蛋白，占总冷球蛋白的 25% ~ 40%，大多数为单克隆性 IgM 或 IgG（多为 IgG2 和 IgG3 亚类），单克隆型 IgA 或轻链冷球蛋白罕见；②2 型：单克隆 - 多克隆混合型冷球蛋白，占总冷球蛋的 15% ~ 25%，由两种 Ig 成分构成的免疫复合物，其中一种是单克隆型，多为 IgM，另一种是多克隆型，多为 IgG，此型 90% 以上的组合为 IgM-IgG；③3 型：多克隆混合型，约占总冷球蛋白的 50%，由两种或两种以上多克隆 Ig 构成，即由多克隆型抗 Ig 抗体（多为 IgM 类）与其他 Ig（如 IgG、IgA）结合形成的免疫复合物，有时还可能含补体成分（如 C3）。1 型冷球蛋白和冷纤维蛋白原在 4℃ 放置 3 ~ 18 小时即可沉淀，混合型冷球蛋白（2 型或 3 型）常需 72 小时以上。沉淀物可呈絮状、结晶状或胶凝状。

一、原理

根据冷球蛋白 37℃ 溶解，4℃ 时发生可逆性沉淀的物理性质进行检测。

二、操作

1. 用注射器（37℃ 预温）抽取静脉血 10ml（如需检测 CF，可另抽取 5ml 用 37℃ 预温的 EDTA 抗凝），置 37℃ 水浴 2 小时。

2. 于 37℃ 离心分离血清（或血浆，测 CF，以下操作相同）。离心机可空转预温 20 ~ 30 分钟（或在套管中加入温水）。

3. 用毛细滴管（37℃ 预温）吸取血清（或血浆）注入血细胞比容管（检测冷沉淀物比容）至刻度 10 处，其余血清（或血浆）移至有尖底离心管中（鉴别冷球蛋白），均置 4℃，静置 1 周。取出后于 4℃，2 500r/min 离心 30 分钟。

三、结果计算

1. 计算血细胞比容管中冷沉淀物比容。

2. 弃去尖底离心管中上层血清，用 0.9% 的冰冷 NaCl 洗涤沉淀物 3 次。再将沉淀物用少量 0.9% 的 NaCl 重悬浮，于 37℃ 溶解后，用双缩脲法检测蛋白质含量。

3. 为鉴定冷沉淀物的成分，可利用免疫电泳、免疫固定电泳技术结合各种特异性抗血清（抗人全血清抗体、抗重链抗体、抗轻链抗体、抗 C3 抗体等）予以鉴定。

4. 若需鉴定 CF，可在已溶解的冷沉淀物中加入凝血酶，观察其是否凝固。

四、参考区间

定性：阴性。

定量：冷沉淀物比容 <0.4%；冷球蛋白蛋白质浓度 < 80mg/L；冷纤维蛋白原蛋白质浓度 <60mg/L。

五、注意事项

1. 在将血清（血浆）置 4℃之前的全部操作中，所有注射器、试管、毛细滴管以及离心过程均应尽量预温并保持 37℃，否则会影响检测结果。

2. 冷球蛋白与冷纤维蛋白原在 37℃均能再溶解，若沉淀物在 37℃不溶解，不可判断为冷球蛋白或冷纤维蛋白原。

六、临床意义

冷球蛋白可直接堵塞血管并通过形成的免疫复合物激活补体系统，导致炎症反应，故常引起全身性血管炎，最常见为小动脉炎或静脉炎。其临床表现有紫癜、荨麻疹、雷诺现象、关节痛（70%）、膜增殖性肾小球肾炎（10% ~ 30%）或腹痛（20%）。不同类型冷球蛋白血症其冷球蛋白含量不同：I 型冷球蛋白血症 CG 浓度可 >1.0g/L，多见于恶性 B 细胞疾病，如 Waldenstrom 巨球蛋白血症、浆细胞瘤；2 型 40% 为 100 ~ 500mg/L，60%>500mg/L，3 型通常 <100mg/L，2 型与 3 型冷球蛋白常见于慢性丙型病毒性肝炎（~50% 冷球蛋白血症患者 HCV 抗体阳性）。正常人也可检出 CG，但通常在 80mg/L 以下且为多克隆型。冷纤维蛋白原血症和冷球蛋白血症的临床表现大致相同，二者同时存在称冷蛋白血症。

第六节　M 蛋白检测

M 蛋白（monoclonal protein，MP）即单克隆免疫球蛋白，是单克隆 B 淋巴细胞或浆细胞异常增殖而产生的大量均一的、具有相同氨基酸序列以及空间构象和电泳特性的 Ig。因临床上多出现于多发性骨髓瘤（multiple myeloma，MM）、巨球蛋白血症（macroglobulinemia）和恶性淋巴瘤（malignant lymphoma）患者的血或尿中，故称之为"M 蛋白"。

一、检测方法

检测 M 蛋白的方法很多且各具特点，实验室应根据实际情况合理选用。M 蛋白血症的检测与鉴定有赖于多种免疫学分析方法进行综合判断。

1. 多发性骨髓瘤与巨球蛋白血症患者 M 蛋白的检测与鉴定　如下所述。

（1）血清总蛋白定量：约 90% 的患者血清总蛋白含量升高（70% 的患者 >100g/L），约 10% 的患者含量正常或偏低（如轻链病时）。

（2）血清蛋白区带电泳：依据单克隆 Ig 种类不同，M 蛋白可以在 α_2 ~ γ 区形成深染区带，以 β、γ 区多见。光密度计扫描图为一基底狭窄、高而尖的蛋白峰，高宽比值 ≥ 1（α_2 峰和 β 峰）或 ≥ 2（γ 峰）。

（3）血清 Ig 定量：为初筛试验，一般 M 蛋白所属 Ig 均明显升高，其他 Ig 则正常或显著降低。

（4）血清游离轻链定量：K 型或 λ 型游离轻链含量升高，K/λ 比值异常。

（5）免疫电泳（IE）：是一种定性方法，可确定 M 蛋白的类别（IgG、IgA、IgM）和型别（轻链）。M 蛋白可与相应的抗重链血清、抗轻链血清形成迁移范围十分局限的致密沉淀弧，据此排除或鉴别 M 蛋白血症。

（6）免疫固定电泳（IFE）：灵敏度高，是临床上最常用的方法。血清或尿液先进行区带电泳，形成不同的蛋白区带，再加入特异性抗重链或抗轻链血清，抗血清即可与相应的蛋白区带形成抗原—抗体复合物，洗去未结合的蛋白质，最后经染料（如氨基黑、丽春红）染色，并对比正常人抗血清参考泳道，即可对 M 蛋白进行鉴定。

（7）尿游离轻链检测：分为定性和定量两种方法，目前已有定量检测游离轻链的商品试剂盒，一般采用免疫比浊法进行检测。定性试验同本—周蛋白定性检查，亦可采用轻链–清蛋白–戊二醛免疫电泳法，具体步骤为：取尿液 5ml，加入 2.0g/L 牛血清清蛋白（BSA）0.25ml，再加 0.5% 戊二醛 0.25 ml，混匀后室温下放置 30 分钟。在戊二醛的存在下，尿游离轻链能与 BSA 结合。按常法与抗轻链血清进行对流免疫电泳，轻链与抗 K、λ 血清反应产生白色沉淀线。此法阳性检出率 100%，假阳性率仅为 4%。尿中含有轻链 $200\mu g/ml$ 时即可检出。也可采用上述免疫固定电泳对本–周蛋白进行检测和分型。

2. 重链病时的 M 蛋白检测与鉴定　与多发性骨髓瘤相同，但尚需采用选择性免疫电泳予以证实。将抗 Fab 或多价抗轻链血清与融化琼脂混匀制成琼脂板，按常法打孔、加样、电泳。抗体槽中可加相应的抗 Ig 血清（如检测 γ 重链病加抗 IgG 血清，检测 α 重链病加抗 IgA 血清等）。电泳时血清中正常 Ig 被琼脂中抗 Fab 或抗轻链血清选择性阻留，重链则继续向阳极移动，形成单一沉淀弧。

3. 7S IgM 病的 M 蛋白检测与鉴定　除上述方法外，还须证实 7S IgM 的存在。IgM 通常为五聚体，沉降系数为 19S，而 7S IgM 病患者 IgM 为单体，沉降系数为 7S。证实 7S IgM 的存在有两种方法：一种是在测定总 IgM 含量后，将 1～2ml 待测血清过 Sepharose 6B 柱，再根据洗脱峰面积算出 7S IgM 占总 IgM 的百分比，IgM 总量乘以百分比即得 7S IgM 含量。另一种方法是植物血凝素（PHA）选择性电泳。此法原理是五聚体 IgM 可与 PHA 结合，而单体 IgM 不与 PHA 结合。制备含 PHA 的琼脂（2mg/ml），常法制板、打孔、加样、电泳。五聚体 IgM 被琼脂中 PHA 选择性阻留，7S IgM 则继续向阳极移动，并可与随后加于抗体槽中的抗 IgM 血清反应，形成单一沉淀弧。

4. 半分子病的 M 蛋白检测与鉴定　半分子（half-molecule）是指由一条重链和一条轻链组成的 M 蛋白。检测与鉴定方法与多发性骨髓瘤相同，但尚需对"半分子"进行鉴定。

（1）免疫电泳法鉴定半分子 M 蛋白的电泳迁移率。与 Ig 相比，半分子 M 蛋白泳向正极，可达 α_2 区。

（2）十二烷基硫酸钠–聚丙烯酰胺凝胶电泳（SDS-PAGE）推算 M 蛋白的分子量。

（3）超速离心法测定 M 蛋白的沉淀系数。

（4）Fc 抗原决定簇的确定：用相应抗重链血清区分半分子病患者（M 蛋白）与正常人相应的 Ig 类别。

二、临床意义

M 蛋白血症大致可分为恶性 M 蛋白血症和意义不明的 M 蛋白血症（monoclonal gammopathy of unde-termined significance，MGUS）两类。前者多见于：多发性骨髓瘤、原发性巨球蛋白血症、7S IgM 病（Solomen-Konkel 病）、半分子病、慢性淋巴细胞白血病和不完全骨髓瘤蛋白病（C 端缺陷）等。后者分两种，一种继发于其他恶性肿瘤（如恶性淋巴瘤），另一种为良性 M 蛋白血症，较多见于老年人。

第七节　循环免疫复合物检测

抗原与其相应的抗体形成免疫复合物（immunocomplex，IC）。正常情况下，这是机体清除病理性抗原的生理机制，循环在血液里的免疫复合物即循环免疫复合物（circulating immunocomplex，CIC）。这些 CIC 可使补体系统发生级联活化反应，导致各种免疫病理损伤，形成免疫复合物病，例如血管炎、类风湿关节炎和Ⅲ型超敏反应性疾病等。

目前已建立多种 CIC 检测方法（如物理法、补体法、抗球蛋白法和细胞法），总的分抗原特异法（选择性检测由某种特定抗原如甲状腺球蛋白、癌胚抗原、HBsAg 形成的 CIC）和抗原非特异法（不考虑形成 CIC 的抗原种类）两种。前者较多用于科研，常规实验室一般只开展抗原非特异性 CIC 的检测。

一、检测方法

1. 聚乙二醇（PEG）沉淀比浊　如下所述。

（1）原理：PEG 是一种不带电荷的直链大分子多糖，能非特异性沉淀蛋白质。低浓度 PEG 可使大分子量的 CIC 自液相析出。此外，PEG 还可抑制 CIC 解离，促进 CIC 进一步聚合成更大的凝聚物而被沉淀。利用免疫比浊法即可确定 CIC 的存在与含量。实验室常用分子量 6 000，终浓度 3.5% 的 PEG。

（2）试剂：使用专用商品化试剂盒或自行配制试剂，自配试剂配方如下。

① 0.1mol/L pH8.4 硼酸盐缓冲液（BBS）：硼酸 H_3BO_3 3.40g，硼砂（Na_2B_4O_7·10H_2O）4.29g，蒸馏水溶解加至 1 000ml，用 G3 或 G4 号滤器过滤备用。

② PEG-NaF 稀释液：NaF 10.0g，PEG 6 000 40.9g，BBS 溶解后加水至 1 000ml，用 G3 或 G4 号滤器过滤备用。

③热聚合人 IgG：将人 IgG(10ng/ml)置63℃水浴加热20分钟,立即转至冰浴,冷却后通过 Sephacryl S-300 柱或 Sepharose 4B 柱，收集第一蛋白峰。实验时用不含 CIC 的健康人血清配成不同浓度标准品及阳性对照。

（3）操作：商品化试剂盒按说明书操作，自配试剂按以下步骤操作（表9-5）。

①取待测血清 0.15ml，加入 BBS 0.3ml（1：3 稀释）。

②按表9-5所示，加入各液体（待测血清最终稀释倍数为 1：33，PEG 6 000 终浓度为 3.5%）。

③37℃水浴 1 小时。

④热聚合人 IgG（120μg/ml、60μg/ml、30μg/ml、15μg/ml、7.5μg/ml）均按待测管操作。

⑤用对照管调0，分光光度计于波长 495nm 处测量吸光度。商品化试剂盒也可在比浊仪上直接测量光散射值。

表9-5　PEG 沉淀法操作步骤

加入物	待测管	对照管
BBS（ml）	–	2.0
PEG-NaF 稀释液（ml）	2.0	–
1：3 稀释待测血清（ml）	0.2	0.2
37℃水浴 1h		

（4）结果判定

①定性检测：待测血清浊度值 =（待测管吸光度值－对照管吸光度值）×100，以大于正常人浊度值均值加 2 个标准差为阳性。

②定量检测：以不同浓度的热聚合人 IgG 标准品为横坐标，相应的光散射值为纵坐标，制备标准曲线。通过标准曲线得出待测血清中 CIC 含量。

（5）参考区间：定性试验为阴性；定量试验采用试剂盒说明书提供的参考值，或通过调查本地区一定数量的不同年龄、性别的健康人群，建立自己实验室的参考区间。如用文献或说明书提供的参考区间，使用前应加以验证。

（6）注意事项

①低密度脂蛋白可引起浊度增加，故宜空腹采血。

②血清标本应避免反复冻融，以防造成假阳性。

③此法简便、快速，但易受温度和大分子蛋白影响，特异性稍差，仅适用于筛查。

2. ELISA 法如下所述。

（1）原理：补体第一成分 C1q 能与 IgG 或 IgM 类抗体的 Fc 段形成的免疫复合物，因此可根据 C1q 来检测 CIC 含量。以 IgG 为例：先将 C1q 包被于聚苯乙烯反应板微孔，加入待测血清使 CIC 与 C1q 结合，洗涤后再加入酶标记的抗人 IgG 抗体，在固相上形成 C1q-CIC-酶标记抗人 IgG 复合物，洗涤除去未结合物，最后加入酶底物溶液进行呈色反应，呈色强度反映待测血清中 CIC 含量。

（2）试剂：专用商品化试剂盒，内含包被有 C1q 的微孔反应板、人 CIC（可结合 C1q）标准品、阳性与阴性对照血清、酶标记兔（或山羊）抗人 IgG、酶底物溶液、稀释液、洗涤液和终止液等。

（3）操作：按试剂盒说明书或实验室制定的 SOP 进行操作，主要操作流程如下：准备试剂→加标准品及待测血清→温育→洗板→加酶标试剂→温育→加酶底物溶液→洗板→显色→终止→测定。

（4）结果计算：以不同浓度的 CIC 标准品为横坐标，相应的吸光度值为纵坐标，制备标准曲线。通过所测吸光度值从标准曲线获得待测血清中 CIC 含量。

（5）参考区间：采用试剂盒说明书提供的参考区间，或通过调查本地区一定数量的不同年龄、性别的健康人群，建立自己实验室的参考区间。如用文献或说明书提供的参考区间，使用前应加以验证。

（6）注意事项

①方法学特点：ELISA 法特异性和灵敏性优于 PEG 沉淀比浊法，最低检测限可达 $0.1\,\mu g/ml$ 热聚合 IgG，但 C1q 不稳定，故本法稳定性较差。

②试剂应于 2～8℃保存，不可冷冻保存。复溶后的标准血清和对照血清应分装后于 –20℃保存，2～8℃只能保存 24 小时。

③尽可能使用新鲜标本.避免反复冻融。待测血清（血浆）于 2～8℃只能保存 3 天，长期保存宜置 –20℃。血清不要加热灭活。

二、临床意义

CIC 升高最常见于感染性疾病和自身免疫性疾病。CIC 的消长一般可反映疾病的严重程度，并可据此监测治疗效果及判断预后。但一次检测的意义不大，首次检测后的数周必须做第二次检测才能证实其与疾病的相关性。ELISA 法对类风湿关节炎、SLE 和血管炎患者的 CIC 检测阳性率分别是 80%～85%、75%～80% 和 73%～78%。PEG 比浊法与 ELISA 类似但检出率稍低，两法结果未必完全符合。CIC 的检测主要用于诊断与循环免疫复合物相关的疾病、监测疗效和评估病情严重性。免疫复合物主要在机体免疫反应过程中（如急性感染过程中）形成的，如在急性免疫复合物引起的肾小球肾炎中，其血清中的浓度可超过正常参考值高限的 10 倍以上。

低浓度的循环免疫复合物可散见于正常人，亦可在无明显疾病时一过性出现。持续增高的免疫复合物提示有慢性原发性疾病存在，包括各种风湿病、肿瘤和慢性感染等。

微信扫码
◆ 临床科研
◆ 医学前沿
◆ 临床资讯
◆ 临床笔记

第十章
超敏反应性疾病及免疫检验

第一节　概述

　　超敏反应（hypersensitivity）是机体受到抗原持续刺激或再次受到相同抗原刺激后产生的以组织损伤或功能紊乱为特征的免疫应答，是一种对机体有害的过强的免疫反应。1963 年，Gell 和 Coombs 根据超敏反应发生的机制和临床特点，将其分为 Ⅰ、Ⅱ、Ⅲ 和Ⅳ型。超敏反应本质是一种特异性再次免疫应答，因此，不管是哪型超敏反应均可分为致敏期和效应期两个时期。

　　Ⅰ型超敏反应（type I hypersensitivity）由 IgE 类抗体介导，肥大细胞和嗜碱粒细胞释放的活性介质引起生理功能紊乱或组织损伤。Ⅰ型超敏反应发生速度快，一般在再次接触抗原后数分钟内出现反应，故又称速发型超敏反应（immediate hypersensitivity），也称变态反应（allergy）或过敏反应（anaphylaxis）。Ⅰ型超敏反应发生是当机体接触变应原后导致 IgE 抗体产生，随后 IgE 与肥大细胞和嗜碱性粒细胞表面 FcεR 受体结合，使机体致敏。当变应原结合 IgE 致敏的肥大细胞和嗜碱性粒细胞后，释放炎症介质（组胺、前列腺素、白三烯、血小板活化因子），引起效应器官病理改变。临床常见的速发超敏反应有过敏性鼻炎、哮喘和过敏反应。治疗包括避免接触变应原、药物防治和脱敏疗法。

　　Ⅱ型超敏反应（ type Ⅱ hypersensitivity）由抗细胞表面抗原的 IgG 或 IgM 类抗体介导，补体活化、抗体和补体的调理作用及 ADCC 造成细胞损伤，因此，又称细胞溶解型（cytolytic type）或细胞毒型（cyto-toxic type）超敏反应。Ⅱ型超敏反应发生是抗体（IgM 或 IgG）直接与靶细胞表面抗原结合，在补体、吞噬细胞和 NK 细胞参与下，导致靶细胞溶解。

　　Ⅲ型超敏反应（ type Ⅲ hypersensitivity）由免疫复合物（immune complex, Ic）介导，补体活化、中性粒细胞释放溶酶体酶和血小板活化导致血管性炎症和组织损伤，因此又称免疫复合物型（immune complex type）或血管炎型（vasculitis type）超敏反应。与Ⅱ型超敏反应不同，Ⅲ型超敏反应的发生 IgM 或 IgG 抗体与可溶性抗原结合后形成免疫复合物，当其产生量超过网状内皮系统清除能力时，过多的免疫复合物降沉积在毛细血管壁，激活补体和吞噬细胞，导致组织的损伤。

　　Ⅳ型超敏反应（type Ⅳ hypersensitivity）是由免疫细胞介导的，以致敏淋巴细胞再次接触抗原后，单个核细胞（单核细胞、淋巴细胞）浸润为主的炎性损伤为特征。Ⅳ型超敏反应的发生是当抗原持续存在，可致单核细胞或淋巴细胞呈慢性活化状态，局部组织出现肉芽肿。肉芽肿可在肺结核和肺肉样瘤病中出现，并可进展到淋巴结、骨、皮肤和肺。此型反应发生较慢，一般在接触抗原 24h 后才出现反应，故又称迟发型超敏反应（ delayed type hypersensitivity，DTH）。Ⅳ型超敏反应与抗体和补体无关；而与效应 T 细胞和炎症细胞因子参与致病有关。Ⅳ型超敏反应为结核菌素皮内实验奠定了理论基础，用来检测是否曾经接触过结核分枝杆菌。

第二节　Ⅰ型超敏反应性疾病及其免疫学检验

一、常见的Ⅰ型超敏反应性疾病

（一）过敏性休克

过敏性休克（anaphylactic shock）是最严重的Ⅰ型超敏反应性疾病。临床常见的过敏性休克包括以青霉素为代表的药物过敏性休克和应用动物免疫血清如破伤风抗毒素、白喉抗毒素进行治疗或紧急预防时，有些患者因曾经注射过同种动物的血清制剂而发生的血清过敏性休克。过敏性休克的主要发病机制是：大量变应原通过血液进入机体，使全身结缔组织中的肥大细胞和血液中的嗜碱粒细胞同时释放大量组胺，瞬间发生全身毛细血管扩张、通透性增强、平滑肌收缩，血压下降，造成休克。同时伴有皮肤红斑、呕吐、腹绞痛、腹泻和呼吸困难，支气管缩窄引起呼吸困难，喉头水肿造成窒息。过敏性休克发病急速，接触变应原后数秒或数分钟内即可出现症状，如果不及时抢救，可导致患者迅速死亡。除青霉素外，头孢菌素、链霉素、普鲁卡因等也可引起过敏性休克。另外，临床发现少数人初次注射青霉素也可发生过敏性休克，这可能与患者曾经接触过青霉素样物质有关，如曾经使用过青霉素污染的注射器或其他器材、曾经吸入过空气中的青霉素降解产物或青霉菌孢子等。

（二）呼吸道过敏反应

机体吸入花粉、尘螨、真菌、动物羽毛或皮屑等变应原均可引起呼吸道过敏反应。临床上常见的表现为过敏性哮喘（allergic asthma）和过敏性鼻炎（allergic thinitis）。过敏性哮喘是由于支气管平滑肌痉挛而引起的哮喘和呼吸困难。支气管哮喘有早期反应和晚期反应两种类型，前者发生快，消失也快；后者发生慢，持续时间长，同时局部出现以嗜酸粒细胞和中性粒细胞浸润为主的炎症。过敏性鼻炎又称花粉症或枯草热（hay fever），具有明显的季节性和地区性特点，临床症状有鼻塞、流涕、喷嚏，以及流泪、眼睑肿胀、畏光等。

（三）消化道过敏反应

消化道过敏反应可由鱼、虾、蟹、鸡蛋、牛奶、坚果或药物等引起，表现为恶心、呕吐、腹痛、腹泻，严重者也可发生过敏性休克。有研究发现，患者胃肠道黏膜分泌型IgA含量明显减少时和蛋白水解酶缺乏时易发生消化道过敏反应。

（四）皮肤过敏反应

皮肤过敏反应可由药物、食物、油漆、肠道寄生虫或冷热刺激等引起。主要表现为特应性皮炎（atopic dermatitis）、湿疹（eczema）、荨麻疹（urticaria）和血管神经性水肿等。病变以皮疹为主，特点是剧烈瘙痒。特应性皮炎患者有家族史倾向，大多数患者血清IgE水平升高。

二、Ⅰ型超敏反应性疾病的免疫学检验

（一）皮肤试验

1. 试验原理　当变应原通过皮肤挑刺、划痕、皮内注射等方法进入致敏者皮肤，与吸附在肥大细胞和（或）嗜碱性粒细胞上的特异性IgE结合，导致肥大细胞或嗜碱性粒细胞脱颗粒，释放生物活性介质，引起小血管扩张，使局部皮肤充血、水肿、渗出，在20～30min内局部皮肤出现红晕、红斑、风团及瘙痒，数小时后消失。若出现此现象者判断为皮试阳性，即对该变应原过敏，且反应强度与过敏程度呈正比；未出现红晕、红斑、风团及瘙痒者为阴性，即对该变应原不过敏。

2. 试验方法　如下所述。

（1）皮内试验（intradermal test）：是目前应用最为广泛的一种Ⅰ型超敏反应皮肤试验。具体操作为：皮肤消毒后，用注射器将变应原液（如青霉素、花粉、尘螨、动物皮屑、血清、食物等）注入皮内。注射量一般为0.01～0.02ml，使皮肤形成直径为2～3mm的皮丘。一般选择受试者前臂内侧为注射部位，操作时应注意勿使注入部位出血或将液体注入皮下。如同时作数种变应原皮试时，两种皮试变应原的间

距应为 2.5 ~ 5.0cm。注射后 15 ~ 25 min 观察皮肤反应，根据风团、红晕大小判定结果。分级标准见（表10–1）。

表 10–1　I 型超敏反应皮肤试验的分级标准

反应程度	主要参考指标——风团直径（mm）	次要参考指标——红晕直径（mm）
–	< 5	< 5
+	< 5	10~20
++	10~15	20~30
+++	15~20	30~40
++++	> 2	> 40

注：* 风团若有伪足，其结果判定可向上调一级。

为准确观察患者皮肤反应性，排除干扰因素，皮试时应做阳性和阴性对照。阳性对照液常用盐酸组胺，阴性对照液一般用变应原的溶剂或生理盐水。如阳性对照液有反应，阴性对照液无反应，皮内试验结果可信。试验中一般采用左右两臂一侧作对照，另一侧做试验。皮试试验由于影响因素多，可出现假阳性和假阴性的结果。假阳性的常见原因：①变应原稀释液偏酸或偏碱。②患者有皮肤划痕症。③抗原不纯和被污染。④抗原量注射过多。假阴性的常见原因：①变应原抗原性丧失或浓度过低。②患者皮肤反应较低。③受试者正使用抗组胺类药或激素类药。④注射部位过深或注射量太少。I 型超敏反应皮试时可引起全身反应，故注射后应严密观察，一旦发生严重反应，应及时处理。

（2）点刺试验（prick test）：也称挑刺试验，主要用于检测 I 型超敏反应。将抗原和对照液滴于受试者前臂内侧皮肤上，然后在该处用针尖透过抗原液滴，与皮肤呈 45°角进针点刺，以不出血为度，1min 后拭去抗原液，15 min 后观察结果。如同时试验多种抗原，应避免不同的抗原液交叉污染，防止假阳性出现。挑刺试验较皮内试验安全，假阳性较少，但敏感性较皮内试验低。I 型超敏反应挑刺试验的阳性结果以红晕为主，分级标准见（表10–2）。

表 10–2　点刺试验的分级标准

反应程度	反应结果
–	无反应或小于对照
+	有红晕，< 20mm
++	红晕 > 20mm，无风团
+++	红晕伴风团
++++	红晕伴风团和伪足

3. 方法学评价　皮肤试验操作简便，但影响因素较多，假阳性和假阴性结果时有发生。因此，通过皮肤试验进行 I 型超敏反应性疾病诊断时，还必须结合病史、发病时间、地点、患者工作或职业特点、客观体征等，做综合而全面的调查分析，方能做出比较准确的结论。

4. 临床意义　该试验对过敏性鼻炎、支气管哮喘及特应性皮炎的应用价值较大。对患者首次注射某批号的青霉素、链霉素、普鲁卡因或其他易过敏药物之前，必须作皮肤试验。如果呈阳性反应或可疑阳性，应换用其他药物；注射异种抗血清如破伤风抗血清、狂犬病抗血清等前也必须做皮肤试验，如果呈阳性反应，则应换用精制抗体或进行脱敏治疗。

（二）血清总 IgE 的测定

总 IgE 是指血清中针对各种抗原的 IgE 的总和。

1. 检测方法和原理 利用双抗体夹心法进行检测，包括放射免疫吸附试验（radioimmunosorbent test，RIST）、酶联免疫吸附法（ELISA）、化学发光免疫分析（CLIA）等。基本原理是先将抗IgE抗体包被到载体上，与待测血清和IgE参考标准反应后，加入放射性核素、酶或荧光标记的抗人IgE抗体反应，形成双抗体夹心复合物，测定放射活性、酶催化底物显色的吸光度、化学发光强度，利用标准曲线可得出待测血清总IgE的含量。

2. 方法学评价 RIST敏感性较高，但需要特殊仪器（γ-计数仪）且存在放射性核素污染。ELISA操作简便，敏感度与放射免疫吸附试验相近似，但不存在放射性核素污染，因此临床较常用。CLIA敏感性高、特异性强、稳定性好、测定自动化，操作简便、迅速，临床多采用。

3. 临床意义 正常人血清IgE含量极微，为0.1 ~ 0.9mg/L，且总IgE含量与人种、地域、环境、年龄、性别、遗传和检测方法有关，在分析结果时需综合考虑。IgE升高常见于I型超敏反应性疾病，如支气管哮喘、过敏性鼻炎、特应性皮炎等，IgE含量与病情发作及缓解呈平行关系。另外一些非超敏反应性疾病也可能出现IgE水平升高，如寄生虫感染、骨髓瘤、高IgE综合征等。

（三）血清特异性 IgE 的测定

特异性IgE是指血清中针对某种变应原的IgE。

1. 检测方法和原理 如下所述。

（1）间接ELISA：吸附于固相载体的变应原与待测血清和IgE参考标准品反应，再与酶标二抗反应，形成变应原–IgE–酶标二抗复合物，最后加底物显色，测定吸光度值，根据标准曲线确定IgE含量。

（2）放射变应原吸附试验（radio allergosorbent test，RAST）：同间接ELISA，吸附于固相载体的变应原与待测血清和IgE参考标准品反应，再与放射性核素标记的抗IgE反应，最后测定固相载体的放射活性。其放射活性与血清IgE含量呈正相关。利用标准曲线可得出待测血清中特异性IgE的含量。

（3）荧光酶免疫测定：该方法采用内含多孔纤维素粒的帽状新型载体结合变应原，与待测血清和IgE参考标准品反应，然后再与β-半乳糖苷酶标记的抗人IgE反应。β-半乳糖苷酶作用于荧光底物4-甲基伞形酮–β–D–半乳糖苷产生荧光。荧光强度与IgE含量呈线性关系。根据标准曲线可计算出待测血清中特异性IgE的含量。

（4）免疫印迹法（Western blot，WB）：将多种特异性变应原提取物包被在纤维膜条上，与待测样本进行反应，如样本含有IgE类特异性抗体，则可与变应原结合，用酶标记的单克隆抗人IgE抗体后，即可出现肉眼可见的颜色，以此和标准膜条比较，确定变应原种类。

2. 方法学评价 荧光酶免疫测定方法敏感性高、特异性强、测定自动化，操作简便、迅速，是目前公认的检测特异性IgE的金标准。间接ELISA操作简便，无须特殊设备，无放射性核素污染，临床应用较多。RAST敏感性高、特异性强，其结果与皮肤试验符合率高达80%，且安全性好，但不能完全代替皮肤试验，因后者更能反映机体的整体情况。缺点是需要特殊仪器（γ-计数仪），有放射性核素污染的可能，待测血清存在相同特异性IgG时会对结果产生干扰。而免疫印迹测定法具有能一次确定多种变应原优点。

3. 临床意义 特异性IgE检测可以确定变应原的种类，对I型超敏反应疾病的诊断有重要价值，特别是对花粉、螨虫、动物毛皮屑、牛奶、鸡蛋、坚果等变应原的特异性IgE测定，敏感度和特异度很高，可达90%以上。应注意的是，变应原具有同属不同种现象和明显的地域性；此外，某些小分子变应原（半抗原如青霉素降解产物）特异性IgE测定敏感度不高，对这些变应原如测不出特异性IgE并不排除超敏的可能。

（四）嗜酸粒细胞计数和嗜酸粒细胞阳离子蛋白的测定

1. 中嗜酸粒细胞计数 外周血嗜酸粒细胞正常参考区间为0.05×10^9 ~ 0.5×10^9/L。嗜酸粒细胞增高是超敏性炎症的特征，见于过敏性疾病。此外，某些寄生虫病、传染病及血液病时，嗜酸粒细胞也会增高。另外，局部体液中嗜酸粒细胞计数局部体液中嗜酸粒细胞增高也可作为过敏性疾病诊断的直接证据。临床上可采集鼻分泌物、皮疱液、支气管肺泡液、眼分泌物、中耳分泌物或痰液，经涂片、染色及显微镜下进行嗜酸粒细胞计数，计算其占白细胞总数的百分率，一般判断标准为：-，<1%；±，1% ~ 5%；+，5% ~ 25%；++，25% ~ 50%；+++，>50%.

2. 嗜酸粒细胞阳离子蛋白（eosinophil cationic protein，ECP）　ECP是嗜酸粒细胞释放的毒性蛋白，其含量反映嗜酸粒细胞活化的程度及其分泌毒性蛋白的能力，是反映气道炎症的重要指标。其值的高低与哮喘病情轻重密切相关。因此，ECP可作为监测气道炎症、指导哮喘治疗的指标。ECP检测常用双抗体夹心荧光酶免疫测定法。

（五）嗜碱粒细胞计数和嗜碱粒细胞脱颗粒试验

1. 外周血嗜碱粒细胞计数可采用分类计数法和直接计数法。外周血中嗜碱粒细胞正常参考区间为（0.02～0.06）×10^9/L。嗜碱粒细胞计数可作为Ⅰ型超敏反应性疾病的过筛试验，也可作为疗效考核的辅助指标。

2. 人嗜碱粒细胞脱颗粒试验（human basophile degranulation test，HBDT）　从受试者外周血中分离嗜碱粒细胞，由于嗜碱粒细胞胞质内含有较多硫酸肝素颗粒，可被碱性染液（阿利新蓝）染色而被识别。当加入变应原后与结合在嗜碱粒细胞上的IgE结合形成桥联，导致胞质内颗粒脱出而不再被染色。与不加变应原的对照比较，脱颗粒嗜碱粒细胞数减少30%以上即为阳性。HBDT简单、经济，但需显微镜目测，影响精确性。HBDT直观反映嗜碱粒细胞颗粒释放能力，主要应用于Ⅰ型超敏反应性疾病的体外检测方法，可作为寻找变应原和脱敏免疫治疗方案选择、疗效判断的依据。

第三节　Ⅱ型超敏反应性疾病及其免疫学检验

一、常见的Ⅱ型超敏反应性疾病

（一）输血反应

多发生于ABO血型不合的输血。如将A型供血者的血误输给B型受血者，由于A型血的红细胞表面有A抗原，B型血的血清中有天然抗A抗体，两者结合后，激活补体，使受血者的红细胞溶解破坏，引起溶血反应。

（二）新生儿溶血症

由于母子间血型不合引起，特别是母子间Rh血型不符。如母亲为Rh阴性血型，由于输血、流产或分娩等原因接受了Rh阳性红细胞表面RhD抗原刺激后，可产生RhD抗体，此类抗体为IgG类抗体，可通过胎盘。当体内产生了Rh抗体的母亲再次妊娠时，如胎儿血型为RhD阳性，母体内的Rh抗体便可通过胎盘进入胎儿体内，与其红细胞膜上的RhD抗原结合，使红细胞被溶解破坏，发生新生儿溶血甚至引起流产。

（三）自身免疫性溶血性贫血

机体可能由于遗传因素，或因某些病毒（如流感病毒、EB病毒）感染，或长期服用某些药物（如甲基多巴）后，红细胞膜表面抗原发生改变，从而刺激机体产生抗红细胞自身抗体。这种抗体与自身改变的红细胞特异性结合，导致红细胞溶解，引起自身免疫性溶血性贫血。例如，甲基多巴类药物具有强氧化作用，能使红细胞膜表面抗原变性，刺激机体产生抗红细胞自身抗体，通过激活补体、调理吞噬、ADCC等作用，导致红细胞溶解，引起自身免疫性溶血性贫血。引起红细胞溶解的自身抗体主要为IgG类。

（四）药物过敏性血细胞减少症

青霉素、磺胺、奎尼丁、安替比林和非那西汀等药物作为半抗原，能与血细胞膜蛋白或血浆蛋白结合获得免疫原性，从而刺激机体产生抗药物的特异性抗体。这种抗体与药物结合的血细胞（红细胞、粒细胞或血小板）作用，或与药物结合形成抗原抗体复合物后再与具有Fc受体的血细胞结合，即可引起药物性溶血性贫血（hemolytic anemia）、粒细胞减少症（granulocytopenia）和血小板减少性紫癜（thrombocytopenic purpura）。

（五）急性风湿热

A族链球菌的蛋白质抗原与心肌细胞具有共同抗原，该菌感染后机体产生的抗链球菌抗体可与心肌细胞发生交叉反应，引起心内膜炎和心肌炎。

（六）其他由自身抗体引起的自身免疫性疾病

1. 肺出血－肾炎综合征　又称 Goodpasture 综合征，是由自身抗体（抗Ⅳ型胶原抗体）引起的以肺出血和肾小球肾炎为特征的疾病。发病机制是自身抗体与肺泡和肾小球毛细血管基底膜中第Ⅳ型胶原结合，激活补体或通过调理作用，导致肺出血和肾炎。

2. Graves 病　由于患者体内产生抗促甲状腺激素受体（thyroid stimulating hormone receptor，TSHR）的自身抗体，此抗体能高亲和力结合甲状腺细胞表面的 TSHR，刺激甲状腺细胞合成分泌甲状腺素，引起甲状腺功能亢进。

3. 重症肌无力（myasthenia gravis，MG）　由于患者体内产生抗乙酰胆碱受体的自身抗体，该抗体与乙酰胆碱受体结合后通过细胞内吞和降解导致受体数目减少，从而阻断了乙酰胆碱介导的神经—肌肉信号传导，引起进行性肌肉萎缩，表现为肌无力。

二、Ⅱ型超敏反应性疾病的免疫学检验

Ⅱ型超敏反应的免疫学检验主要涉及血液系统疾病和自身免疫病，相应的检测主要针对抗血细胞抗体、抗肾小球基底膜抗体及抗 TSH 受体抗体等，其检测方法主要有抗球蛋白试验、荧光免疫技术等。

第四节　Ⅲ型超敏反应性疾病及其免疫学检验

一、常见的Ⅲ型超敏反应性疾病

（一）局部免疫复合物病

1. Arthus 反应　1903 年，Arthus 在实验中用马血清经皮下免疫家兔数周后，若再次注射相同血清，发现注射局部可出现水肿、出血、坏死等剧烈炎症反应，此种现象被称为 Arthus 反应。Arthus 反应机制是家兔在受到异种血清刺激时产生了大量特异性抗体，抗体通过血管弥散到局部皮内。当再次注射相同抗原时，两者相遇于局部，形成的免疫复合物沉积于血管基底膜上，激活补体，吸引中性粒细胞和血小板聚集于该处，血管通透性增加，而出现炎症。

2. 类 Arthus 反应　见于Ⅰ型糖尿病患者，其局部反复注射胰岛素后可刺激机体产生相应 IgG 类抗体，若此时再次注射胰岛素，即可在注射局部出现红肿、出血和坏死等与 Arthus 反应类似的局部炎症反应。类 Arthus 反应还可见于多次注射狂犬病疫苗或使用马血清抗毒素。

（二）全身性免疫复合物病

1. 血清病　一般发生在一次大量注射抗毒素（马血清）1～2 周后，其主要症状是发热、皮疹、淋巴结肿大、关节肿痛和一过性蛋白尿等。这是由于注射异种动物血清所致，故称为血清病（serum sickness）。患者体内产生的抗抗毒素的抗体和进入机体的抗毒素结合形成可溶性免疫复合物，沉积于全身血管，特别是肾、关节和皮肤组织，引起炎症反应和组织损伤。血清病具有自限性，停止注射抗毒素后症状可自行消退。另外，有时使用大剂量青霉素、磺胺等药物时也可出现类似血清病样的反应。

2. 免疫复合物引起的肾炎　A 族溶血性链球菌感染 2～3 周，刺激机体产生的抗链球菌抗体与链球菌可溶性抗原结合形成循环免疫复合物，沉积在肾小球基底膜上，引起基底膜损伤，导致免疫复合物型肾炎。其他病原微生物如肺炎链球菌、葡萄球菌、乙肝病毒以及疟原虫感染也可引起免疫复合物型肾炎。

3. 系统性红斑狼疮　患者体内产生的多种自身抗体与抗原结合后，沉积于肾小球、关节或其他部位血管基底膜，引起肾小球肾炎、关节炎等多脏器损害。

4. 类风湿性关节炎　由于患者体内 IgG 分子发生变性，从刺激机体产生抗变性 IgG 的自身抗体，临床上称之为类风湿因子（rheumatoid factor，RF）。RF 以 IgM 为主，也可以是 IgG 或 IgA 类抗体。自身变性 IgG 与 RF 结合形成的免疫复合物沉积于关节滑膜，引起类风湿性关节炎。

二、Ⅲ型超敏反应性疾病的免疫学检验

Ⅲ型超敏反应的发生主要是中等大小可溶性免疫复合物沉积于局部或全身多处毛细血管基底膜，激活补体，引起的炎症反应和组织损伤。因此，Ⅲ型超敏反应性疾病的免疫学检验主要是检测免疫复合物。通过检测患者血液中和组织上的免疫复合物，对Ⅲ型超敏反应性疾病进行诊断、疗效观察、预后判断。免疫复合物的检测包括循环免疫复合物和组织固定免疫复合物的检测。

（一）循环免疫复合物的检测

循环免疫复合物（circulating immune complex，CIC）是指随血液循环的免疫复合物。CIC的检测方法分为抗原特异性和非抗原特异性两类。前者通过分离游离的抗原和与抗体结合的抗原，选择性测定含有某种特定抗原的免疫复合物。后者则不考虑免疫复合物中抗原的性质，只是根据免疫球蛋白分子在结合抗原以后发生的物理学和生物学特性的改变进行检测。由于在大多数情况下，免疫复合物抗原性质不清楚或太复杂，检测免疫复合物中抗原特异性比较困难，因此临床上多检测非抗原特异性免疫复合物。

1. 非抗原特异性循环免疫复合物的检测方法　非抗原特异性循环免疫复合物的检测方法很多，常用的有如下几种。

（1）PEG沉淀法：利用聚乙二醇（polyethylene glycol，PEG）非特异性沉淀蛋白质，3%～4% PEG可使免疫复合物自液相中空间排斥而析出，达到分离血清免疫复合物的效果。此外，PEG还可控制循环免疫复合物解离，促进循环免疫复合物进一步骤合成更大的凝聚物而被沉淀，利用透光率比浊或散射比浊法可测出循环免疫复合物的存在与含量。

（2）固相补体结合试验：利用循环免疫复合物具有与补体C1q结合的特性，将C1q包被于固相载体，加入待测血清，免疫复合物与C1q结合，再用放射性核素或酶标记的抗人IgG检测免疫复合物中IgG。根据其放射活性或酶活性判断免疫复合物含量。

（3）细胞法：利用B淋巴细胞白血病细胞株Raji细胞表面有大量C1q、C3b和C3d受体，能吸附已结合补体的循环免疫复合物。将待测血清与Raji细胞反应，再与放射性核素标记的抗人IgG反应，最后测定沉淀细胞的放射活性。以热聚合IgG作为参考标准绘制标准曲线，根据标准曲线可得出待测血清中免疫复合物的含量。Raji细胞试验敏感性较高，但Raji细胞培养操作烦琐；此外，Raji细胞表面具有Fc受体，待测血清中游离的IgG也可通过Fc段与Raji细胞结合，造成假阳性。

（4）抗体固相抑制试验：利用类风湿因子（RF）与变性IgG、热聚合IgG、免疫复合物具有较强亲和力的特性，将RF单克隆抗体（monoclonal antibody of RF）吸附于固相载体，加入待测血清，再加入放射性核素标记的热聚合IgG。如果待测血清中含有免疫复合物，则与固相mRF结合，从而抑制放射性核素标记的热聚合IgG与mRF的结合，固相载体的放射活性与免疫复合物的含量呈负相关。

2. 方法学评价　以上各种方法根据检测原理不同，检测的免疫复合物的类型和范围是不同的，对同一标本检测出的结果也不同，如PEG沉淀法不能反映小分子循环免疫复合物的情况，补体法不能检测出IgA、IgE和IgD类抗体形成的循环免疫复合物。迄今尚无一种对所有种类的循环免疫复合物均能有效检测的方法。因此，在检测非抗原特异性循环免疫复合物时，最好几种方法同时进行，以提高检出阳性率。目前临床上大多数实验室检测循环免疫复合物用的是PEG比浊试验。此法操作简便、快速、易于推广，但不能区别免疫复合物分子大小，干扰因素多，特异性较差，仅适用于循环免疫复合物的初筛。

（二）组织固定免疫复合物的检测

检测组织中固定的免疫复合物常用免疫组织化学技术。采取病理部位组织标本制备切片，用酶/底物或荧光标记的抗人IgG或抗人C3染色，用普通光学显微镜或荧光显微镜观察免疫复合物在局部组织中的沉着，来判断病理改变情况。

（三）临床意义

免疫复合物的检测对于Ⅲ型超敏反应疾病的诊断、病情演变、发病机制的探讨、疗效观察和预后判断等具有重要意义。某些自身免疫病如SLE、RA、链球菌感染后肾小球肾炎、硬皮病、慢性活动性肝炎及血管炎等患者血清中都可检出循环免疫复合物。对有蛋白尿、关节痛、血管炎、浆膜炎、紫癜症状等

诊断不明确的患者，可考虑检测循环免疫复合物，并结合局部免疫复合物的免疫组化检测结果以明确病变是否与Ⅲ型超敏反应有关。

第五节　Ⅳ型超敏反应性疾病及其免疫学检验

一、常见的Ⅳ型超敏反应性疾病

（一）感染性迟发型超敏反应

多发生于胞内寄生病原体感染，如结核杆菌、病毒、原虫等。其发病机制是机体对胞内寄生病原体感染主要产生细胞免疫应答，但在清除病原体抵御感染的同时，又可因产生 DTH 而造成组织的炎性损伤。以结核杆菌为例，当胞内感染有结核杆菌时，巨噬细胞在 CD_4^+Th1 细胞释放的细胞因子 IFN-γ 作用下被活化，可将结核杆菌杀死。如果结核杆菌不能被清除灭活，就会持续存在于巨噬细胞内，则可发展为慢性炎症，形成肉芽肿（granuloma）。肉芽肿在缺氧和巨噬细胞的细胞毒作用下，可形成干酪样坏死。结核菌素试验是典型的传染性迟发型超敏反应的局部表现。

（二）接触性皮炎

接触性皮炎为典型的接触性迟发型超敏反应。其发生机制通常是由于接触小分子半抗原物质，如油漆、染料、农药、化妆品和某些药物如磺胺和青霉素等引起。这些小分子半抗原与体内蛋白质结合成完全抗原，使 T 细胞致敏。当机体再次接触相同抗原可发生接触性皮炎，出现Ⅳ型超敏反应。皮损表现为局部皮肤出现红肿、皮疹、水疱，严重者可出现剥脱性皮炎，慢性表现为丘疹和鳞屑。

（三）移植排斥反应

移植排斥反应是临床上典型的迟发型超敏反应，在同种异体间的移植排斥反应中，受者的免疫系统首先被供者的 HLA 组织抗原致敏，受者体内的致敏 T 细胞识别移植器官上的异体抗原，导致淋巴细胞和单核细胞局部浸润等炎症反应，发生移植排斥反应，造成移植器官的坏死。

二、Ⅳ型超敏反应性疾病的免疫学检验

Ⅳ型超敏反应性疾病的免疫学检验主要是检测 T 细胞的功能，包括体内法和体外法。

（一）体内检测法

即迟发型超敏反应皮肤试验。

1. 实验原理　Ⅳ型超敏反应皮肤试验是用皮内注射、皮肤斑贴等方法使变应原进入已致敏机体，当体内致敏的 T 细胞再次接触到变应原后，释放多种细胞因子，造成局部以单核细胞和淋巴细胞浸润为主的炎症反应。24～72h 后局部就会出现红肿、硬结、水疱等现象，以此来判断变应原是否引起机体Ⅳ型超敏反应或机体的细胞免疫功能状态。

2. 实验方法　如下所述。

（1）皮内试验：最典型的就是结核菌素试验。用旧结核菌素（old tuberculin，OT）或结核杆菌的纯蛋白衍生物（purified protein derivative，PPD），在一定浓度下，于前臂内侧皮内注射，48～72h 后观察结果，阳性以红肿和硬结为主，判定标准见（表 10-3）。

表 10-3　迟发型超敏反应皮肤试验的判定标准

反应程度	皮内试验	斑贴试验
－	无反应	无反应
＋	仅有红肿（5~10mm）	轻度红肿、微痒
＋＋	红肿伴硬结（11~20mm）	明显红肿、时有红斑、剧痒
＋＋＋	红肿、硬结、水疱（>20mm）	红肿伴丘疹、水疱
＋＋＋＋	水疱或溃烂	红肿、水疱、溃烂

（2）斑贴试验：取一定大小纱布浸蘸变应原溶液，贴敷于受检者前臂内侧或背部正常皮肤上，用玻璃纸或蜡纸遮盖住药纱后，再用纱布等固定，待 24 ~ 72h 观察结果。目前国内已有斑贴试剂盒出售，但也可直接用可疑物进行试验，如染发剂、化妆品等均可采用这种方法检测。斑贴试验应观察 48h 以上。判定标准见（表 10–3）。

（二）体外检测法

主要有淋巴细胞增殖试验、淋巴细胞毒试验等。

（三）临床意义

1. 寻找变应原避免接触变应原是防治超敏反应的重要手段。斑贴试验虽然敏感度不太高，但假阳性较少，主要用于寻找接触性皮炎变应原。

2. 结核菌素试验可用于了解机体是否对结核杆菌有免疫力及接种卡介苗后的免疫效果观察；排除结核菌感染；了解机体细胞免疫功能状况。结核菌素试验阳性表明体内存在Ⅳ型超敏反应，亦即有正常的细胞免疫反应。阳性强度越大，表明机体细胞免疫功能越强。正常人反应为"+" ~ "++"。强阳性提示可能有结核杆菌感染。未接触过结核杆菌和细胞免疫功能低下者常呈阴性反应。

3. 对某些传染病，如布鲁菌病以及某些病毒、真菌、寄生虫感染等，用该种病原体特异性抗原进行皮试，可起到诊断或鉴别诊断的作用。

微信扫码
◆临床科研
◆医学前沿
◆临床资讯
◆临床笔记

参考文献

[1] 于涛. 临床检验实用指南 [M]. 石家庄：河北科学技术出版社，2015.

[2] 王晓春. 临床分子生物学检验实验指导 [M]. 北京：人民卫生出版社，2012.

[3] 王谦. 检验医学手册 [M]. 济南：山东科学技术出版社，2016.

[4] 吕世静，李会强. 临床免疫学检验 [M]. 北京：中国医药科技出版社，2015.

[5] 朱中梁. 检验医学与临床 [M]. 昆明：云南科技出版社，2016.

[6] 刘成玉，林发全. 临床检验基础 [M]. 北京：中国医药科技出版社，2015.

[7] 刘馨，关有良，刘洪新，等. 医学检验的临床分析 [M]. 北京：人民军医出版社，2011.

[8] 李莹. 临床检验基础 [M]. 长春：吉林大学出版社，2016.

[9] 汪川. 分子生物学检验技术 [M]. 成都：四川大学出版社，2016.

[10] 张吉才，刘久波，朱名安，等. 实用检验医学手册 [M]. 武汉：华中科技大学出版社，2015.

[11] 张秀明，李炜煊，陈桂山，等. 临床检验标本采集手册 [M]. 北京：人民军医出版社，2011.

[12] 陈文明，王学锋. 临床血液与检验学 [M]. 北京：科学出版社，2016.

[13] 陈筱菲，黄智铭. 消化系统疾病的检验诊断 [M]. 北京：人民卫生出版社，2016.

[14] 周立，刘裕红. 药物检验技术 [M]. 成都：西南交通大学出版社，2016.

[15] 郑铁生，鄢盛恺. 临床生物化学检验 [M]. 北京：中国医药科技出版社，2015.

[16] 胡建达. 临床血液学检验 [M]. 北京：中国医药科技出版社，2010.

[17] 洪秀华，刘文恩. 临床微生物学检验 [M]. 北京：中国医药科技出版社，2015.

[18] 夏金华，舒文. 免疫检验技术 [M]. 北京：科学出版社，2016.

[19] 顾兵，张丽霞，张建富，等. 临床血液检验图谱与案例 [M]. 北京：人民卫生出版社，2016.

[20] 倪语星，尚红. 临床微生物学检验 [M]. 北京：人民卫生出版社，2012.

[21] 黄国亮. 生物医学检测技术与临床检验 [M]. 北京：清华大学出版社，2014.

[22] 崔艳丽. 微生物检验技术 [M]. 北京：人民卫生出版社，2016.

[23] 宿振国，赵红梅，周玉明，等. 实用临床检验掌中宝 [M]. 北京：化学工业出版社，2011.

[24] 续薇. 医学检验与质量管理 [M]. 北京：人民军医出版社，2015.

[25] 周秀萍. 分析肝素锂抗凝血浆用于生化检验分析的可行性 [J]. 求医问药：下半月刊，2012，10（9）：89-83.

[26] 尹丽坚，谢杏仪，刘志伟，等. 孕妇常规检验阴道分泌物1226例的结果分析 [J]. 实用医技杂志，2012，19（11）：1177-1178.